Roberto Bellini
Implantatgetragene
Einzelzahn-Rekonstruktionen

Ich widme dieses Buch Dino und Bruna.
Beides sind Menschen
mit einem Wertempfinden
vergangener Zeiten.

Roberto Bellini

Implantatgetragene Einzelzahn-Rekonstruktionen

tw media

1. Auflage, 1.–3. Tausend – ISBN 3-932599-07-1

Fachliches Lektoriat: Robert Schoofs, Geldern

Layout & Produktion: Angelika Suckert, 86925 Fuchstal

Herausgeber: Ralf Suckert, Fuchstal

Übersetzung: Birgit Harnack, Mailand

Inhaltsverzeichnis

Vorwort des Herausgebers

Die Thematik der prothetischen Versorgung von Einzelzahnimplantaten ist nicht nur aktuell, sondern auch fachlich sehr brisant. Es besteht ein Höchstmaß an Informationsbedarf und somit war es längst an der Zeit, diese Thematik detailliert aufzuarbeiten.

Vor nicht allzu langer Zeit war die Implantologie eine therapeutische Maßnahme, die wenigen hochqualifizierten Behandlungsteams vorbehalten war. Dementsprechend war sie damals für viele Praxen ein Mittel der ultima ratio. Dies hat sich im Laufe der letzten Jahre stark verändert.

Industrielle Entwicklungen und verarbeitungstypische Fortschritte machten diese Technologie für eine permanent zunehmende Zahl von Behandlungsteams erfolgreich realisierbar und führten zu einem implantologischen Aufwind, die Betonung liegt hier aber auf Behandlungs**team**. Es sind bei der Implantattechnik viele verschiedene dentale Fachbereiche interdisziplinär in den Behandlungsprozeß involviert, deshalb wird das Wissen um die gegenseitigen Arbeitsabläufe noch essentieller, als dies bei der konventionellen Prothetik ohnehin schon ist.

Die Frage, warum sich der Autor in diesem Fachbuch auf die Thematik der prothetischen Versorgung von Einzelzahnimplantaten beschränkt, ist zwar erlaubt, jedoch liegt die Antwort auf der Hand: Die Thematik ist nicht nur aktuell, sondern auch fachlich sehr brisant. Es besteht ein Höchstmaß an Informationsbedarf und somit war es längst an der Zeit, diese Thematik detailliert aufzuarbeiten.

Bei Einzelzahnverlust in einem weitgehend kariesfreien Restgebiß kommen neben den klassischen Therapiemöglichkeiten wie der konventionellen festsitzenden Brücke, der Adhäsivbrücke, der herausnehmbaren Teilprothese oder aber dem kieferorthopädischen Lückenschluß immer häufiger Einzelzahnimplantate zur Anwendung. Die wachsende Beliebtheit von Einzelzahnimplantaten liegt zweifelsfrei in dem Vorzug, daß die gesunde Restbezahnung nicht präpariert werden muß und auch keine Verblockung mit den Nachbarzähnen stattzufinden hat.

Allerdings stellt gerade das Einzelzahnimplantat aus prothetischer Sicht immer wieder eine echte Herausforderung dar. Das Behandlungsteam sieht sich häufig mit einem ungünstigen Knochenangebot und einer daraus resultierenden prothetisch unbefriedigenden Implantatposition konfrontiert. Die prothetische Einzelzahnversorgung verlangt daher in ganz besonderem Maße nach fundiertem Fachwissen und -können des beteiligten Zahntechnikers. Nur so kann das von Zahnarzt und Patient erwartete Höchstmaß an Ästhetik, Funktion und möglicher Parodontalhygiene geleistet werden.

All diese Aspekte berücksichtigt der Autor dieses Buches in vorbildlicher Weise und zeigt Schritt für Schritt, wie er in intensiver Zusammenarbeit mit seinen zahnärztlichen Teampartnern die gefährlichen „implantatprothetischen Klippen" umschifft.

Schnell wird der Leser feststellen, daß der Autor die hier gezeigten Vorgehensweisen ausschließlich mit den Systemkomponenten FRIALIT®-2 des deutschen Herstellers Friadent GmbH, Mannheim realisiert. Einem System, das der Autor nach vielfachen Erfahrungen mit Produkten anderer Provenienz persönlich sehr schätzt. Seine Ausführungen sind immer dann auf andere Systeme übertragbar, wenn diese Systeme vergleichbare Komponenten mit einer ähnlich durchdachten Konzeption enthalten. Ist das der Fall, ändert das jeweilige System nichts an der hier vorgestellten implantatprothetischen Vorgehensweise.

Allerdings soll auch betont werden, daß „Stand-alone-Produkte" in der implantatgetragenen Prothetik eher kontraindiziert sind. Hier müssen alle Komponenten hundertprozentig zueinander passen, wenn überschaubare und im Ergebnis sicher vorhersehbare Arbeitsergebnisse angestrebt werden. Folgerichtig werden diese Materialien auch innerhalb vorhandener Anwendungssysteme eingesetzt.

Roberto Bellini hat seine Erfahrungen mit all ihren Erfolgen und natürlich auch manchen Mißerfolgen in ein interdisziplinär-informelles Arbeitsbuch eingebracht, das *aus der zahntechnischen Sicht heraus* die Thematik der implantatgetragenen Einzelzahnrestauration gezielt aufarbeitet.

Aus zahntechnischer Sicht bedeutet hier die Schilderung aller relevanten Prozesse, bei denen der Techniker selbst handeln oder in Form von Einflußnahme auf den zahnärztlichen Prozeß tätig werden kann und soll, um ein möglichst optimales Arbeitsergebnis zu erreichen.

Trotz dieser bedeutungsvollen Eigenverantwortung gilt: Bei der implantologischen Prothetik ist die Kommunikation zwischen den Klinikern, ob nun Oralchirurg, Parodontologe oder auch dem federführenden Prothetiker und dem Zahntechniker von herausragender Bedeutung. Die Summe unkoordinierter Einzelleistungen ohne konzeptionelle Absprachen sind hier fast schon ein Garant für allenfalls mäßige Erfolge, meint der Autor Roberto Bellini.

Sie werden in diesem Fachbuch mehr brillanten Farbbildern als erläuterndem Text begegnen, denn wir haben ganz bewußt versucht, das Medium Bild zum primären Informationstransfer zu nutzen. Der Beruf des Zahntechnikers ist sehr visuell orientiert und wo immer möglich, sollte das Bild für sich sprechen.

Ich wünsche Ihnen als Leserin oder Leser möglichst viele praktisch umsetzbare Erkenntnisse bei der Lektüre dieses Fachbuches.

Ralf Suckert

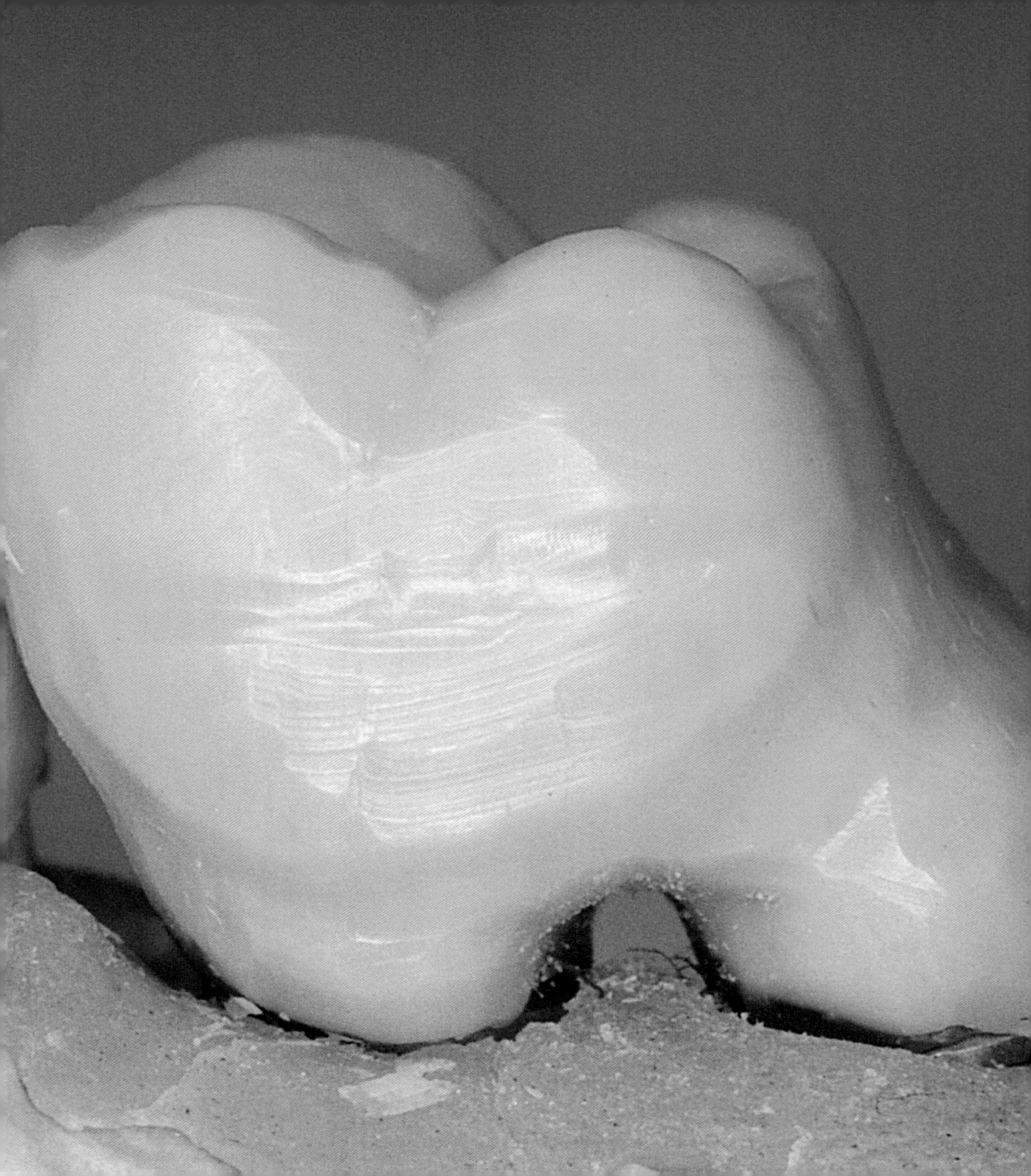

Einleitende Gedanken

Die Herstellung von Einzelzahnkronen, im Front-, aber auch im Seitenzahnbereich, stellt schon immer besondere Anforderungen an das technische und gestalterische Können eines Zahntechnikers. Zudem bedarf es bei der Reproduktion natürlicher Zähne eines gewissen Fingerspitzengefühls, um mit den keramischen Dentin-, Schmelz- und Effektmassen ein naturkonformes Ergebnis zu erreichen (Abb. 1 und 2).

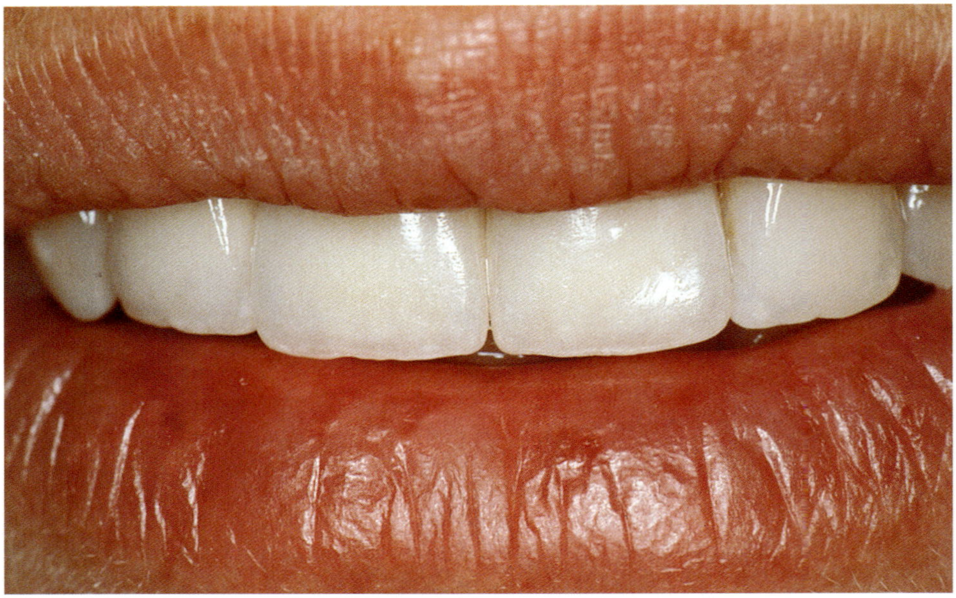

Abb. 1 Die metallkeramische Einzelkrone ist eine der umfangreichsten Herausforderungen ...

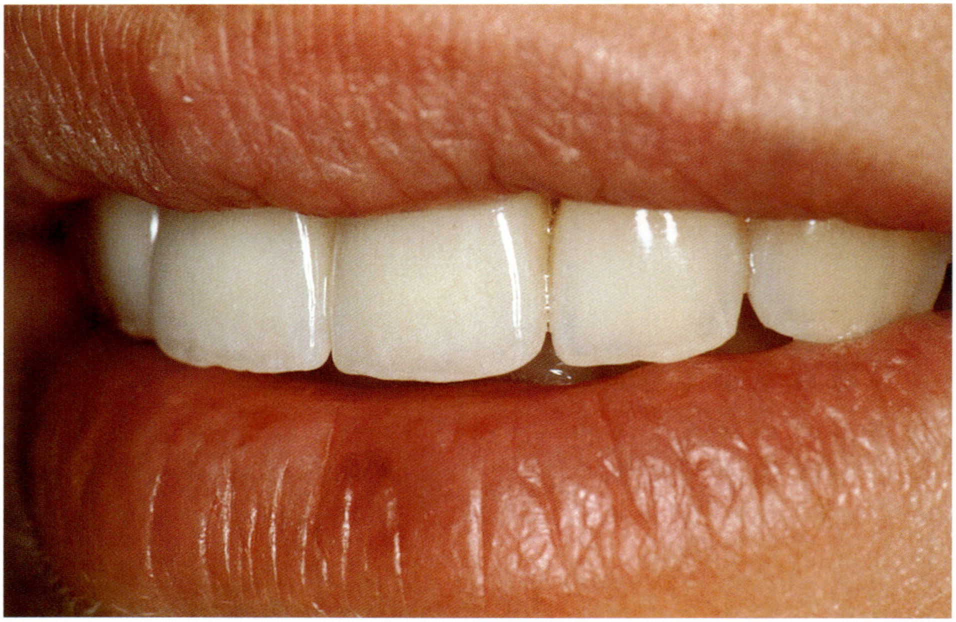

Abb. 2 ... an das handwerkliche Geschick und Repertoire des Zahntechnikers

Unsere Gruppe arbeitet stark teamorientiert. Dabei setzt sich das Team aus den unterschiedlichsten Spezialisten (Kieferorthopäde, Kieferchirurg, Parodontologe, Prothetiker und Zahntechniker) zusammen. Diese interdisziplinäre Zusammenarbeit beeinflußt natürlich auch die Sichtweise jedes einzelnen von uns. Und so wird auch die zahntechnische Sichtweise von der gemeinsamen prothetischen Zielsetzung beeinflußt. Neben Form, Farbe und Funktion gewinnt ein weiterer Aspekt entscheidend an Bedeutung: ein gesundes und vitales Zahnfleisch. Dieser Aspekt steht zweifellos in Wechselwirkung mit den bislang vorherrschenden Zielsetzungen und ist teilweise sogar von ausschlaggebender Bedeutung.

Vital wirkendes Zahnfleisch – die sogenannte „rosa Ästhetik" ist für aufgeklärte Patienten heute von zumindest gleichem Interesse wie die vielzitierte „weiße Ästhetik". Aus fachlicher Sicht ist ein gesundes Zahnfleisch für das prothetische Langzeitergebnis sogar unabdinglich. Es ist ein Irrtum, wenn man die Auffassung vertritt, als Zahntechniker nichts zur Erhaltung eines gesunden Zahnfleisches beitragen zu können. Eine entsprechende Kronenform bzw. Ausgestal-

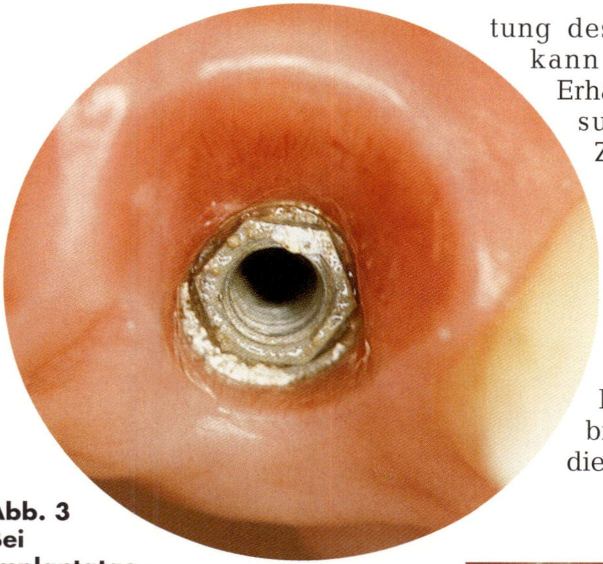

Abb. 3 Bei implantatgetragenen Suprastrukturen sind die Anforderungen an alle Beteiligten ...

tung des Zahnersatzes kann erheblich zur Erhaltung bzw. Gesundung der Zahnfleischanteile beitragen. Ist es uns gelungen, all die genannten Faktoren in einen gewissen harmonischen Einklang zu bringen, so trägt dies nicht nur zur Zufriedenheit aller Beteiligten bei, sondern gibt uns auch die Gewähr, in sämtlichen klinischen und technischen Phasen gute Arbeit geleistet zu haben. Der klinische und technische Erfolg einer prothetischen Restauration auf natürlichen Pfeilern, ist heutzutage bei einem erfahrenen und konsequent arbeitenden Team weitgehend gewährleistet und voraussagbar. Handelt es sich jedoch um eine implantatgetragene Restauration, so steigt der Schwierigkeitsgrad rapide an (Abb. 3 bis 5) [1].

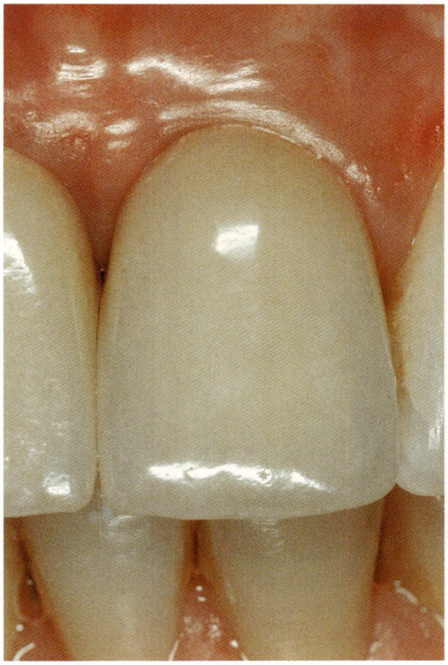

Abb. 4 ... noch umfangreicher: Vielfach ungünstige Voraussetzungen verlangen ...

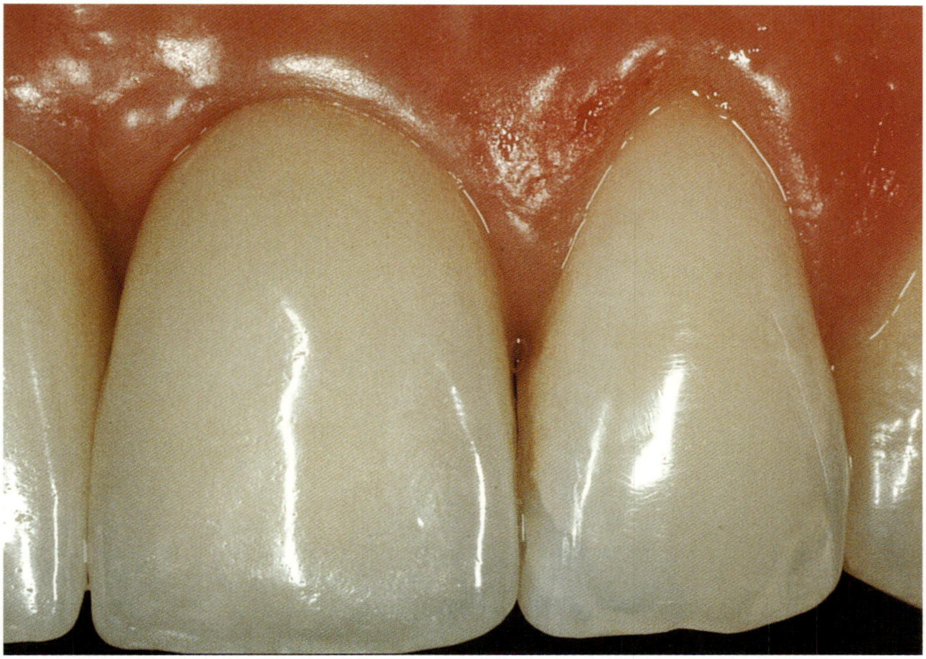

Abb. 5 ... besondere Anstrengungen des Behandlungsteams

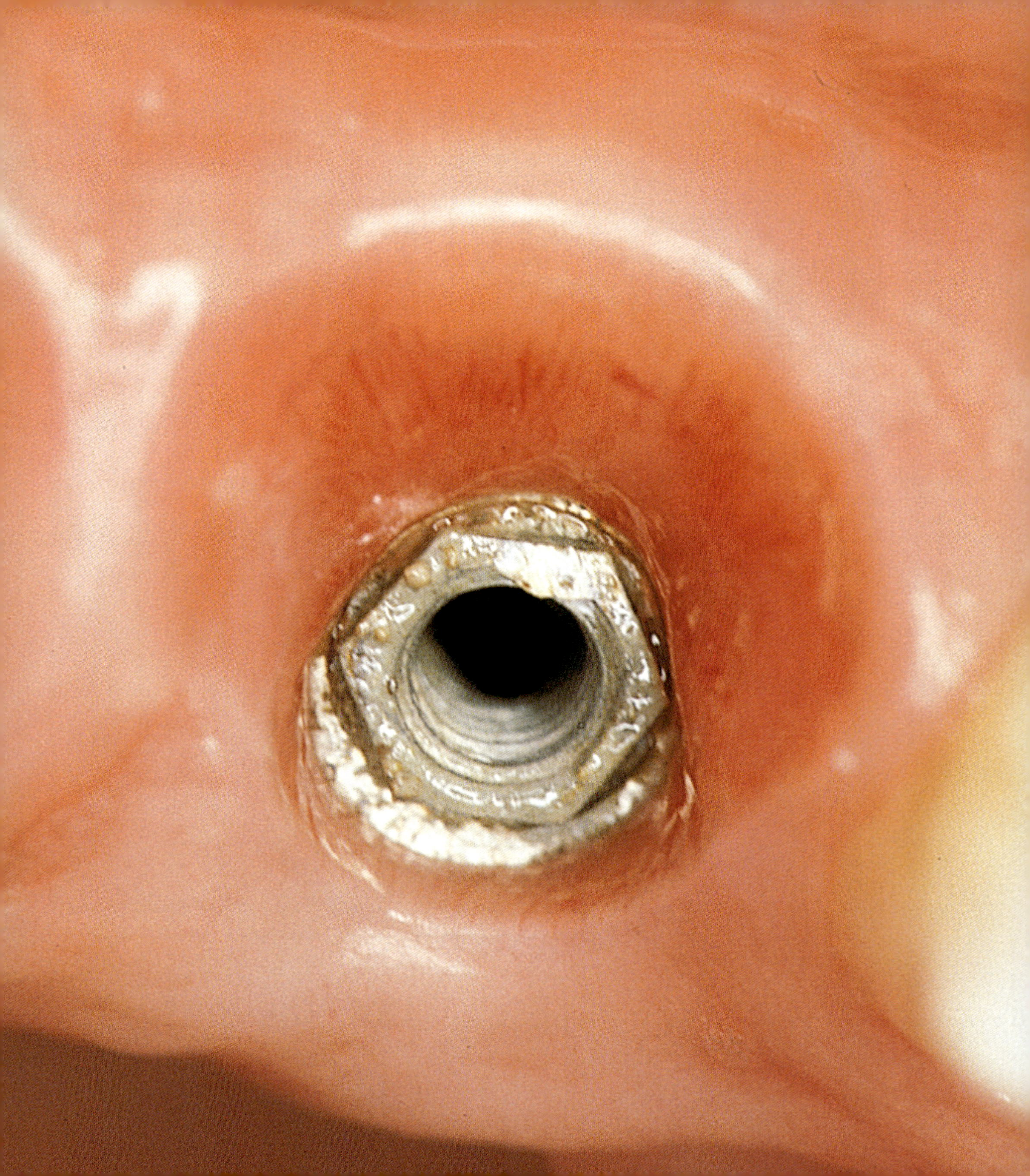

Systemkomponenten

Jedes Behandlungsteam entscheidet sich irgendwann einmal für ein Implantatsystem seines Vertrauens. Wir arbeiten nicht ausschließlich mit dem FRIALIT®-2-System, aber zunehmend. Folgende Aspekte erachten wir als Praktiker bei der Systemwahl als wesentlich:

❑ **Die Langzeiterfahrung:** Das FRIALIT-Implantatsystem ist seit 1974 kontinuierlich weiterentwickelt und wissenschaftlich dokumentiert worden.

❑ **Die Kontinuität:** Das Konzept der Zahn um Zahn Rekonstruktion und der Sofortimplantation hat nichts an Aktualität eingebüßt.

❑ **Die Flexibilität:** Das wurzelanaloge Implantatdesign ermöglicht nicht nur alle Standardindikationen, sondern vor allem Ergebnisse, die höchsten ästhetischen Ansprüchen genügen.

❑ **Die Nähe zur Prothetik:** Die sinnvollen prothetischen Komponenten erleichtern die Zusammenarbeit von Chirurg, Prothetiker und Zahntechniker

Wir wollen den Leser nicht mit einer ausführlichen Systembeschreibung überfordern. Auch soll dieses Fachbuch nicht zur Werbeschrift werden. Dennoch halten wir es für angebracht, die Vorzüge des von uns verwendeten Implantat-Systems aus prothetischer Sicht und die diversen prothetischen Systemkomponenten, auf die wir uns innerhalb des Buches immer wieder beziehen, in aller Kürze vorzustellen.

Verbesserte Ästhetik durch Sofortimplantation

FRIALIT®-2 wurde speziell für die frühzeitige zahnanaloge Rekonstruktion mit hohem ästhetischen Anspruch entwickelt. Eine Sofortimplantation (frühest möglicher Zeitpunkt unmittelbar nach traumatisch bedingtem Zahnverlust) oder verzögerte Sofortimplantation (6-8 post extractionem) verhindert den Abbau wesentlicher Hart- und Weichgewebsstrukturen und gewährleistet dadurch ein funktionelles und ästhetisches Ergebnis

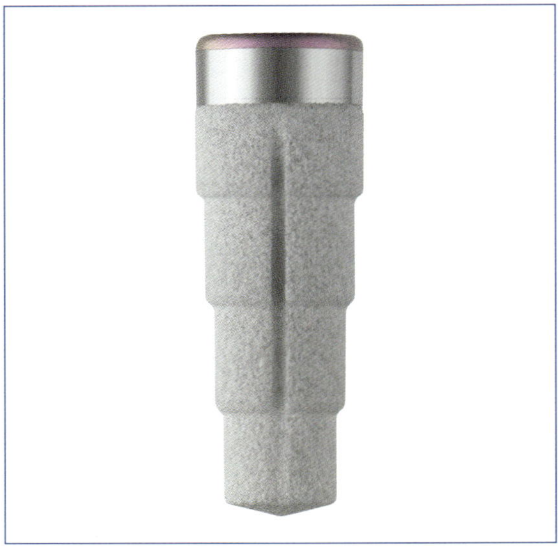

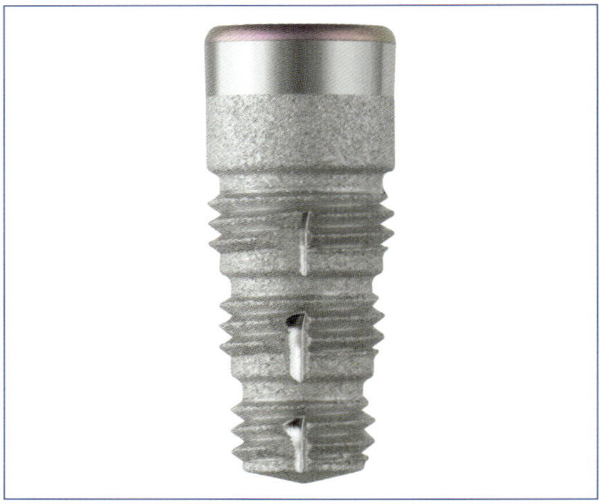

Abb. 1 und 2
Die Stufenform und die Durchmesser der FRIALIT®-2 Implantate sind im zervikalen und im apikalen Bereich der natürlichen Zahnwurzel nachempfunden. Die in fünf Durchmessern und vier Längen zur Wahl stehenden Implantate ermöglichen die individuelle Anpassung an die jeweilige anatomische Situation.

Wurzelanaloges Implantatdesign

Die Stufenform und die Durchmesser der FRIALIT®-2 Implantate sind sowohl im zervikalen als auch im apikalen Bereich der natürlichen Zahnwurzel nachempfunden (Abb. 1 und 2). Dieses Konzept der durchmesserorientierten Implantatplanung mit wurzelanalogen Implantaten bietet entscheidende Vorteile:

Abb. 3
Der Verbund zwischen Implantat und Aufbauteil erfolgt über einen langen Führungszapfen am Aufbauteil und einen Innensechskant im Implantat.

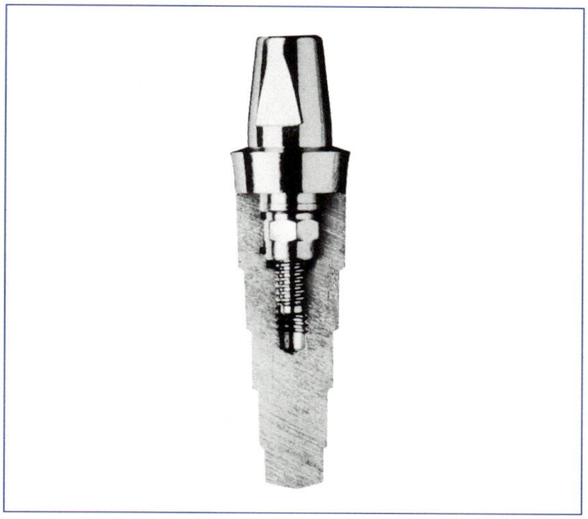

Abb. 4
Beide Teile werden durch eine vertikale Schraube fixiert. Es entsteht eine eindeutige und rotationssichere Verbindung zwischen Aufbauteil und Implantat.

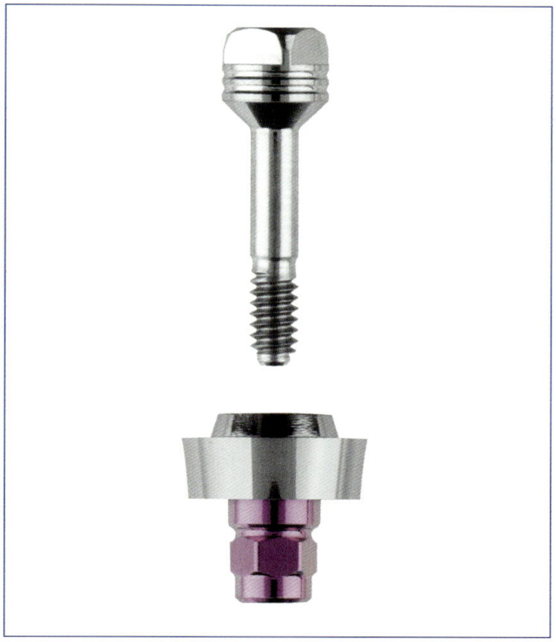

- ❑ geringere Belastung des periimplantären Knochens (vor allem der Kortikalis bei der Einleitung von Kaukräften)
- ❑ Unterstützung des Alveolarknochens und des darübrliegenden Weichgewebes durch wurzelanaloge Form
- ❑ bestmögliche Rekonstruktion des zervikalen Interdentalraumes
- ❑ Minimierung des Perforationsrisikos der vestibulären oder lingualen Knochenlamelle oder der Verletzung der Nachbarzähne bei der Präparation des Implantatlagers

Die in fünf Durchmessern und vier Längen zur Wahl stehenden Implantate ermöglicht die individuelle Anpassung an die jeweilige anatomische Situation.

Implantat-Aufbau-Verbindung

Beim FRIALIT®-2 Implantatsystem erfolgt der Verbund zwischen Implantat und Aufbauteil über einen langen Führungszapfen am Aufbauteil und einen Innensechskant im Implantat. Beide Teile werden durch eine vertikale Schraube fixiert (Abb. 3 und 4). Die Implantat-Aufbau-Verbindung wird gegenüber lateral wirkenden Kräften stabilisiert und es wird eine rotationssichere Verbindung des Aufbauteils mit dem Implantat erreicht. Die eindeutige und sichere Positionierung des Aufbaus ist durch diese Verbindung gewährleistet.

Da die Aufbauschrauben auf diese Wiese keine Kraft übertragen müssen, kommt es nicht zu Schraubenbrüchen und -lockerungen. Durch die flache Verschlussschraube ist die Gefahr der Schleimhautperforation während der Einheilphase minimiert.

In einer vergleichenden Untersuchung an Implantatsystemen wurde festgestellt, dass tiefe Verbindungen und eine Rotationssicherung des Aufbaus die Stabilität der Implantat-Aufbau-Verbindung positiv beeinflussen. Die rotationsgesicherte Positionierung des Kronenaufbaus im Implantat wird bei FRIALIT®-2 durch den Innensechskant gewährleistet.

Die prothetischen Komponenten zur Einzelzahnversorgung

Das prothetisches Grundkonzept des FRIALIT®-2 Systems ist der Ersatz jedes fehlenden Zahnes durch eine implantatgetragene Einzelkrone (Abb. 5). Dieses Konzept gilt für die prothetische Versorgung der Einzelzahnlücke ebenso, wie für die Versorgung größerer Lücken oder Freiendsituationen im Wege einer Zahn-um-Zahn-Rekonstruktion. Die zahnanalogen Implantatdurchmesser des FRIALIT®-2 Implantatsystems unterstützen das periimplantäre Hart- sowie das Weichgewebe und ermöglichen eine natürliche Kronenausformung im Sinne eines „Emergence profiles".

Zu den Grundprinzipien der prothetischen Versorgung von FRIALIT®-2 Implantaten gehört die implantatanaloge Übertragung auf das Meistermodell genauso, wie die Arbeit des Zahntechnikers mit den klinischen Aufbauten auf Implantatniveau. Der Zahntechniker arbeitet im Labor mit den Aufbauteilen, die später auch im Mund des Patienten eingesetzt werden.

Eine Individualisierung der Aufbauten und die Berücksichtigung der gingivalen Verhältnisse ist möglich. Die angefertigten Versorgungen können sowohl verschraubt, als auch zementiert werden.

Der Innensechskant des FRIALIT®-2 verbindet alle Aufbauteile rotationssicher und positionsgenau mit dem Implantat.

Farbkodierte prothetische Komponenten

Grundsätzlich sind alle Systemteile – und so auch die prothetischen Komponenten – farbkodiert. Die Zuordnung der Systemteile zu den Implantatdurchmessern wird durch die durchgängige Farbkodierung schnell und sicher. Jedem Implantatdurchmesser ist eine Farbe zugeordnet, die sich auf allen Implantatverpackungen, Instrumenten und Aufbauteilen wiederholt.

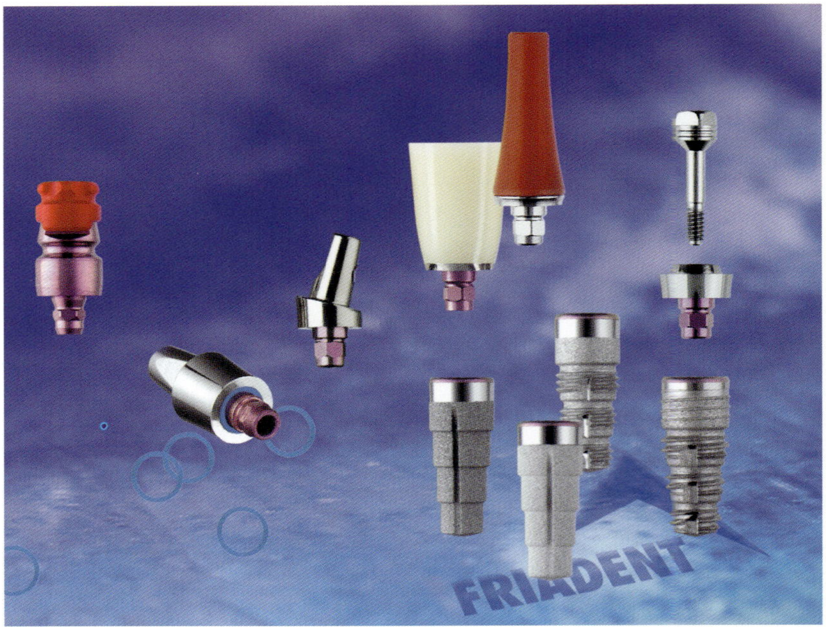

Abb. 5 Das FRIALIT®-2-System kombiniert die Anforderungen aus Implantologie und Prothetik in idealer Weise

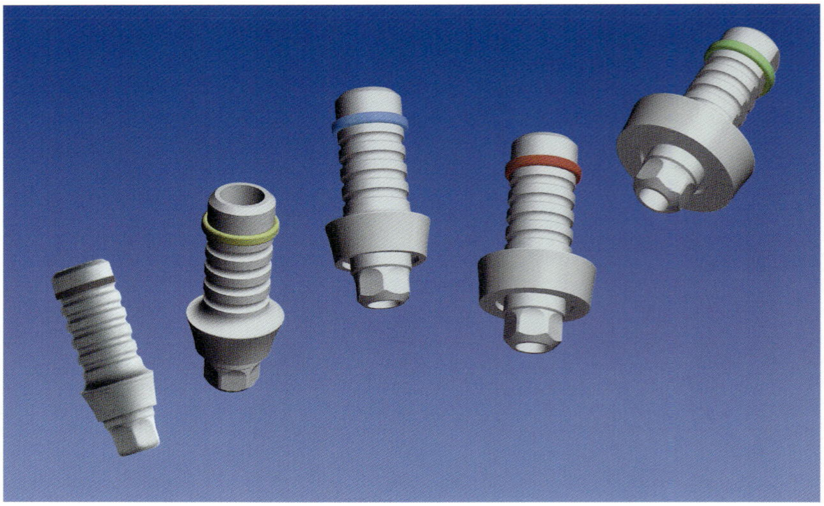

Abb. 6 FRIALIT®-2 ProTect Kronenaufbauten werden zur Herstellung provisorischer Versorgungen verwendet.

Provisorische Versorgung

Frialit®-2 ProTect Kronenaufbauten (Abb. 6) werden zur Herstellung provisorischer Versorgungen mit verschraubten oder ze-

Abb. 7
Übertragungsaufbau und FRIALIT®-2 TransferCap

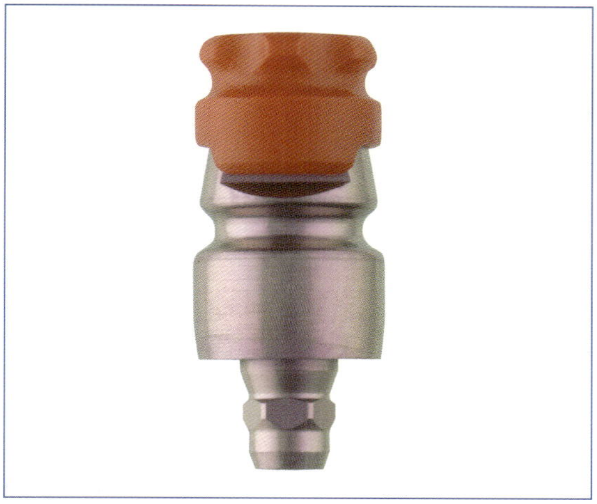

Abb. 8
Für die Modellherstellung werden zusätzliche Labor-Implantate benötigt.

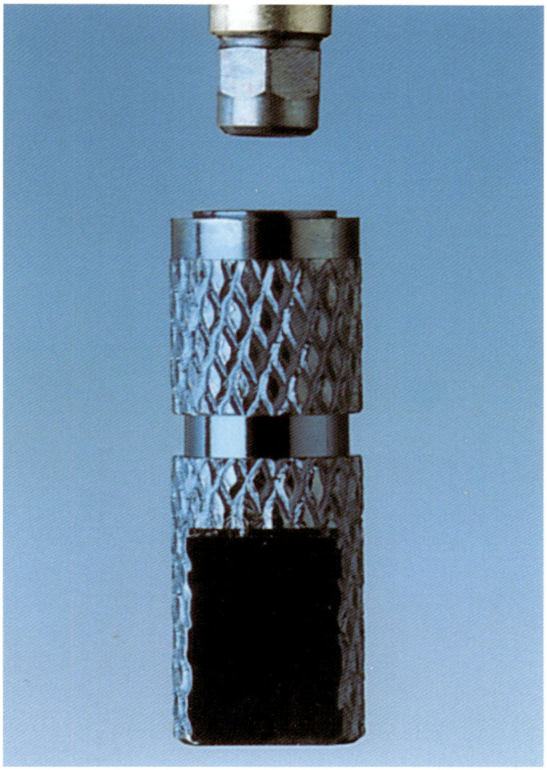

mentierten Kronen und Brücken verwendet.

Als Kurzzeitprovisorium dient FRIALIT®-2 ProTect zur Überbrückung der Einheilphase bis zur Fertigstellung des endgültigen Zahnersatzes sowie zur ästhetischen Ausformung der Gingiva.

Als Langzeitprovisorium wird der FRIALIT®-2 ProTect zur progressiven Belastung des Implantate in der Phase des Knochenremodelling und zur Einstellung bzw. Stabilisierung von Okklusion und Bisslage vor der Eingliederung der definitiven Suprastruktur verwendet.

Bei zeitlich versetzten Implantationen in verschiedenen Kieferarealen, die in einem Arbeitsschritt definitiv prothetisch versorgt werden sollen, kann FRIALIT®-2 ProTect verwendet werden, bis die definitive Versorgung eingegliedert wird.

Abformung und Modellherstellung

Eine der wichtigsten Voraussetzungen für die Herstellung ästhetisch und funktionell hochwertiger Suprastrukturen ist die exakte Übertragung der vertikalen und horizontalen Implantatposition.

Das Design der FRIALIT®-2 Abformpfosten (Abb. 7) gewährleistet die genaue und sichere Übertragung der klinischen Implantatposition auf das Meistermodell. Durch zwei parallele Abflachungen wird die Position des Innensechskants genau übertragen, eine zirkuläre Rille sichert die vertikale Reposition. Die Abformung kann wahlweise als Pick-up- oder Repositionsabdruck erfolgen.

Das Labor erhält die Abformung mit Übertragungsaufbau und FRIALIT®-2 TransferCap (siehe Abb. 7) sowie der dazu gehörenden Aufbauschraube. Für die Modellherstellung werden zusätzliche Labor-Implantate (Abb. 8) benötigt. Bei der Abformung wird die Oberkante des Implantates als die Oberkante des Labor-Implantates übertragen.

Die Auswahl der Kronenaufbauten

Die richtige Auswahl der Kronenaufbauten – entsprechend der jeweiligen Indikation und geplanten prothetischen Konstruktion – ist ein zentraler Arbeitsschritt im Labor, und entscheidend für den Erfolg einer Implantation.

Die Auswahl des Kronenaufbaus ist abhängig von:
- ❑ dem Implantatdurchmesser
- ❑ dem interokklusalem Abstand und damit der Modellationshöhe
- ❑ der Gingivahöhe
- ❑ der Implantat-/Zahnachse

Der Kronenaufbau MH 6

Der rotationssichere Kronenaufbauten MH 6 (Modellationshöhe 6 mm) ist als Standardaufbau für die Anfertigung von Einzelkronen bestimmt (Abb. 9).

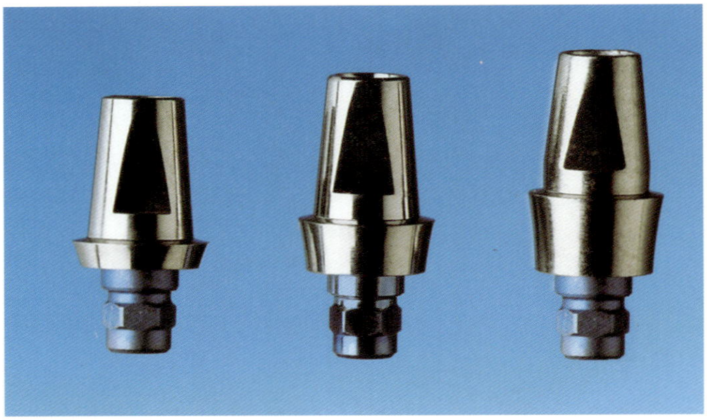

Abb. 9
Der rotationssichere Kronenaufbauten MH 6 (Modellationshöhe 6 mm) ist als Standardaufbau für die Anfertigung von Einzelkronen bestimmt

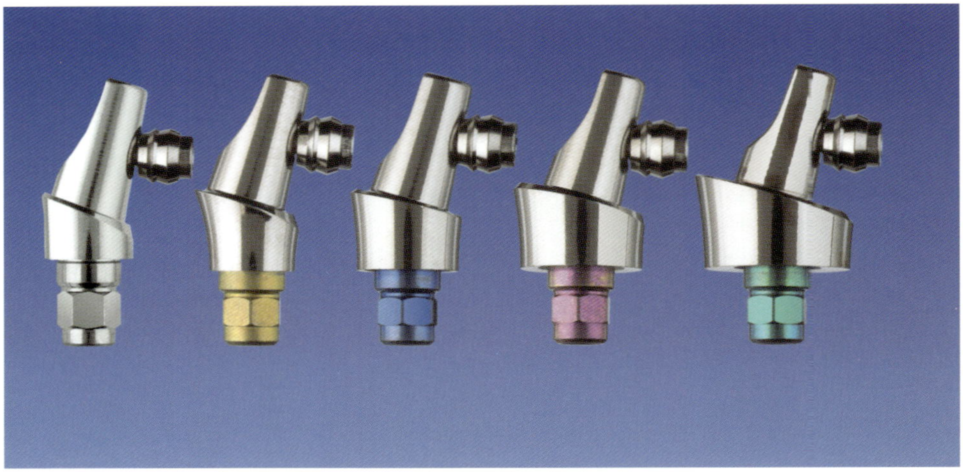

Abb. 10
Der angulierte MH-6 Aufbau

Er besteht aus Titan und ist gerade (0°) oder anguliert (15°, Abb. 10)) erhältlich. Durch die Präparation, vorzugsweise im Labor ist er individualisierbar und kann horizontal verschraubt oder zementiert werden. Je nach Dicke der Schleimhaut können verschiedene Höhen (1, 2, 3 oder 5) ausgewählt werden. Die Modellationsgrenze kann durch Beschleifen des Gingivabundes tiefergelegt werden. Bei zu geringem Okklusalabstand kann der Kronenaufbau von oben gekürzt werden. Eine horizontale Gewindebohrung ist für die Einarbeitung der Horizontalverschraubung vorgesehen, die jedoch auch individuell angebracht werden kann.

FRIALIT®-2 CeraBase

Farbliche Beeinträchtigung des Weichgewebes bei durchscheinenden Implantatrestaurationen aus Metall und sehr dünnes Zahnfleisch stellen eine Herausforderung an die Ästhetik in der Prothetik dar.
FRIALIT®-2 CeraBase Aufbauten (Abb. 11) haben die Farbe natürlicher Zähne und sind für klinische Situationen mit hohen ästhetischen Anforderungen gedacht. Die zahnfarbene Ästhetik und natürliche Transluzenz bis zum Zahnfleischrand eignet sich besonders bei dünnen Weichgewebsverhältnissen. Zudem weist der CeraBase Aufbau eine sehr gute Weichgewebsverträglichkeit auf.

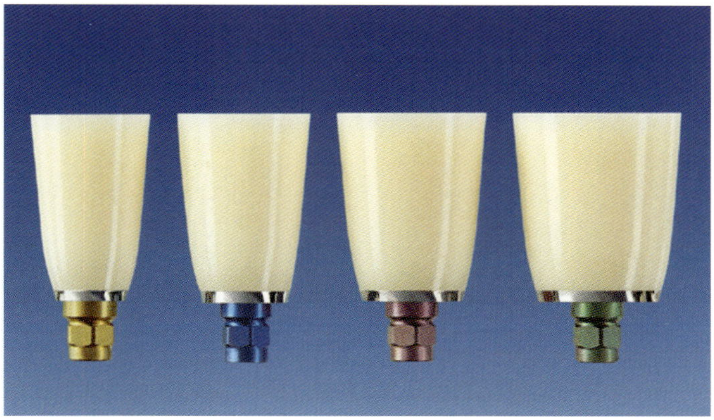

Abb. 11
FRIALIT®-2 CeraBase Aufbauten haben die Farbe natürlicher Zähne und sind für klinische Situationen mit hohen ästhetischen Anforderungen gedacht.

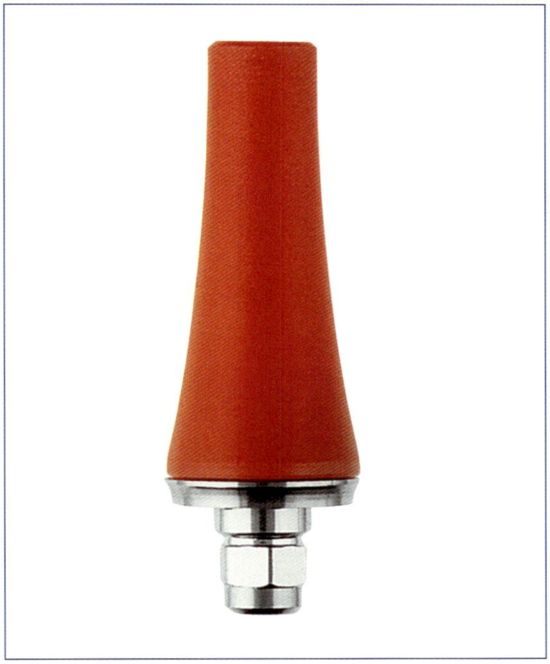

Abb. 12
FRIALIT®-2 AuroBase ermöglicht eine individuelle Modellation ab Implantat-Oberkante und somit auch eine Kronengestaltung bei individueller Ausformung der Gingivakontur.

FRIALIT®-2 CeraBase Aufbauten bestehen aus einer Keramikhülse aus FRIALIT®-Biokeramik (Al_2O_3) und einem Titankern mit extrem flachem Rand zum Schutz des Implantatanschlusses. Für unterschiedliche prothetische Situationen stehen zwei Formen der Keramikhülse zur Verfügung.

FRIALIT®-2 AuroBase

Bei ungünstiger Implantatposition und schwierigen Weichgewebssituationen wie dünner, transparenter Gingiva bietet FRIALIT®-2 AuroBase eine Lösung für die prothetische Versorgung (Abb. 12). Dieser Aufbaupfosten eignet sich zur Herstellung von Kronen und Brücken, wenn Achsdivergenzen zwischen Implantat und benachbarten Zähnen ausgeglichen werden müssen. Er kann auch bei minimalem Interokklusalabstand eingesetzt werden, wenn eine niedrige Aufbauhöhe erforderlich ist. Die individuelle Modellation ab Implantat-Oberkante ist möglich und somit auch eine Kronengestaltung bei individueller Ausformung der Gingivakontur.

Die FRIALIT®-2 AuroBase besteht aus einer hochgoldhaltigen Edelmetallbasis und einer ausbrennbaren Modellationshülse. Die Verbindungsflächen des FRIALIT®-2 AuroBase zum Implantat sind in CNC-Technologie gefertigt. Die Oberkante des Implantats muss mindestens 0,5 mm über dem Knochen liegen, um die Bildung eines elektrochemischen Potentials zwischen Implantat, AuroBase und Aufbrennlegierung zu vermeiden. Für FRIALIT®-2 AuroBase wird eine angussfähige, hochedelmetallhaltige Legierung (WAK $12 \times 10^{-6}\ K^{-1}$) verwendet, die mit allen anderen gängigen Legierungen mit ähnlichem WAK-Wert kompatibel ist. Die Modellationshülsen sind für den jeweiligen Durchmesser farbcodiert.

Soweit unser kleiner Exkurs in die Vielfalt der FRIALIT®-2 Systemkomponenten für die prothetische Rekonstruktion von implantatgetragenen Einzelzahnrekonstruktionen. Sie werden den einzelnen Komponenten im weiteren Verlauf dieses Fachbuches noch mehrfach wiederbegegnen.

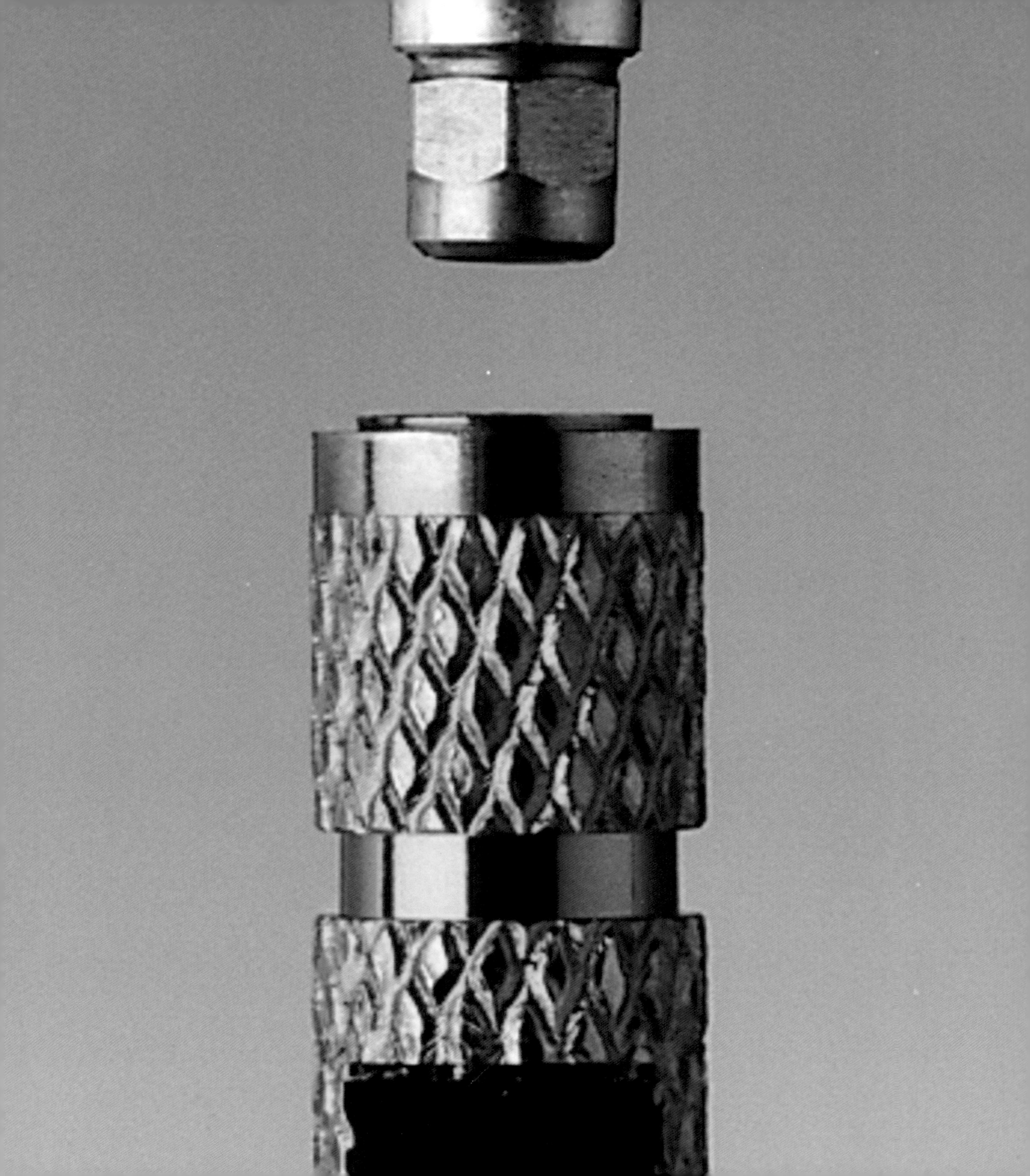

Kapitel I

Erarbeitung des anatomischen Emergenzprofils und des Provisoriums

Die Ausgangsparameter

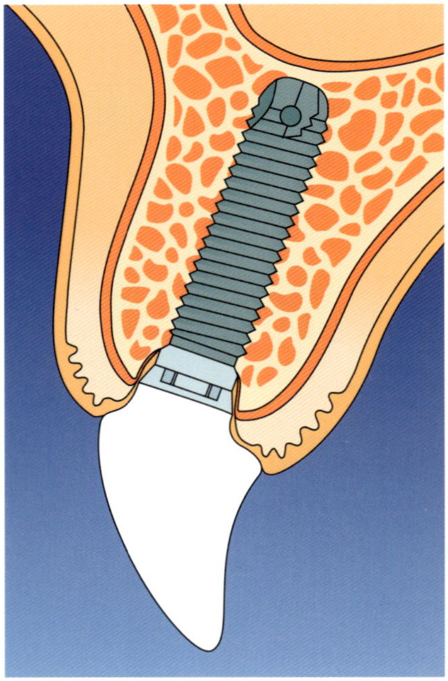

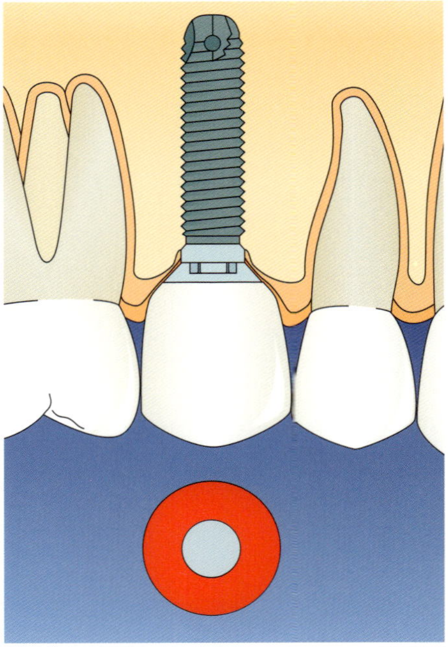

Warum unterscheiden sich Einzelzahnkronen auf natürlichen Pfeilern so markant von implantatgetragenen Einzelzahn-Restaurationen? Wo liegt die Schwierigkeit? Strebt man eine naturkonforme Restauration auch bei implantatgetragenen Einzelzahnkronen an, so ist es in der Regel erforderlich, daß der behandelnde Zahnarzt den periimplantären Bereich – also die Umgebung des Implantates – so vorbereitet, daß die spätere Krone ähnlich wie ein natürlicher Zahn aus dem Zahnfleisch „herauswachsen" kann [2]. Sind diese Voraussetzungen nicht gegeben, kann auch der Zahnersatz die Anforderungen an Form, Funktion, Parodontalhygiene und Ästhetik nicht erfüllen (Abb. 1 bis 3) [3].

Abb. 1 und 2
Wenn die Voraussetzungen nicht gegeben sind (z.B. anatomischer Implantatdurchmesser), können die anatomischen und ästhetischen Charakteristika nicht optimal realisiert werden

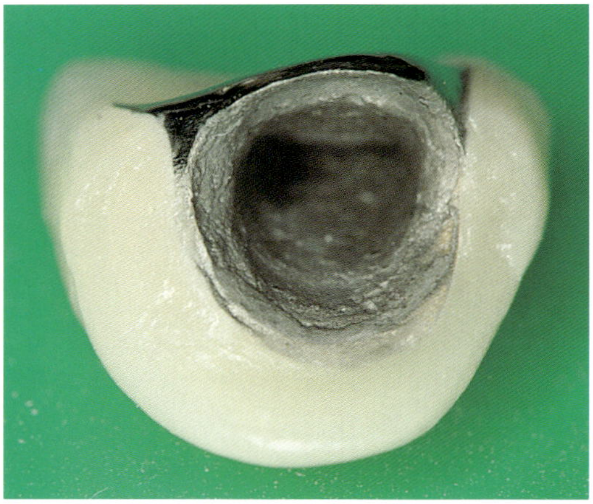

Abb. 3
Derartige ridge-Lap-Konstruktionen sind keine Lösung – sie verursachen parodontahygienische und biomechanische Probleme

Die präprothetische Planung zwischen Zahnarzt und Zahntechniker ist eine Voraussetzung für den ästhetischen und funktionellen Langzeiterfolg von implantologischen Einzelzahnrekonstruktionen und orientiert sich immer an dem prothetischen Ziel. Dazu gehört vor dem chirurgischen Eingriff die Anfertigung von Situationsmodellen, eines Wax-up sowie die Herstellung von Schablonen. Danach werden Implaantatposition und Durchmesser festgelegt [4].

Es ist natürlich immer das Ziel des Behandlungsteams die bestmöglichen Voraussetzungen für die Implantation zu schaffen. Ist die knöcherne Basis ideal, so kann auch die Implantatposition im Sinn einer optimalen prothetischen Versorgung gewählt werden. (Abb. 4 und 5). Findet der Zahnarzt eine optimale Knochenstruktur vor, oder waren die plastisch-chirurgischen Maßnahmen erfolgreich, wird die Implantation routinemäßig und in der Regel ohne weitere Komplikationen durchgeführt. Die Abbildungen 6 bis 13 zeigen anhand von Grafiken eine diesbezügliche Vorgehensweise.

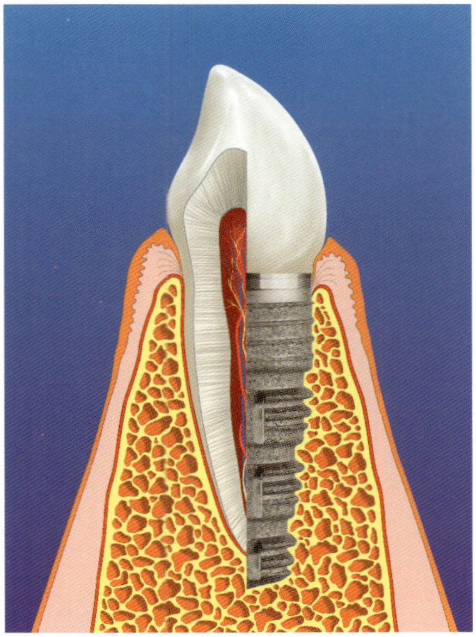

Abb. 4 und 5
Korrekte Implantatposition bei ausreichendem Knochenangebot

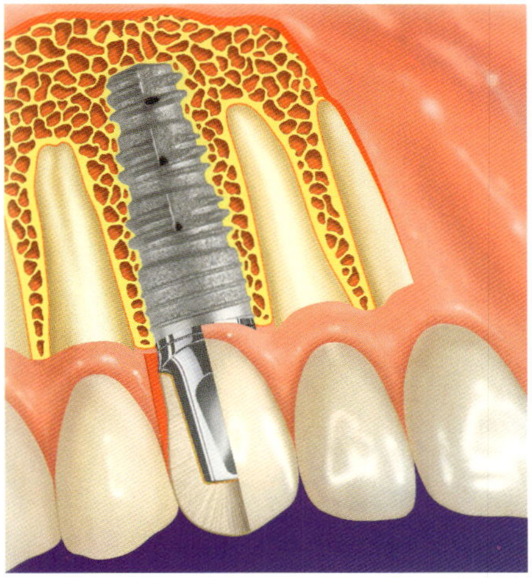

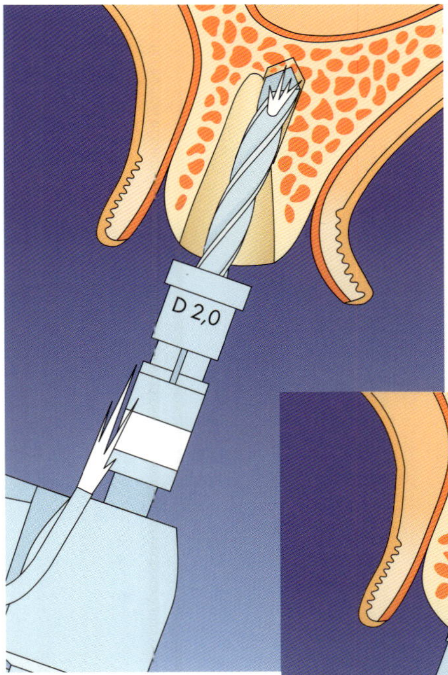

Abb. 6
Die erste Tiefenbohrung ist für die Achsenstellung und Parallelität der Implantate von großer Bedeutung

Abb. 7
Mit der Paßbohrung wird das Implantatlager schrittweise ...

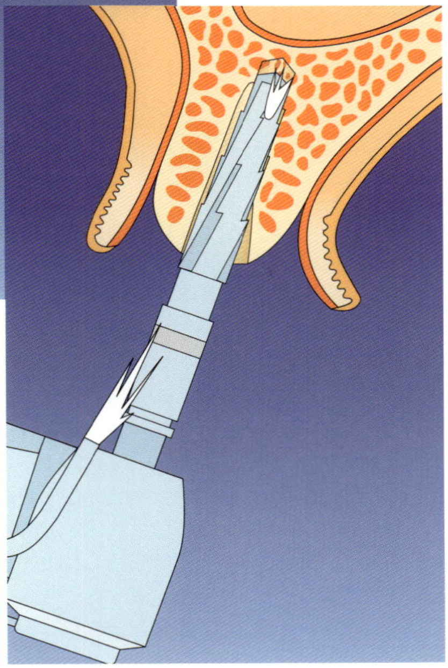

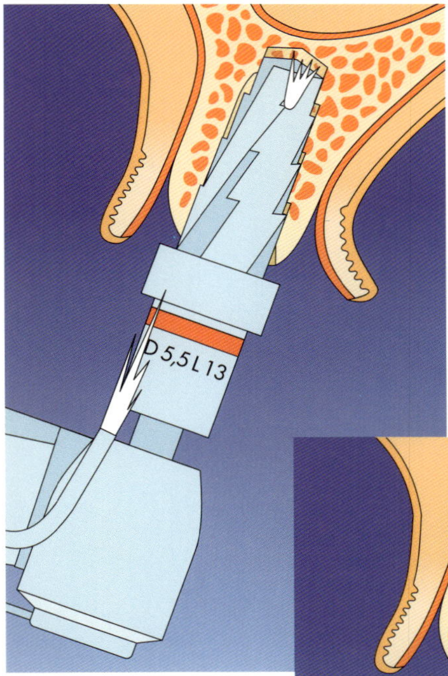

Abb. 8
... auf gewünschte Länge und Durchmesser aufbereitet

Abb. 9
Das Implantat wird nach seiner manuellen Positionierung mit einer Ratsche inseriert

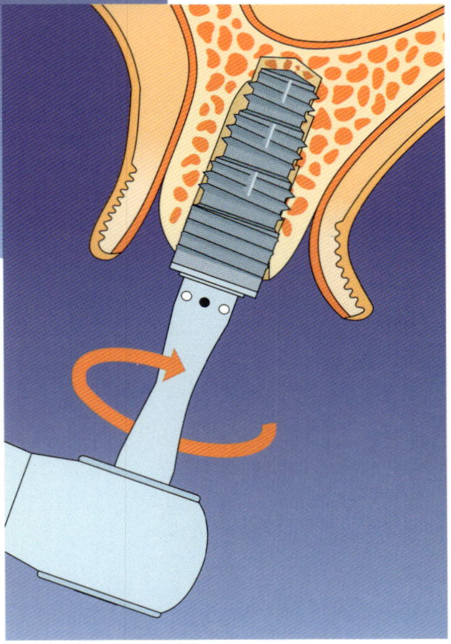

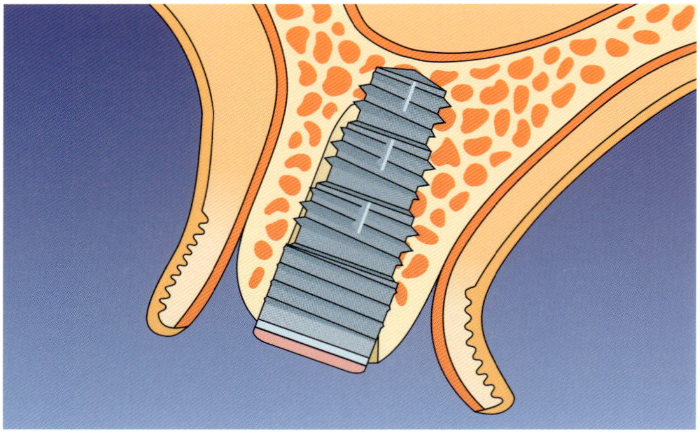

Abb. 10 Das fertig inserierte Implantat

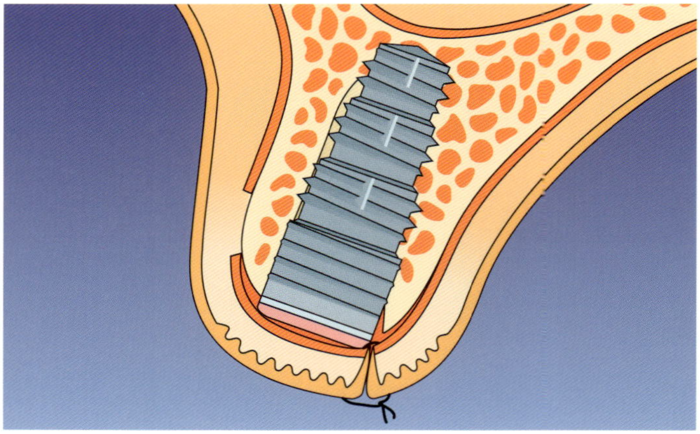

Abb. 11 Eine Verschlußschraube wird eingebracht, der Mukoperiostlappen zurückgeklappt und vernäht

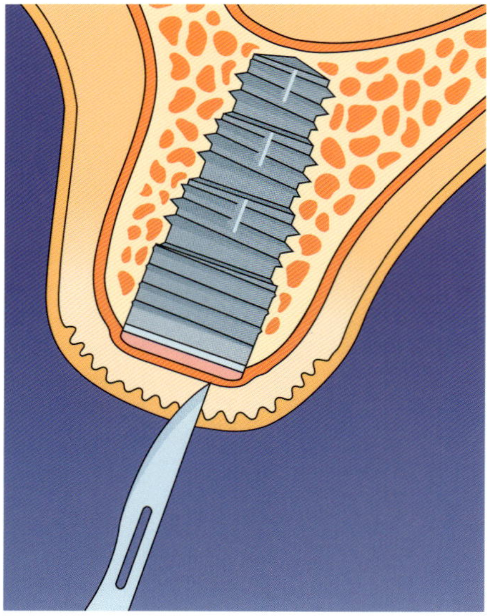

Abb. 12 Wenn die etwa viermonatige Einheilphase abgeschlossen ist, können die Implantate freigelegt werden ...

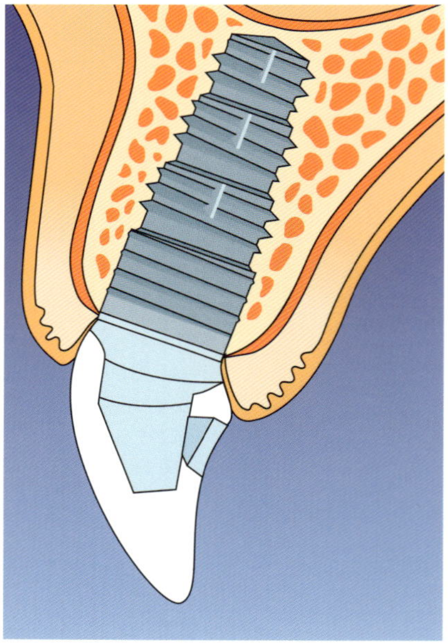

Abb. 13 ... um die weiteren Schritte bis hin zur Eingliederung der endgültigen Krone einzuleiten

Die zuvor beschriebene Vorgehensweise entspricht der idealen Situation. Ist diese jedoch – aus welchen Gründen auch immer – nicht gegeben, muß der Zahntechniker in der Lage sein, die Situation durch den einen oder anderen technischen Kunstgriff zu retten. Schuldzuweisungen gegenüber dem Behandler oder Gleichgültigkeit gegenüber der vorhandenen Problemstellung sind in dieser Phase denkbar kontraproduktiv.

Generell gehört dem vestibulären periimplantären Bereich unser größtes Augenmerk. Hier wird, wie bereits angedeutet, durch plastisch-chirurgische Maßnahmen die Architektur des Knochens so optimiert, daß das Zahnfleisch bestmöglich unterstützt wird. Durch parodontal-chirurgische und regenerative Maßnahmen sowie der Konditionierung der Gingiva anhand von provisorischen Kronen, wird der Zahnfleischverlauf dem der benachbarten (gesunden) Zähne wieder angeglichen (Abb. 14 bis 16) [5].

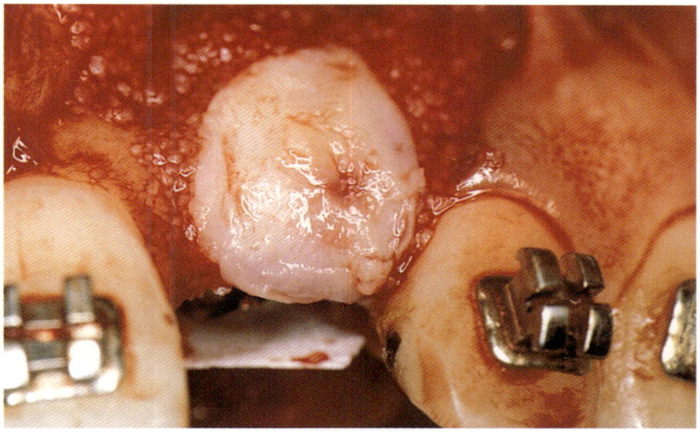

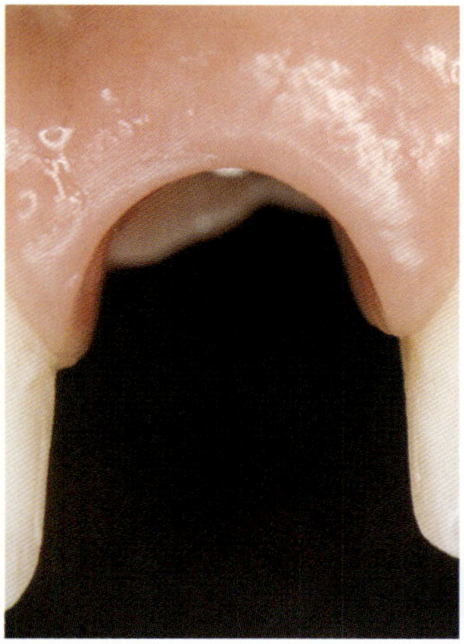

Abb. 14 und 15 Mitunter bringt erst eine chirurgisch-plastische Umgestaltung und kieferorthopädische Vorbehandlung, einhergehend mit unterstützender Konditionierung durch das Provisorium ...

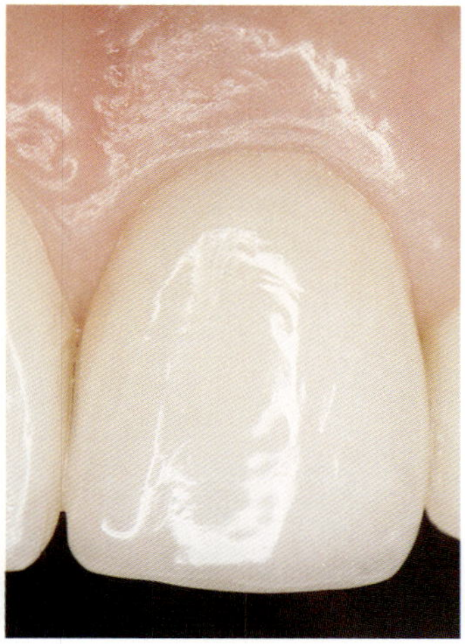

Abb. 16 ... eine optimale vestibuläre Situation

Abb. 17 Nachdem das Implantat chirurgisch freigelegt ...

Abb. 18 und 19 ... und die Verschlußschraube des Implantats gegen einen Gingivaformer wurde ...

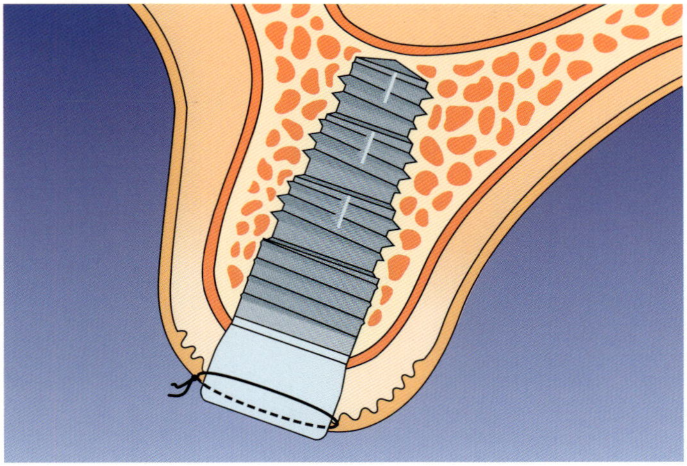

Die Erarbeitung eines anatomischen Emergenzprofils

Nach Implantateröffnung und der üblichen Tragezeit des Gingivaformers, hat sich in der Regel ein rundes Emergenzprofil ausgebildet (Abb. 17 bis 19).

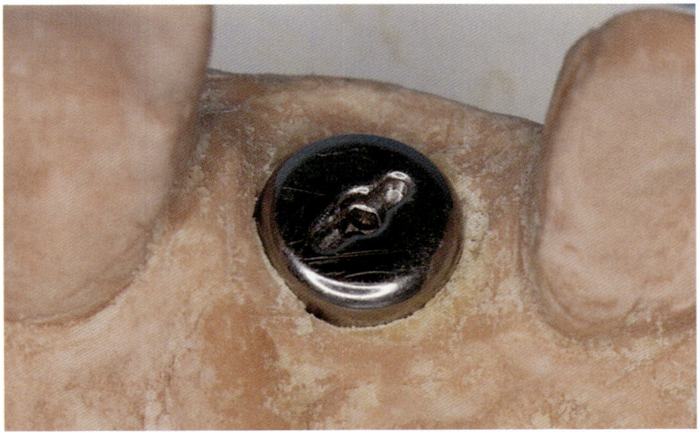

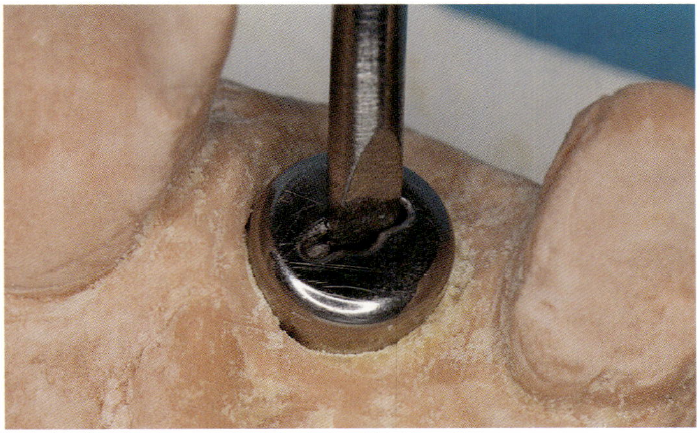

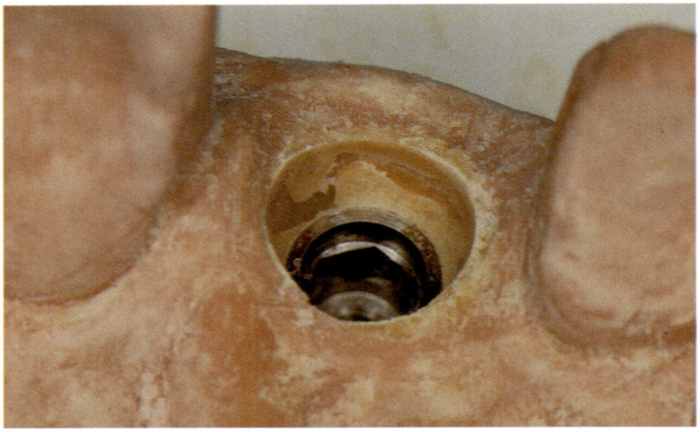

Abb. 20 ... können wir erkennen, daß das rundliche Profil nicht der alveolären Anatomie ...

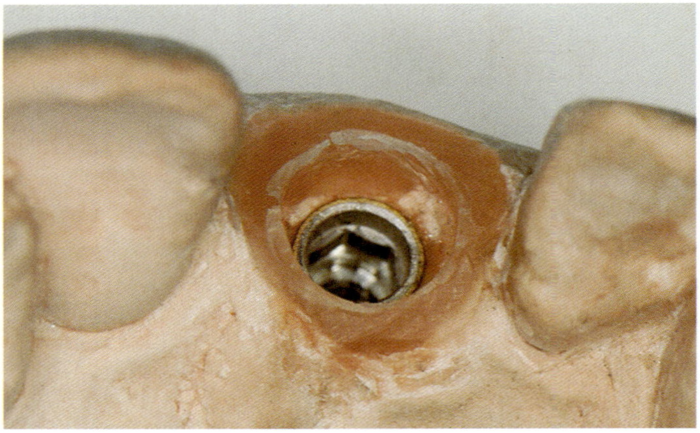

Abb. 21 ... eines natürlichen Zahnes entspricht (der rosa Wachsanteil entspricht der Differenz)

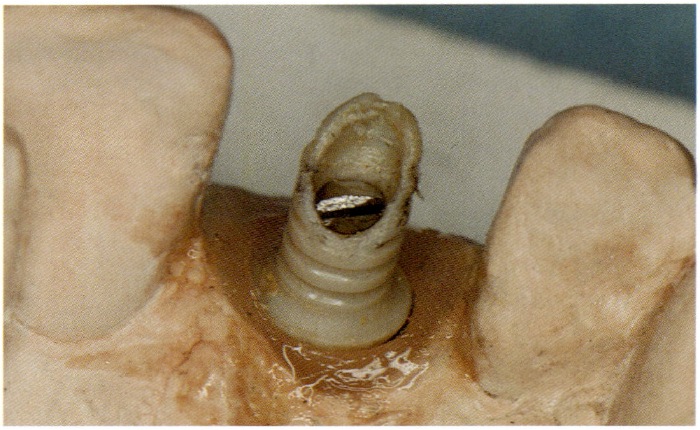

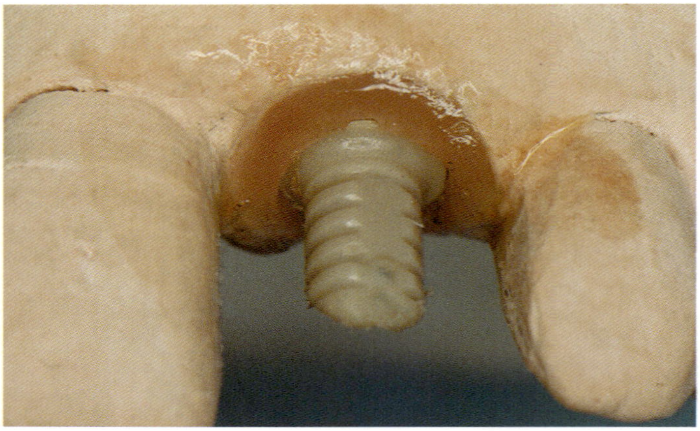

Abb. 22 und 23 Der provisorische FRIALIT®-2 ProTect Aufbau ist aus Kunststoff und kann mit üblichem Gerät den anatomischen Gegebenheiten angepaßt werden

Das nahezu kreisrunde Profil (Abb. 20 und 21) entspricht nicht dem natürlichen Weichgewebeaustrittsprofil.

Diese Problemstellung läßt sich lösen, indem man das Emergenzprofil der provisorischen Krone laborseitig schrittweise modifiziert und der Zahnarzt dadurch in situ das periimplantäre Gewebe im Sinne eines natürlichen Weichgewebeaustritts konditioniert [6].

Vereinfacht wird dieses Vorgehen durch den ProTect-Aufbau (FRIALIT®-2, FRIADENT) der speziell zur Anfertigung provisorischer Kronen entwickelt wurde. Dieser Aufbau, der aus einem sehr widerstandsfähigen Kunststoff gefertigt wird, paßt exakt auf das entsprechende Laboranalog, das per Abdruckpfosten in das Arbeitsmodell übertragen wird.

Der provisorische Aufbau kann nun entweder mit normalen Hartmetallfräsen reduzierend oder aber mit Composite so aufgebaut werden, daß er zur individuellen Ausgangsbasis der provisorischen Krone wird [7].

Nachdem der FRIALIT®-2 ProTect-Aufbau an die Situation angepaßt wurde (Abb. 22 und 23), wird die provisorische Krone

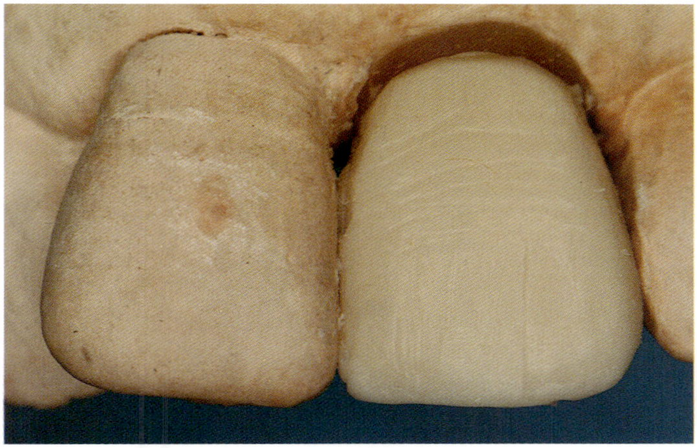

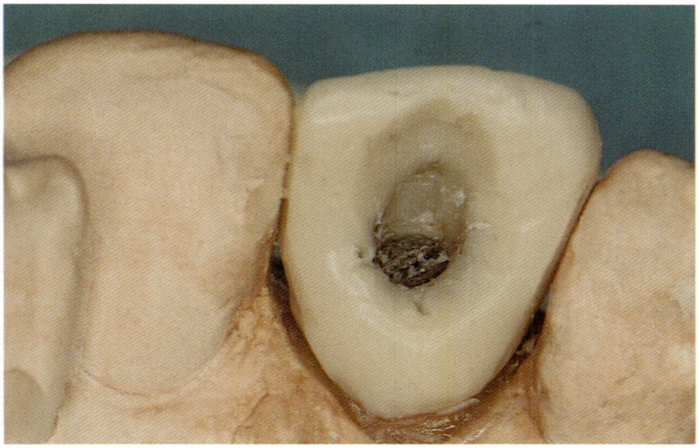

Abb. 24 und 25 Die provisorische Krone auf dem Modell

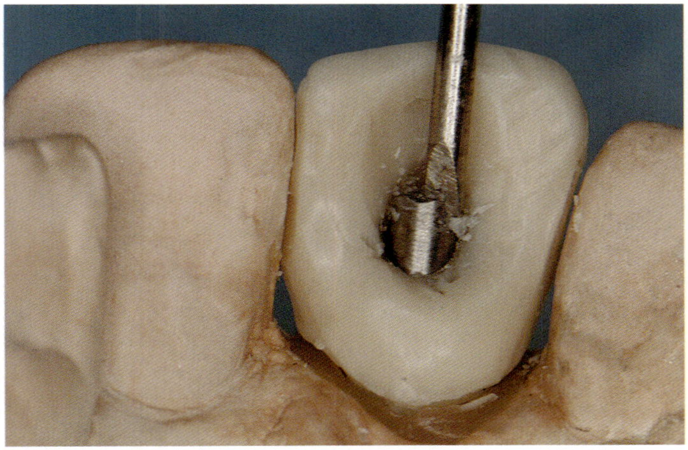

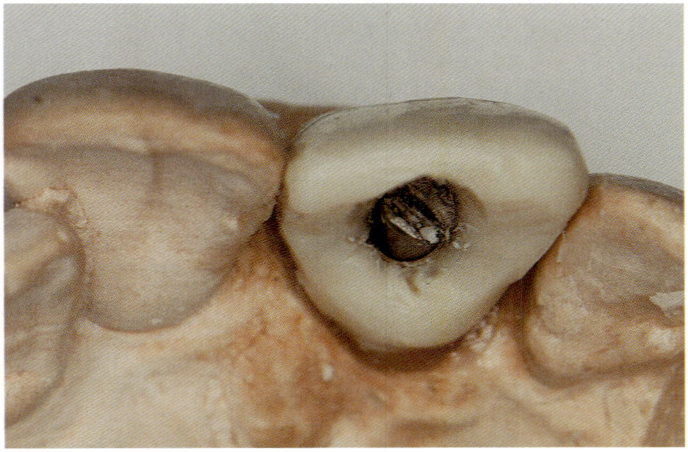

Abb. 26 und 27 Das etwas nach vestibulär inserierte Implantat wird es schwer machen ...

Abb. 28 ... eine anatomisch natürliche Achse für die Suprakonstruktion zu realisieren

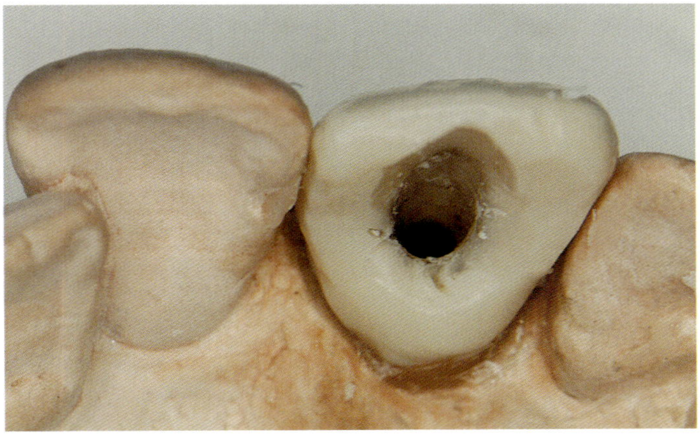

modelliert (Abb. 24 und 25). In dem hier gezeigten Fall können wir erkennen, daß die etwas nach vestibulär gerichtete Implantatachse nicht mit der anatomischen Achsrichtung übereinstimmt (Abb. 26 bis 28).

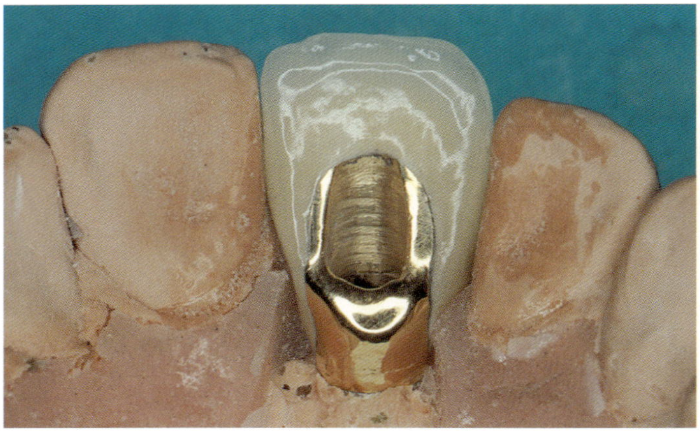

Abb. 29 Eine direkt verschraubte Situation

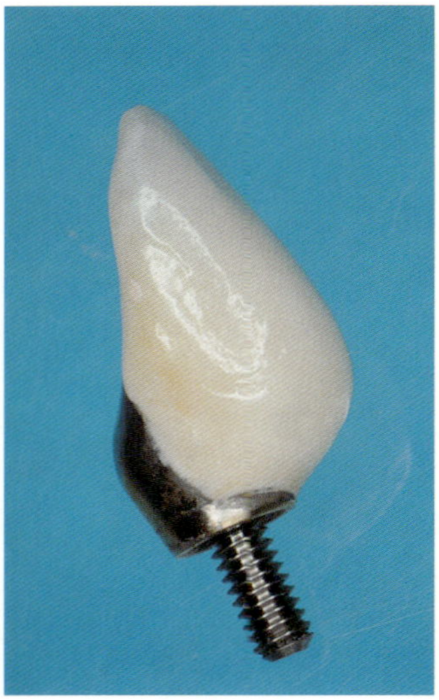

Abb. 30 Das Ergebnis ist statisch wie funktionell nicht zufriedenstellend

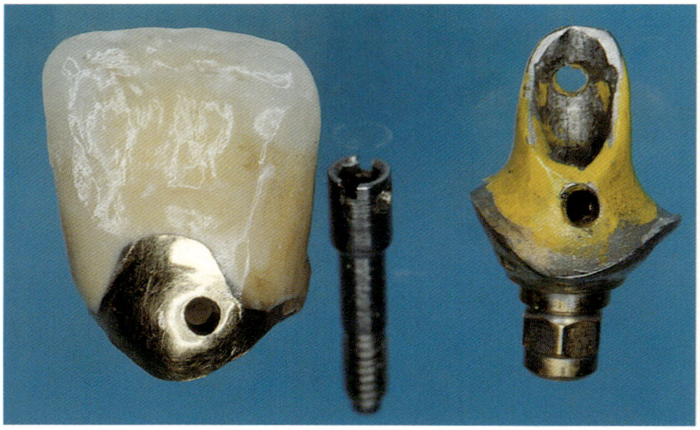

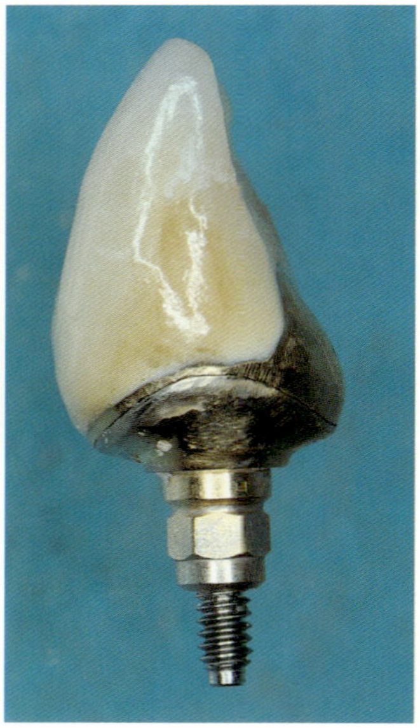

Abb. 31 und 32 Statt einer direkt verschraubten Krone können wir mit einem individualisierten Pfosten sowohl das Eemergenzprofil, die Statik als auch die gesamte Anatomie verbessern

Wir haben bei diesem Fall also gleich zwei Problemstellungen zu lösen: Zum einen muß das kreisrunde Emergenzprofil in ein anatomisches Emergenzprofil übergeführt werden. Zum anderen muß die Achsrichtung, durch eine entsprechende Konstruktion korrigiert werden.
Letztere Erkenntnis führt dazu, daß die Krone nicht – wie bei dem Patientenfall der Abbildungen 29 und 30 zu sehen – direkt mit dem Implantat verschraubt wird, sondern – wie bei einem anderen Patientenfall (Abb. 31 und 32) zu sehen – eine zementierte Krone auf einem individualisierten Implantat-Aufbau (AuroBase) hergestellt wird. Nur so bekommen wir die Möglichkeit, die vestibuläre Neigung des Aufbaus hinreichend korrigieren zu können. Dies hat natürlich auch Konsequenzen auf das Emergenzprofil und damit auf die gesamte natürliche Anatomie der Krone, die ohne diese korrigierenden Maßnahmen in funktioneller und ästhetischer Hinsicht unbefriedigend ausfallen würde.
Widmen wir uns nun dem unzureichenden Emergenzprofil (Abb. 33 und 34). Wie bereits erwähnt, führt der kreisrunde Durchtritt zu keiner ästhetisch und funktionell befriedigenden Lösung (Abb. 35 und 36). Grundsätzlich bieten sich nun zwei Vorgehensweisen an:
Bei der einen wird laborseitig ein Kunststoff-Provisorium vorbereitet, das der Behandler dann im Mund an das von ihm angestrebte Weichgewebsdesign anpaßt. Dies geschieht durch Auftrag zusätzlichen Kunststoffs und anschließender Politur durch den Zahnarzt.

Bei der anderen Variante, die hier näher beschrieben werden soll, wird im Labor die optimal anatomische Form des Emergenzprofils korrespondierend zur anatomischen Wachsmodellation radiert (Abb. 37 bis 42) und danach in Kunststoff fertiggestellt. Das so gefertigte Provisorium hilft dem Zahn-

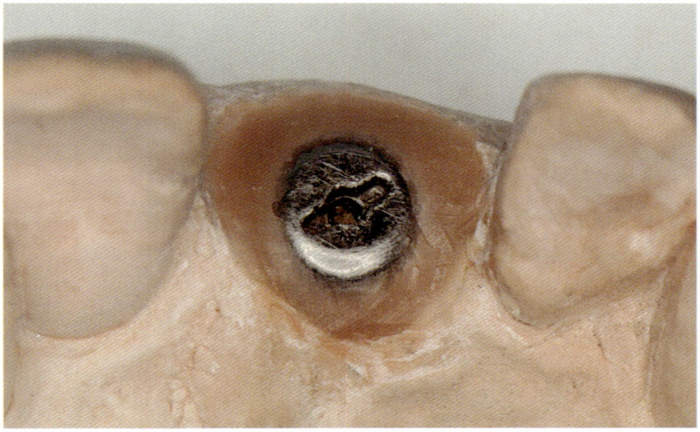

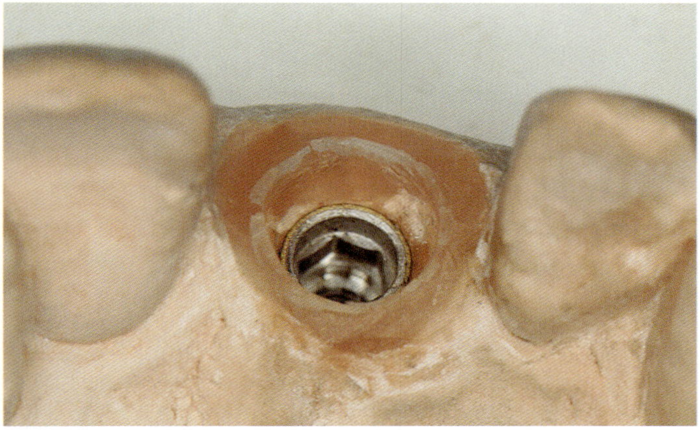

Abb. 33 und 34 Das runde Implantatprofil darf nicht dazu verleiten, die Suprastruktur ...

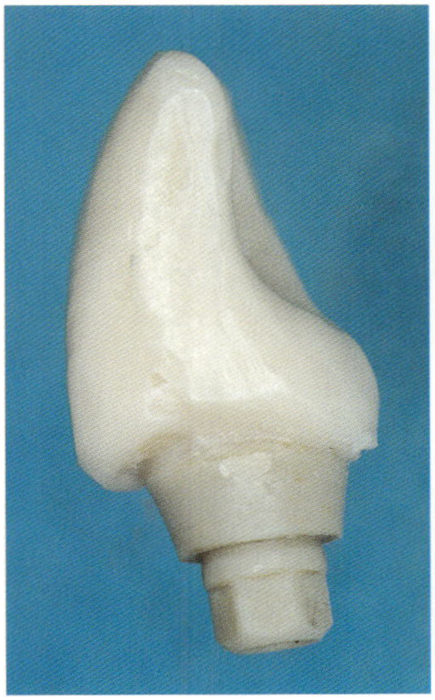

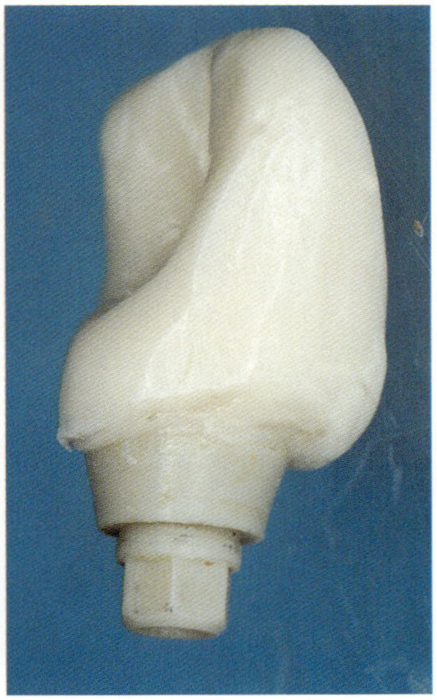

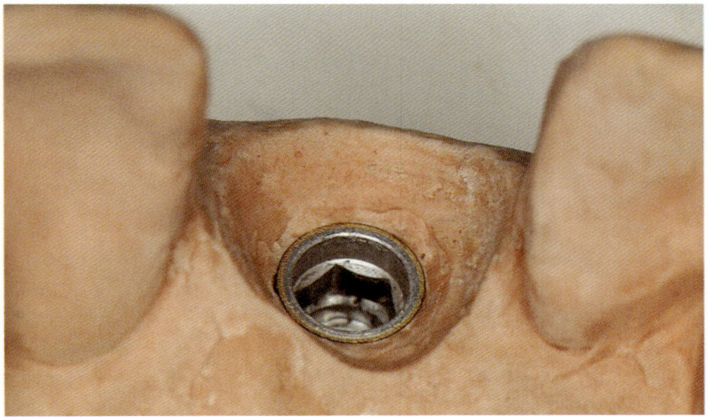

Abb. 37 Die anatomisch korrekt radierte Alveolarform

Abb. 35 und 36 ... auf dieser Form aufzubauen

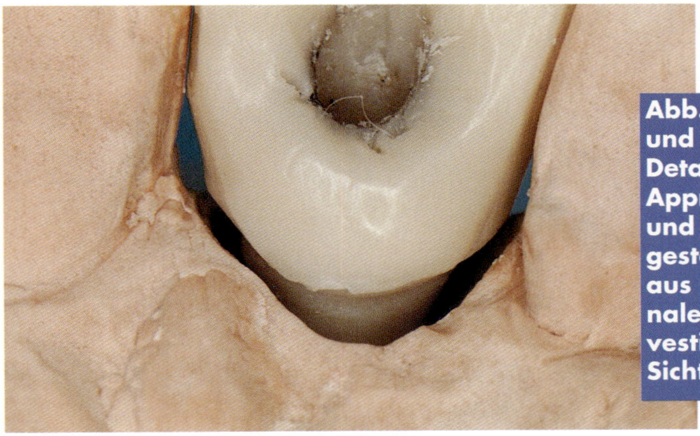

Abb. 38 und 39 Details der Approximal- und Randgestaltung aus palatinaler und vestibulärer Sicht

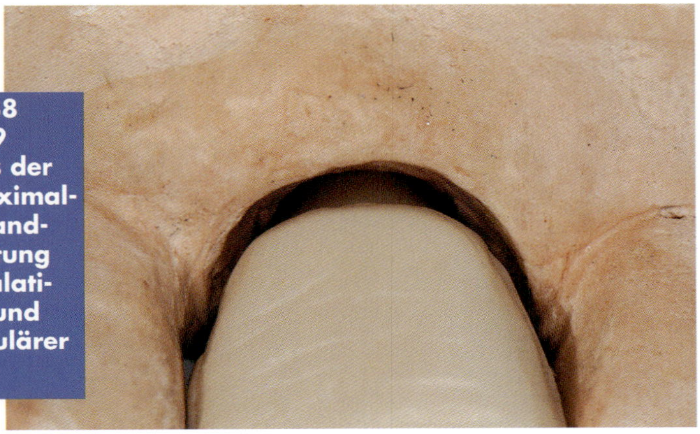

arzt das alveoläre Emergenzprofil chirurgisch anzupassen. Beim Abheilungsprozeß unterstützt das Provisorium die gewünschte Konditionierung des Zahnfleisches [8].

Die Herstellung des Implantatprovisoriums

Die praktische Vorgehensweise zur Erstellung des Provisoriums geschieht mit im Labor vertrauter Technik und kann entweder mit Auto- oder Heißpolymerisat erfolgen. Im folgenden sollen die einzelnen Schritte detailliert dargestellt werden.

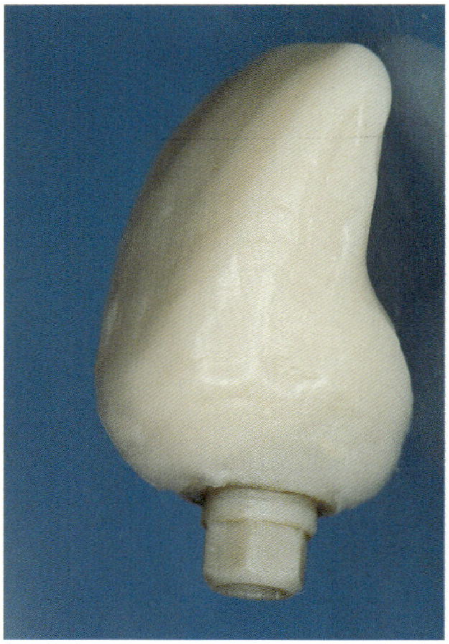

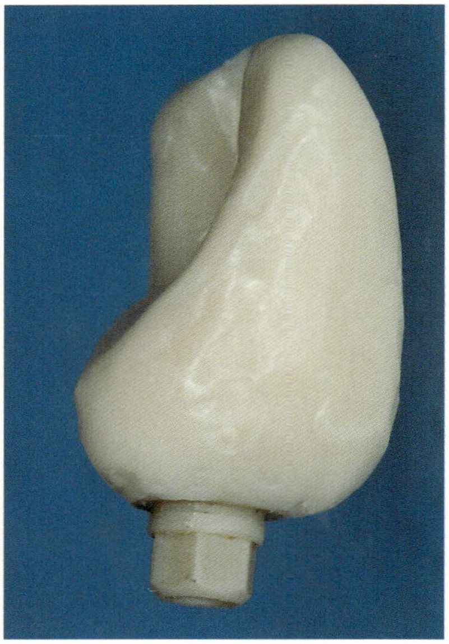

Abb. 40 und 41
Die anatomische Modellation ist so ausgelegt, daß die provisorische Krone dem Zahnarzt als „chirurgischer Wegweiser" dienen kann

Wir modellieren den Zahn anatomisch in Wachs. Der FRIALIT®-2 ProTect-Aufbau dient dabei als Stütze (Abb. 43 bis 45).

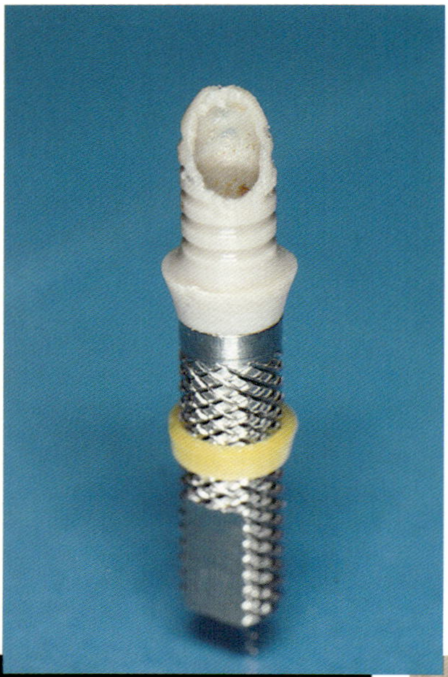

Abb. 43
Auf der Basis des provisorischen FRIALIT®-2 ProTect Aufbaus ...

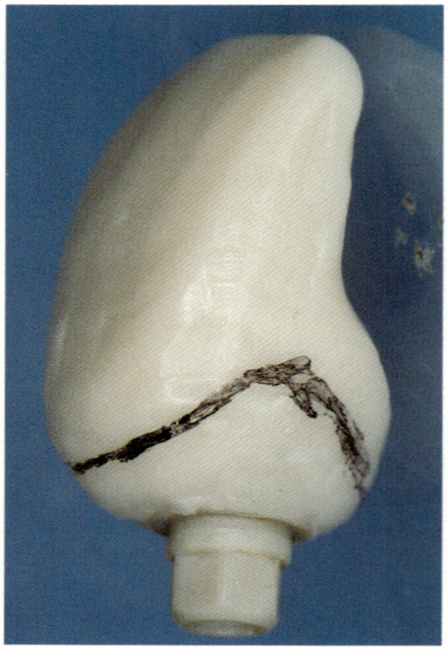

Abb. 42
Der spätere Verlauf der Gingiva entspricht in etwa der Anzeichnung

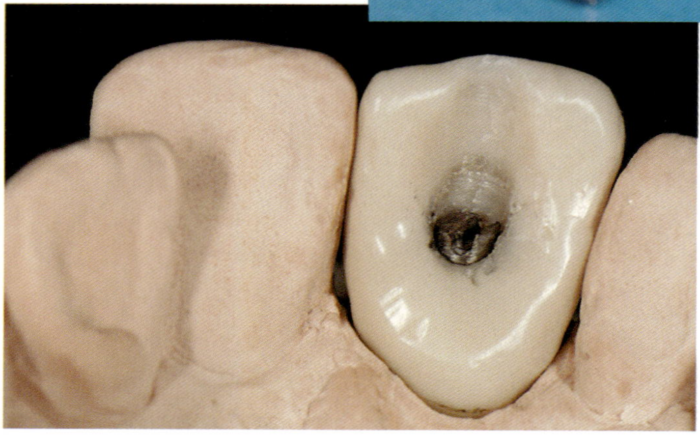

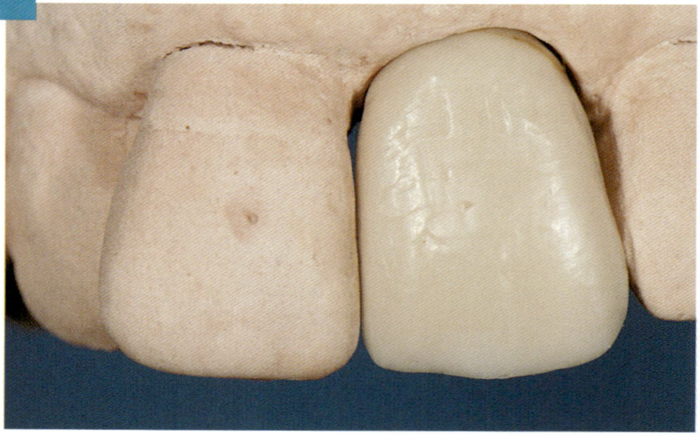

Abb. 44 und 45
... wird das Provisorium anatomisch vervollständigt

Abb. 46 Von diesem fertigen Wachsprovisorium erstellen wir einen vestibulären Silikonschlüssel zur Umsetzung der Wachsmodellation in Kunststoff

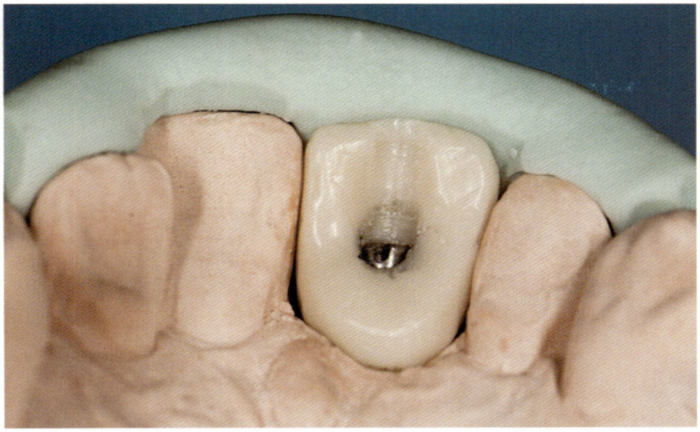

Von dieser Wachsmodellation wird ein vestibulärer Silikonschlüssel angefertigt, mit dem dann das Kunststoffprovisorium gepreßt werden soll (Abb. 46).

Der erste Arbeitsgang der Fertigstellung tangiert lediglich die Zahnform und deshalb wird nur mit Dentin gearbeitet (Abb. 47 und 48). Die Dentinkrone wird nach der Polymerisation im inzisalen Bereich durch Beschleifen reduziert, um den Zahn mit Schneidemasse komplettieren zu können (Abb. 49 und 50).

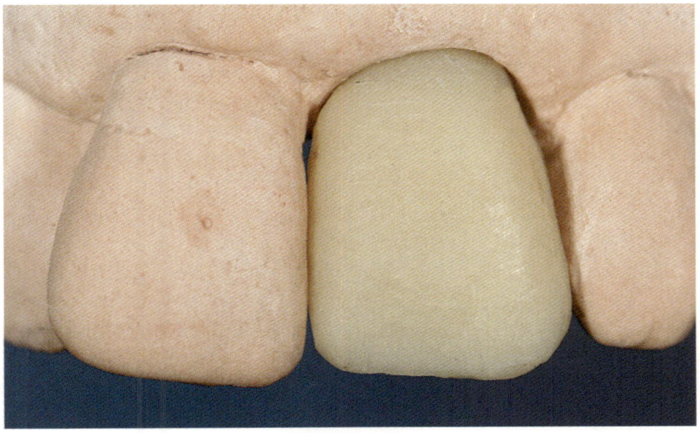

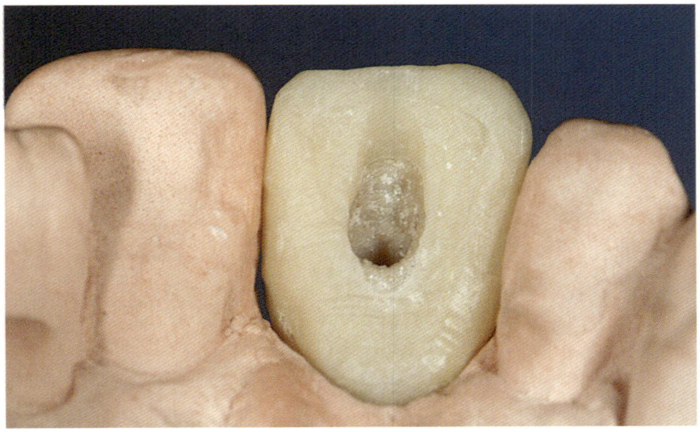

Abb. 47 und 48 In einem ersten Schritt arbeiten wir nur mit dentinfarbenem Kunststoff, um die reine Zahnform zu erhalten

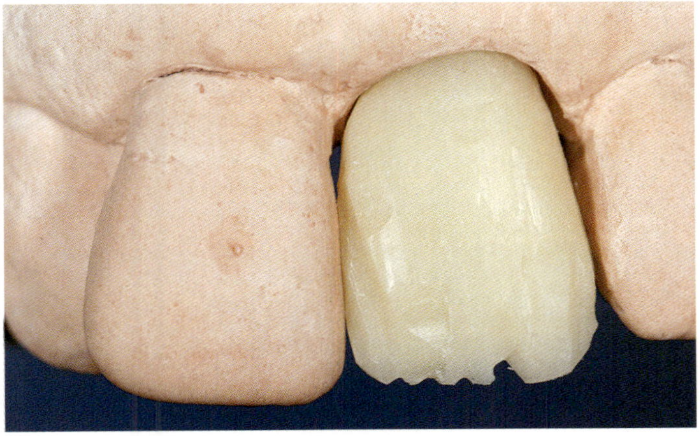

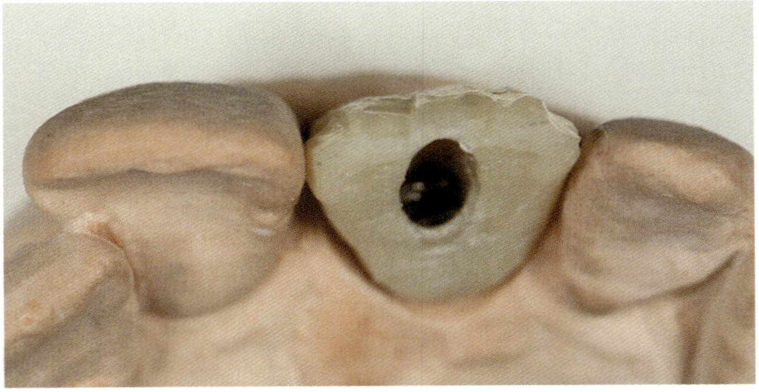

Abb. 49 und 50 Dann wird inzisal für den Schneideauftrag reduziert

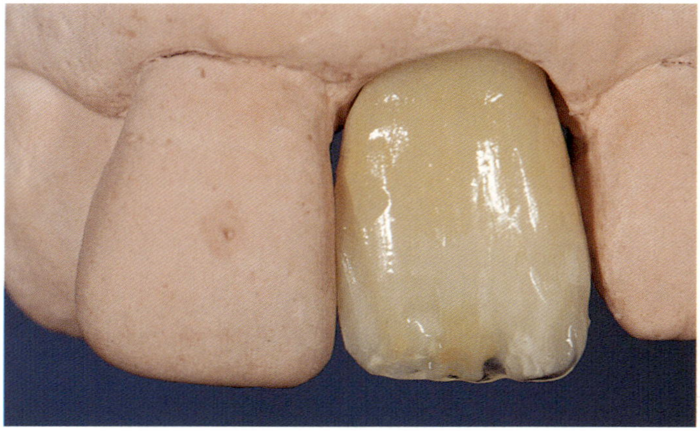

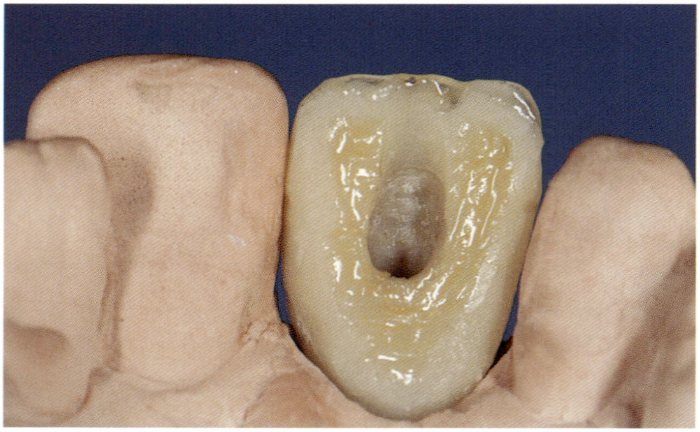

Abb. 51 und 52 Lichthärtende Effektmassen können das Ergebnis gegenüber den Nachbarzähnen ...

Im labial-inzisalen Bereich können noch lichthärtende Effektmassen entsprechend der Nachbarzähne eingelegt (Abb. 51 bis 53) und mit der UV-Lampe ausgehärtet werden, bevor wiederum unter Einsatz des Silikonschlüssels der Zahn mit Schneide vervollständigt wird.

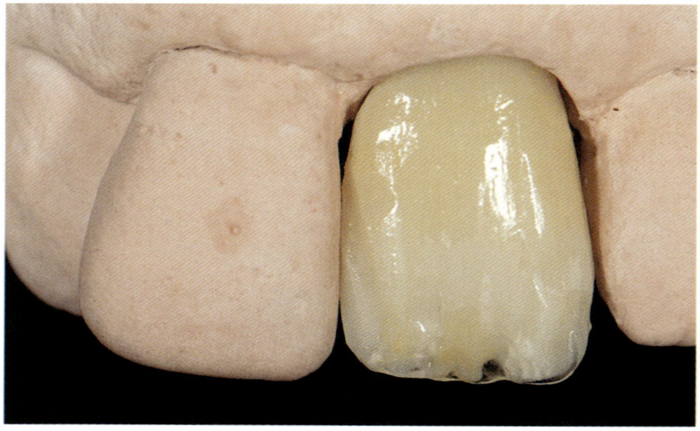

Abb. 53 ... noch natürlicher wirken lassen

Abb. 54 Schließlich komplettieren wir mittels des Silikonwalls das Kunststoffprovisorium mit Schneidemasse und beginnen mit der finalen Formgebung

Anschließend erfolgen die anatomischen Feinkorrekturen (Abb. 54) und das sorgfältige Ausarbeiten einer passenden Oberflächentextur, die mit einem geeigneten Kontrastmittel (Silberpuder o.ä.) überprüft werden kann (Abb. 55 und 56).

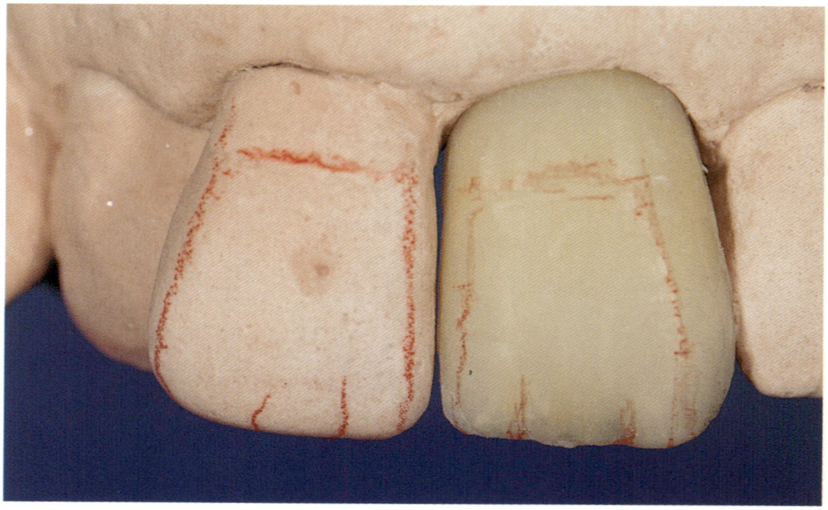

Bei der eingangs beschriebenen ersten Variante der Provisorienherstellung würde die Krone in diesem Zustand unpoliert in die Praxis geschickt werden, damit der Behandler sie dort an das von ihm geschaffene alveoläre Emergenzprofil anpassen kann.
In unserem Falle polieren wir die Krone jedoch (Abb. 57 bis 59). Der Behandler hat die Möglichkeit, die Krone zu korrigieren und danach mit einem lichthärtenden Lack zu versiegeln (Abb 60).

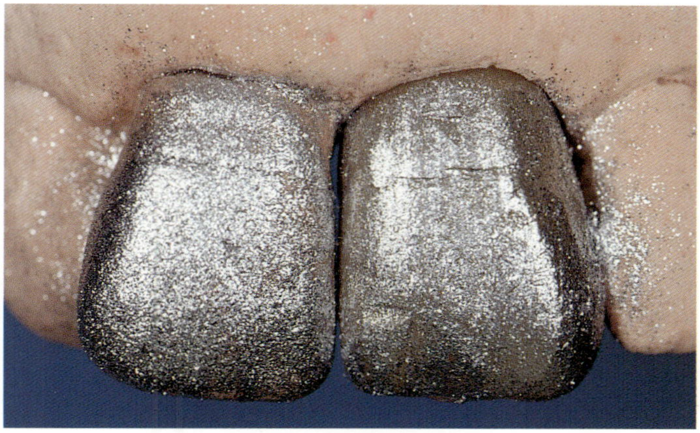

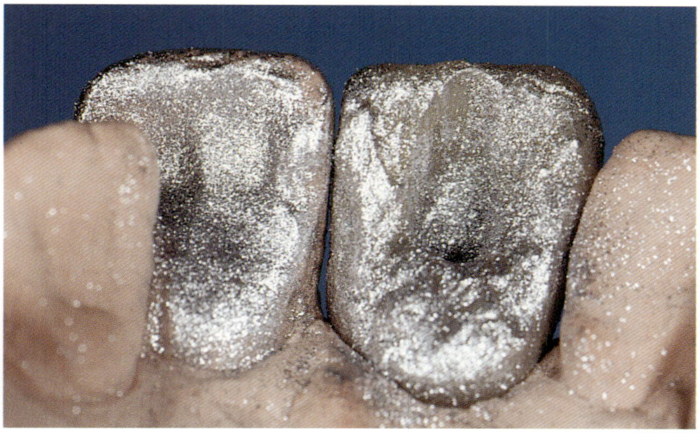

Abb. 55 und 56 Die Form und die Oberflächentextur werden ausgearbeitet und mit Silberpuder kontrolliert

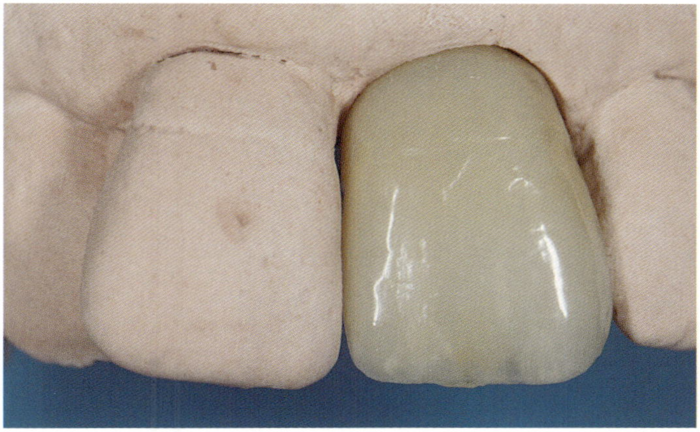

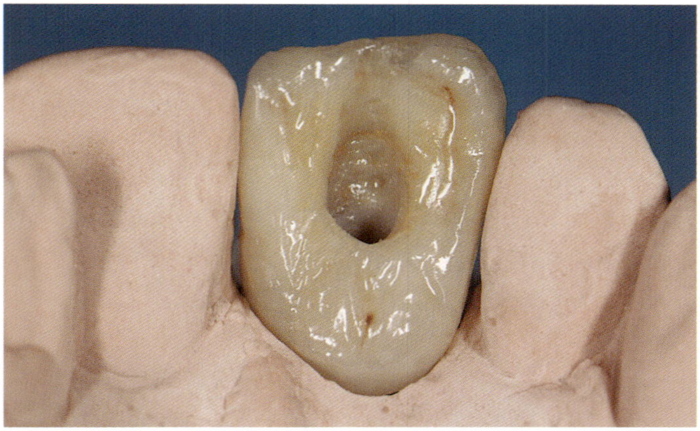

Abb. 57 und 58
Jetzt wird die fertig ausgearbeitete Krone poliert

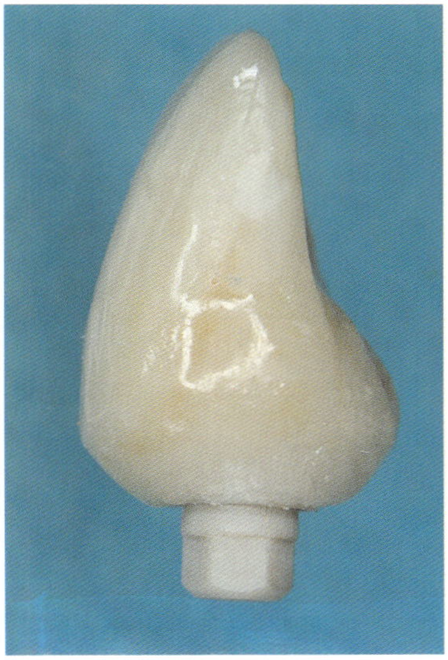

Abb. 59
Das Profil der Krone zeigt eine gelungene anatomisch-funktionelle Formgebung zur Konditionierung der Weichgewebsanteile

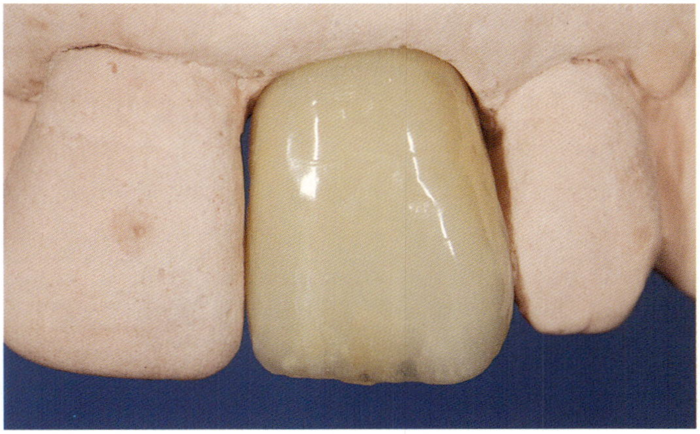

Abb. 60 So vorbereitet kann die Krone dem Behandler übergeben werden

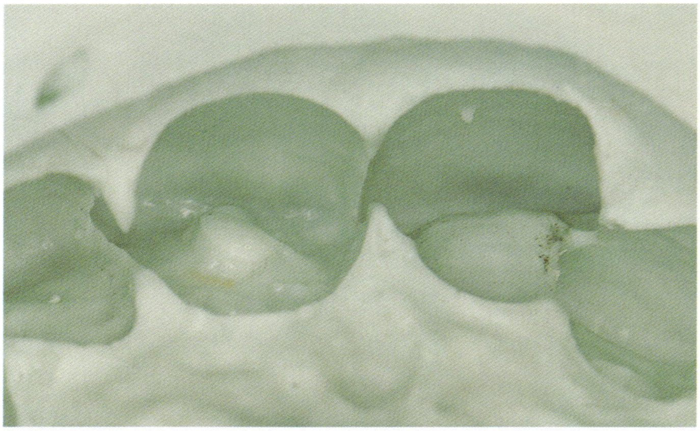

Abb. 61 Der Behandler korrigiert das Provisorium schrittweise in situ und formt die Situation ab

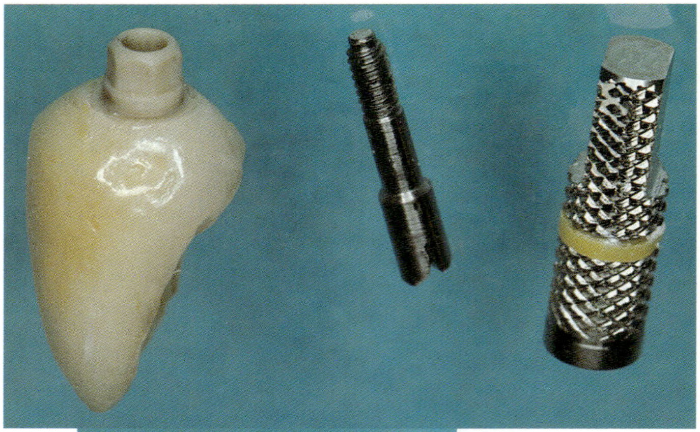

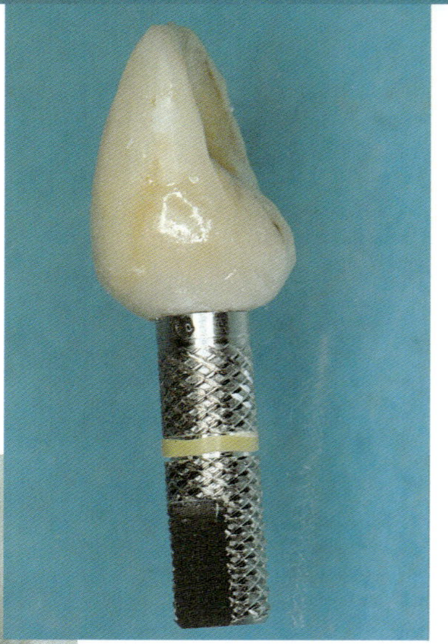

Abb. 62 und 63 Das korrigierte Provisorium wird im Laborimplantat fixiert ...

Bei dem dann folgenden Heilungsprozeß konditioniert die provisorische Krone das periimplantäre Zahnfleisch und gewährleistet damit ein anatomisch passendes Emergenzprofil.

Wenn das Gewebe nach dieser Konditionierung hinreichend abgeheilt und gefestigt ist, kann eine Abformung für das Meistermodell gemacht werden. Das Provisorium wird dann dazu benutzt, um die In-situ-Situation auf das Meistermodell zu übertragen (Abb. 61 bis 65) [9].

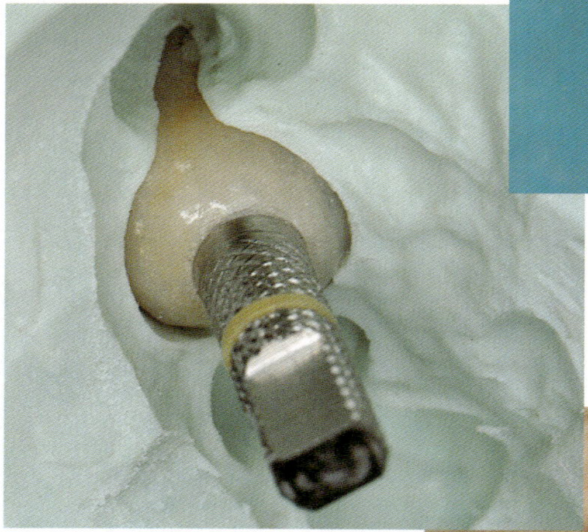

Abb. 64 ... und in die Abformung reponiert

Nach den gesamten Prozessen der Abheilung ist es für den Techniker von grundlegender Bedeutung, den richtigen finalen Implantataufbau auszuwählen. Dieser soll sowohl eine optimale Kronengestaltung ermöglichen als auch das so sorgsam erarbeitete Emergenzprofil langfristig stabilisieren.

Vielen Dank an meinen Kollegen Alessandro Lanfranchi für die Unterstützung bei der Herstellung des Provisoriums.

Abb. 65 Das neue Modell gibt exakt die Situation in situ wieder

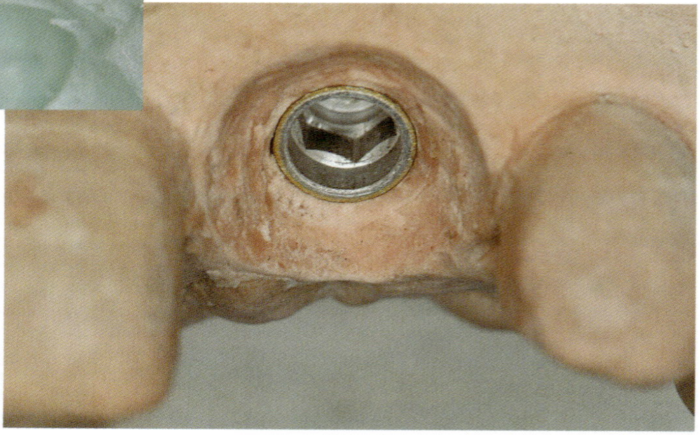

Kapitel II

Implantatgetragene Einzelkronen im Frontzahnbereich

Bei implantatgetragenen Restaurationen handelt es sich von apikal bis inzisal um ein künstliches Element mit sowohl subgingivalen als auch supragingivalen Anteilen.

Die subgingivale Implantatstruktur muß einerseits osseointegrativ und andererseits dazu in der Lage sein, die sie umgebenden Gewebestrukturen zu bewahren.

Die prothetische Suprastruktur soll von dem weichgeweblichen Emergenzprofil ausgehend bis hin zur Kronengestaltung den heute üblichen Anforderungen an natürlich wirkende Ästhetik genügen.

Für die behandelnden Kliniker ist es nicht immer einfach, die Position und sagittale Ausrichtung von Implantaten absolut sicher so zu beurteilen, daß deren Insertion immer völlig fehlerfrei gelingt. Es ist leider meist erst auf dem Arbeitsmodell im Labor definitiv erkennbar, wo und wodurch wir als Techniker Schwierigkeiten bei der Gestaltung der Krone haben werden.

Ein System ist nur so gut wie seine Komponenten. Dies ist gerade bei der implantatgetragenen Prothetik von besonderer Bedeutung. Entscheidend für den ästhetisch voraussehbaren Erfolg ist ein System, dessen Komponenten einerseits möglichst vielfältig sind und andererseits eine umfangreiche Individualisierung ermöglichen. Kein Fall ist wie der andere.

Die Kronengestaltung implantatgetragener Prothetik hängt maßgeblich vom Emergenzprofil ab. Deshalb ist auch der auf das inserierte Implantat aufgesetzte Aufbau von herausragender Bedeutung. Er ist die Schnittstelle zwischen dem gesetzten Implantat und der prothetischen Suprastruktur.

Die FRIALIT®-2-Aufbauten (Abb. 1 und 2) gestatten eine nahezu uneingeschränkte Formgebung, ob nun bezüglich der alveolaren Individualisierung, zur Angleichung einer Divergenz der Achsen oder auch zur individuellen Anpassung eines unnatürlich wirkenden Zahnfleischverlaufes. All das sind Grundvoraussetzungen für die Realisation einer erfolgreichen Prothetik mit optimaler Ästhetik.

Dieses System bietet uns als Technikern viel Spielraum und erleichtert damit die Arbeit mit Implantaten.

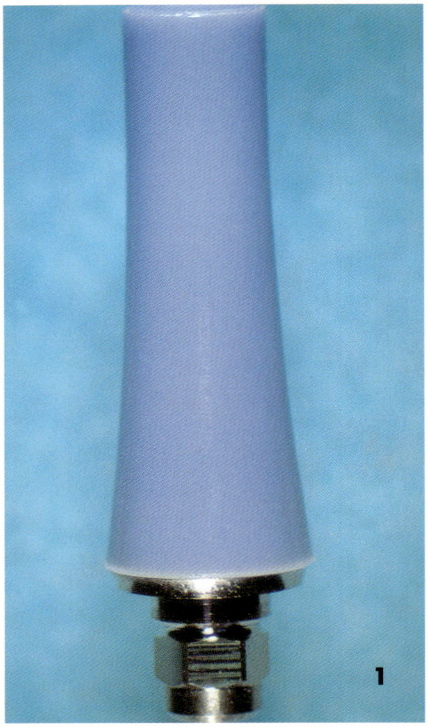
1

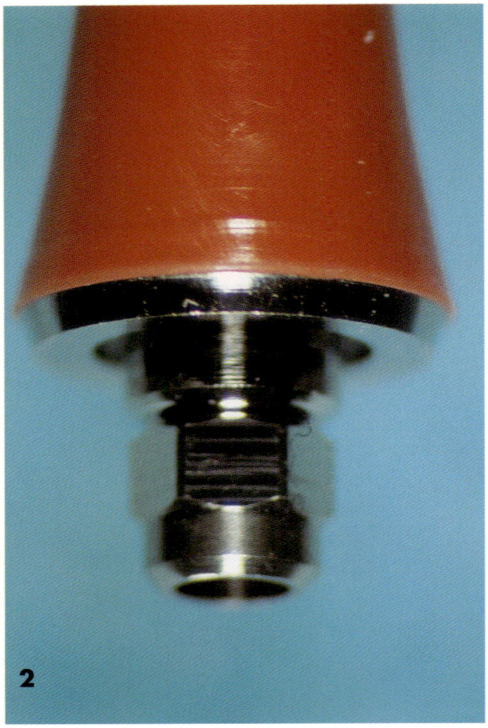
2

Abb. 1
Das individualisierbare Frialit®-2 Aufbau AuroBase mit einer rückstandslos verbrennbaren Oberstruktur aus Kunststoff ....

Abb. 2
... und einem rotationsgesicherten Paßteil aus angußfähiger Legierung

Individualisierbare Aufbauten im FRIALIT®-2 System

Grundsätzlich gibt es diese individualisierbaren Aufbauten für jeweils verschiedene Indikationsbereiche sowohl in angußfähigem Edelmetall als auch mit keramischer Oberstruktur.

FRIALIT®-2 AuroBase ist, wie der Name schon verrät, die Edelmetallvariante der FRIALIT®-2-Aufbauten und besteht aus einer hochschmelzenden Edelmetallegierung mit der Bezeichnung Ceramicor (Cendres & Métaux). Sie hat einen WAK-Wert von 11,9 x 10^{-6} K^{-1} und ist mit einer Schmelztemperatur von 1450 Grad (C) bei 850 Grad (C) Muffeltemperatur angußfähig.

Mechanisch besteht der AuroBase Aufbau aus einem drehgesicherten angussfähigen CNC-Frästeil, das exakt in die Innengeometrie des entsprechenden Implantates paßt und einer kunststoffbasierten Oberstruktur aus Polyoxymethylen, die rückstandslos im Vorwärmofen verbrennt.

Die keramische Variante, FRIALIT®-2 CeraBase entstand aufgrund starker Nachfrage der Kundenseite, da Patienten gerade bei Frontzähnen oftmals an die Ästhetik höchste Anforderungen stellen.

Die CeraBase besteht aus einer Keramikhülse aus Aluminiumoxid (Al_2O_3) und einem Titainsert mit einer 0,4 mm Basis. Sie besitzt eine dem natürlichen Dentin sehr ähnliche Färbung und bietet auch bei schwierigen Platzverhältnissen noch genügend ästhetisches Potential, um die gingivale Lichtversorgung für eine natürlich wirkende, ästhetische Krone zu gewährleisten.

Selbst sehr knappe labiale Platzverhältnisse können hier mit vollkeramischen Lösungen wie auf einem natürlich-vitalen Stumpf sicher und voraussehbar realisiert werden.

Darüber hinaus ist es gerade die sehr gute Verträglichkeit mit den umgebenden Weichgewebsstrukturen, die Keramik für die implantatgetragene Prothetik besonders prädestiniert. FRIADENT verfügt diesbezüglich über umfangreiche Erfahrungen, die sie mit dem Einsatz des früheren Implantates FRIALIT® Typ Tübingen gewinnen konnte. Durch ausgiebige Untersuchungen wurde festgestellt, daß die Neigung des Weichgewebes zu Entzündungen und/ oder Plaquebildung beim Kontakt zu keramischen Strukturen signifikant geringer ausfällt, als beim Kontakt mit natürlichen Zähnen. Dies ist für den Langzeiterfolg einer implantatgetragenen Prothetik sicher von großer Bedeutung.

Im folgenden möchte ich Ihnen meine persönlichen Konzepte zur Realisierung von implantatgetragenen Frontzahnkronen unter jeweiliger Verwendung der Systemkomponenten FRIALIT®-2 AuroBase und CeraBase zeigen.

Besondere Aufmerksamkeit soll dabei auf eine spezielle und persönlich entwickelte Methodik gerichtet werden, bei der es um die vom Behandler festgelegte Weichgewebsemergenz und deren Einbindung in eine dazu optimal passende individualisierte Suprastruktur geht. Ich werde Ihnen diese Vorgehensweisen Schritt für Schritt darstellen, um sie Ihnen möglichst leicht nachvollziehbar zu machen [10].

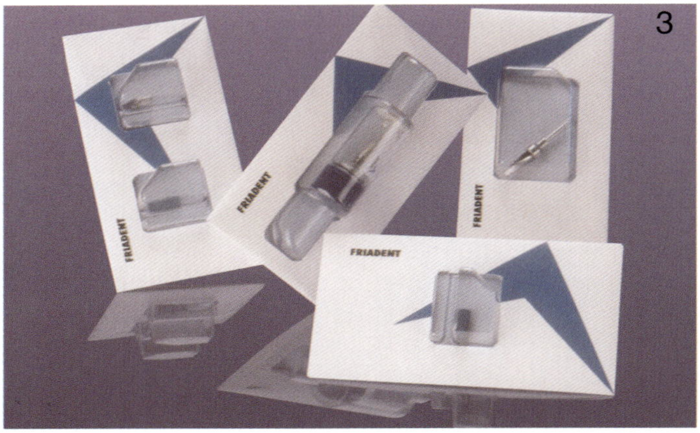

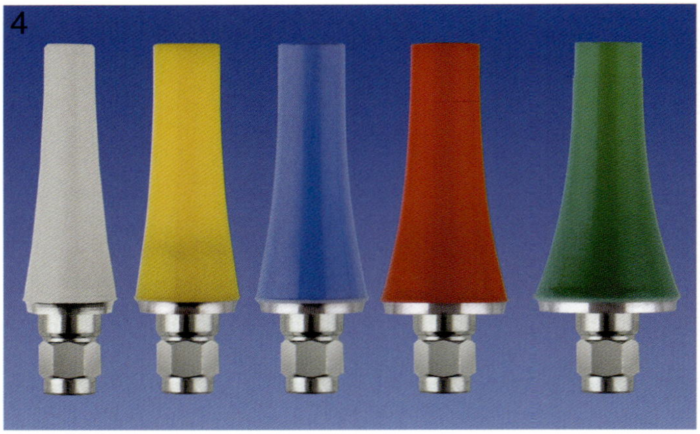

Abb. 3
Lieferung aller FRIADENT Komponenten in Blistern.

Abb. 4
FRIALIT®-2 AuroBase

Der Einsatz individualisierbarer Gold-Aufbauten

Verarbeitungstechnisch bieten sich generell zwei verschiedene Verfahren an, die eine Bearbeitung der Suprastruktur entweder in direkter oder indirekter Weise ermöglichen.

Beim direkten Verfahren werden die Kronen entsprechend der gewählten Verblendtechnik auf den vorbereitend konditionierten Aufbaupfosten in Wachs modelliert und danach auf diesen direkt angegossen. Die Krone kann dann, je nach Indikation, herkömmlich entweder mittels Kunststoff oder auch – auf Grund der hochschmelzenden Ausgangslegierung des Abutments – keramisch verblendet werden.

Beim indirekten Verfahren befestigen wir die Kronen auf dem individualisierten AuroBase-Aufbau entweder durch Zementierung oder durch eine linguale Verschraubung in situ auf dem Implantat, je nach der individuellen Indikation.

Die FRIALIT®-2-Aufbauten werden in versiegelten Blistern geliefert, die mittels einer individuellen Artikel-Nummer (Abb. 3 und 4) einer jeweiligen Produktionscharge rückverfolgbar zuzuordnen sind. Das vereinfacht bei eventuellen Mängeln eine herstellerseitige Fehleranalyse. Darüber hinaus sind die einzelnen Komponenten dieses Systems in jeweils unterschiedlichen Dimensionierungen mit einer leicht unterscheidbaren Farbcodierung erhältlich, so daß Verwechslungen weitgehendst ausgeschlossen sind.

Als Laborimplantat bietet der Hersteller FRIADENT sowohl eine Aluminium-Version als Normalausführung als auch eine Stahlvariante an, die hauptsächlich aufwendigen frästechnischen Suprastrukturen vorbehalten ist.

Die Vorgehensweise beim Gold-Aufbau

Bei der Auswahl eines passenden Aufbaus ist prinzipiell immer erst zu überprüfen, ob dieses exakt mit dem Laborimplantat korrespondiert. In dem hier gezeigten Fall besteht das Laboranalog aus Aluminium und die korrespondierende Passung zum ausgewählten Aufbaupfosten kann man leicht (Abb. 5 und 6) selbst beurteilen: Sie ist ausgezeichnet, auch unter dem Mikroskop.

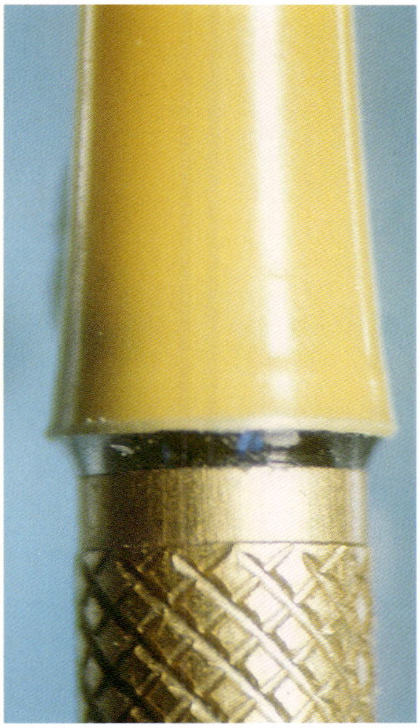

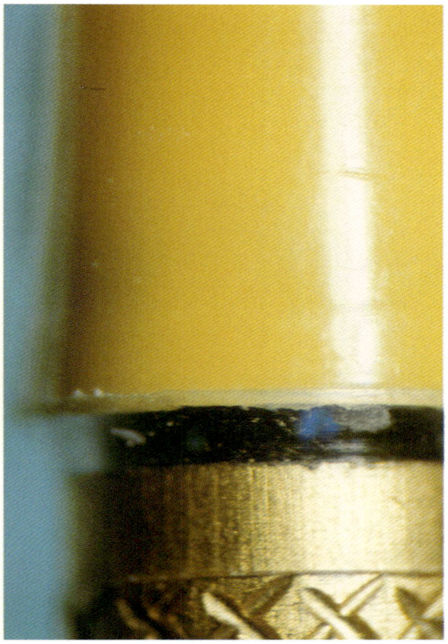

Abb. 5 und 6 Der AuroBase-Aufbau zeigt eine exakte Passung zum Laborimplantat, die auch einer weiteren mikroskopischen Vergrößerung standhält

zuvor bereits geschilderte Übertragungsverfahren der konditionierten und abgeheilten gingivalen Situation des Patienten auf das Meistermodell haben wir eine für den weiteren Verlauf der Arbeit optimale Ausgangslage hergestellt.

Bei einer kritischen Betrachtung dieses Modells können wir leicht erkennen, dass ein vorgefräster Standard-Titanaufbau in diesem Fall völlig unzureichend gewesen wäre, um das für eine optimale Lösung als notwendig erachtete und dementsprechend gestaltete Emergenzprofil auszufüllen (Abb. 8).

Die in diesem Fall vorgenommene notwendige alveolare Modellation und Konditionierung und das daraufhin entstandene Emergenzprofil kann nur durch einen individualisierten Aufbau anatomisch konform vollständig erfaßt werden.

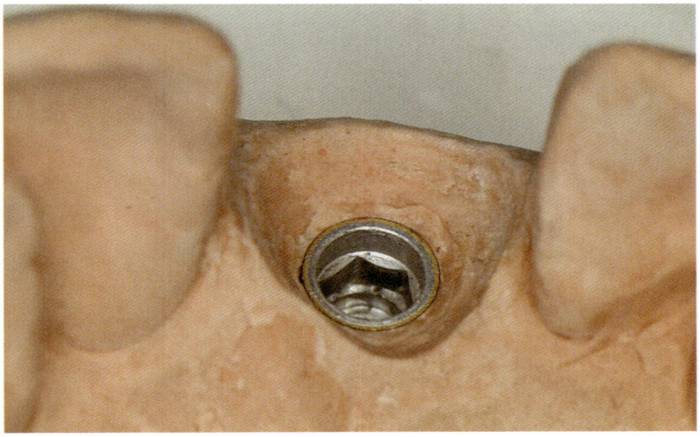

Abb. 7 Das Meistermodell mit der vorher individuell konditionierten Weichgewebsemergenz

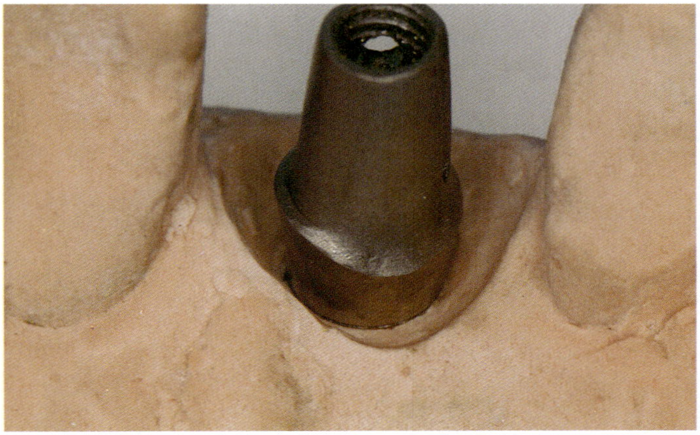

Abb. 8 Ein vorgefräster Titanaufbau wäre hier ungeeignet, um den Alveolarraum zu erfassen

Das Meistermodell aus Präzisionsgips mit dem übertragenen Laborimplantat gibt nun exakt das vom Behandler mit Hilfe des Provisoriums definierte und konditionierte Emergenzprofil wieder (Abb. 7). Durch das

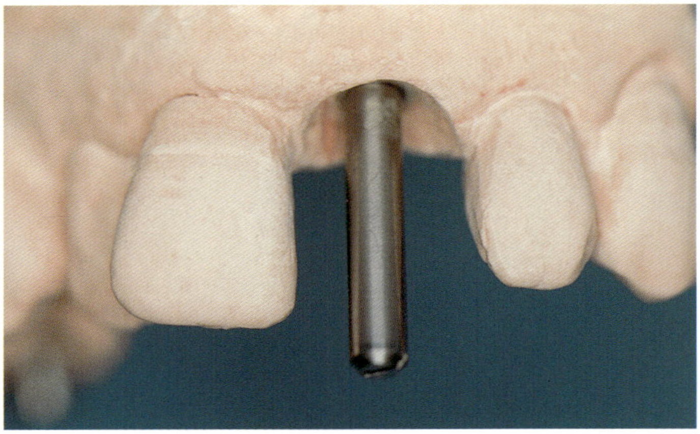
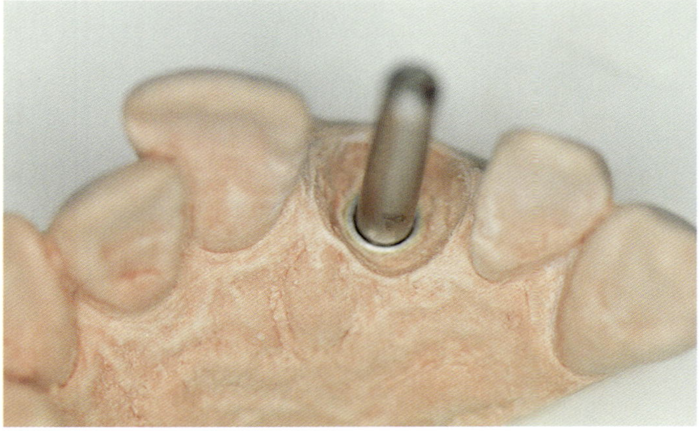

Abb. 9 und 10 Ein Orientierungsstift gibt zuverlässig Auskunft über die exakte Neigung des inserierten Implantats

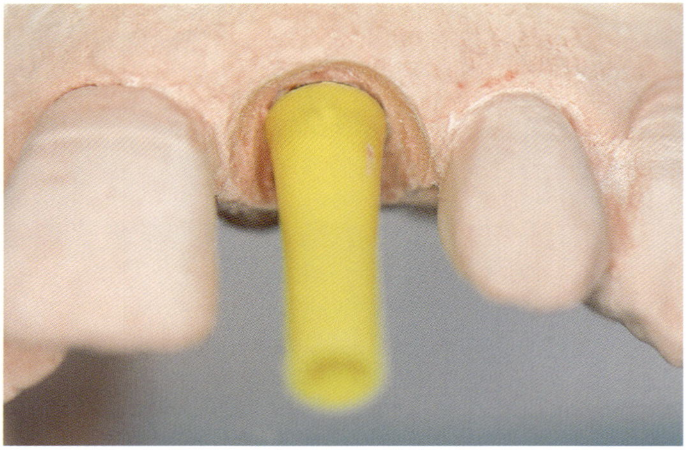
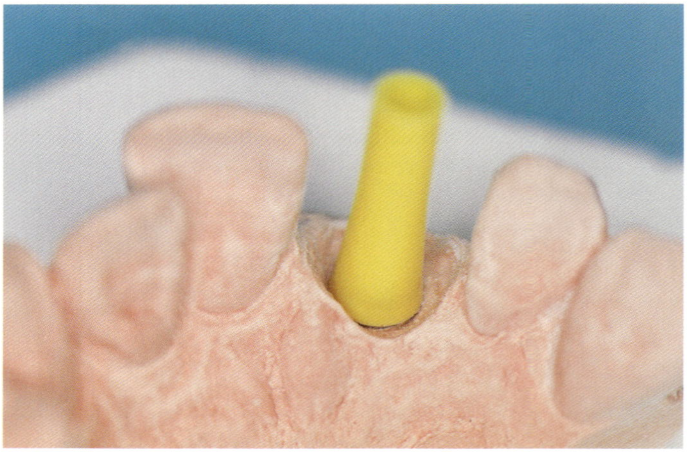

Abb. 11 und 12 Der FRIALIT®-2 AuroBase-Aufbau wird auf dem zuvor sorgfältig gesäuberten Modell fixiert

Zur Überprüfung und Beurteilung einer eventuellen Divergenz zwischen der ästhetisch-funktionell notwendigen individuellen Zahnneigung und dem tatsächlichen sagittalen Insertionswinkel kann man spezielle Orientierungsstifte benutzen (Abb. 9 und 10). Durch diese kann man leicht alle für die Neigungsbeurteilung relevanten Parameter erkennen.

Bevor nun der ausgewählte Implantatpfosten auf das Laborimplantat aufgesetzt und fixiert wird, müssen jegliche Verunreinigungen wie Gipsreste und ähnliches sorgsam vom bzw. aus dem freiliegenden Teil des Laboranaloges entfernt werden. Hier schlummert eine leicht zu übersehende Fehlerquelle zu Lasten der Präzision (Abb. 11 und 12).

Wenn diese Überprüfung abgeschlossen ist, kann der AuroBase-Aufbau mit einem speziellen Drehmomentwerkzeug (Abb. 13) auf dem Laborimplantat mit einem definierten Drehmoment von 24 N/cm angezogen werden.

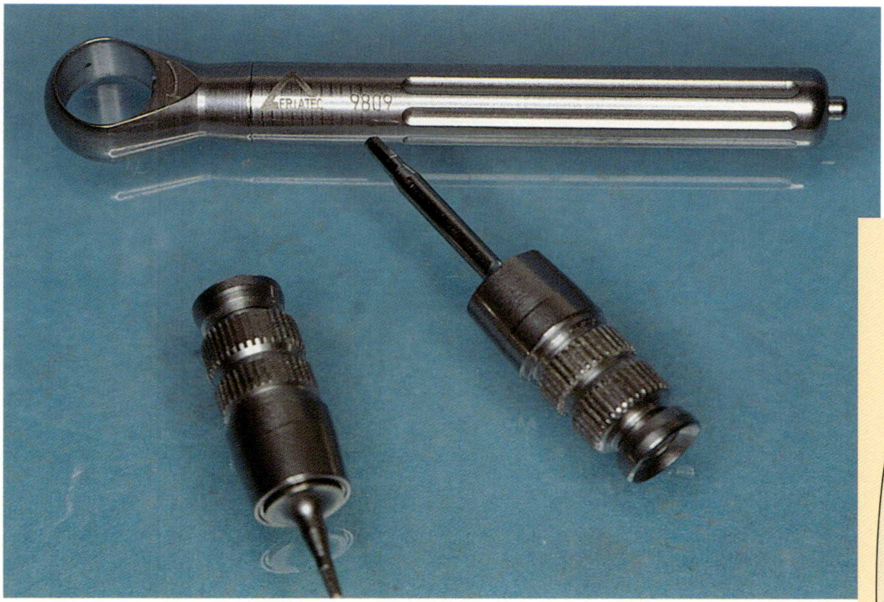

Abb. 13
Dazu benutzt man ausschließlich ein spezielles Drehmomentwerkzeug

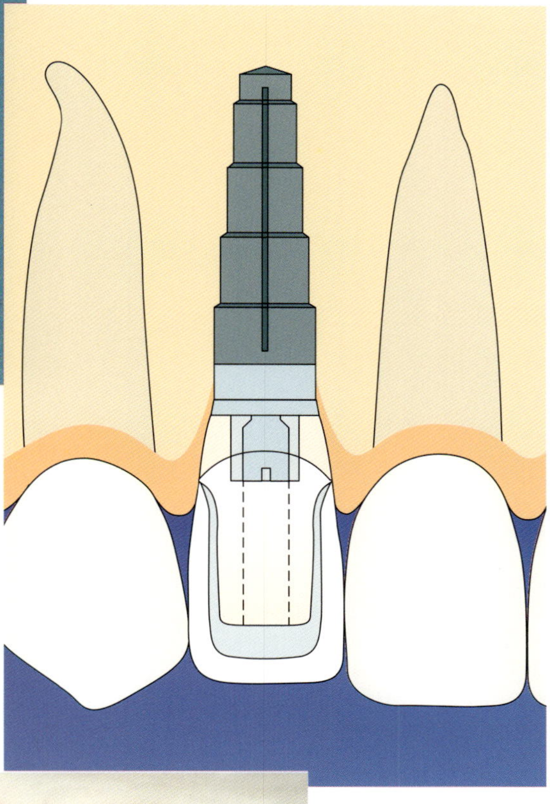

Abb. 14
Die Grafik zeigt noch einmal die Notwendigkeit eines individuellen Stumpfaufbaus auf: Ohne einen individuellen Stumpfaufbau wäre die Situation aus prothetischer Sicht hoffnungslos, da das Implantat zu tief gesetzt wurde

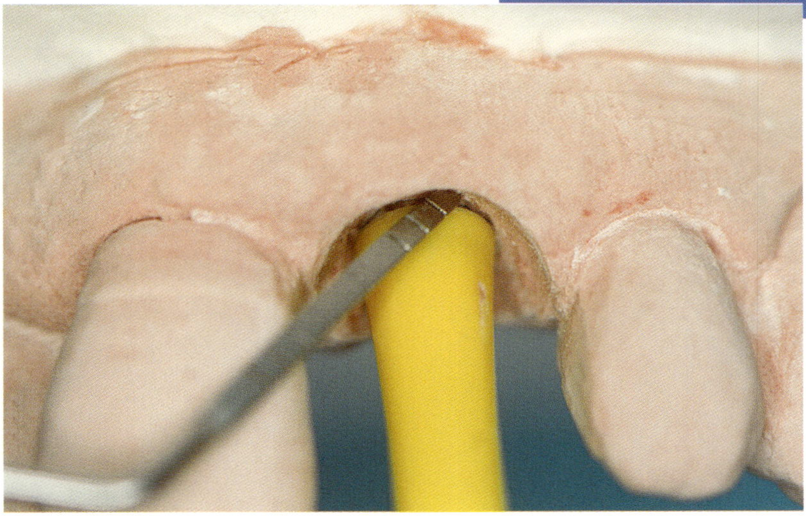

Abb. 15
Die Tiefe des Emergenzprofils wird gemessen

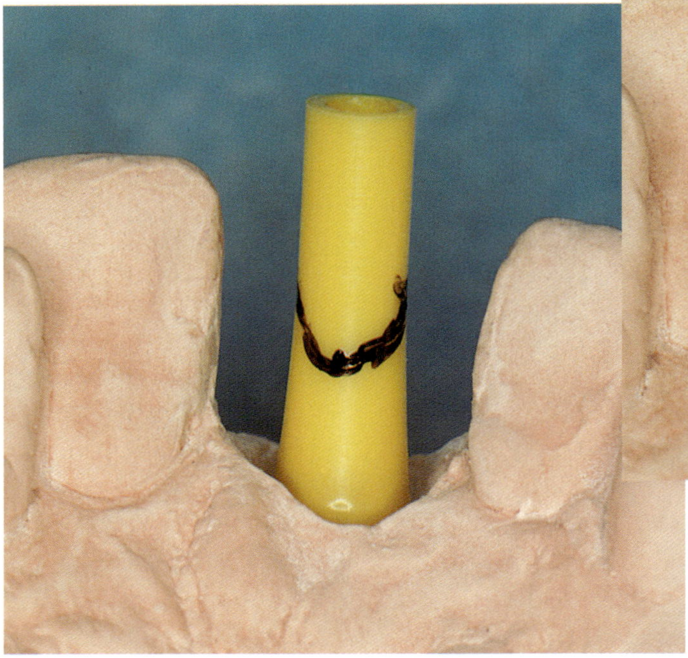

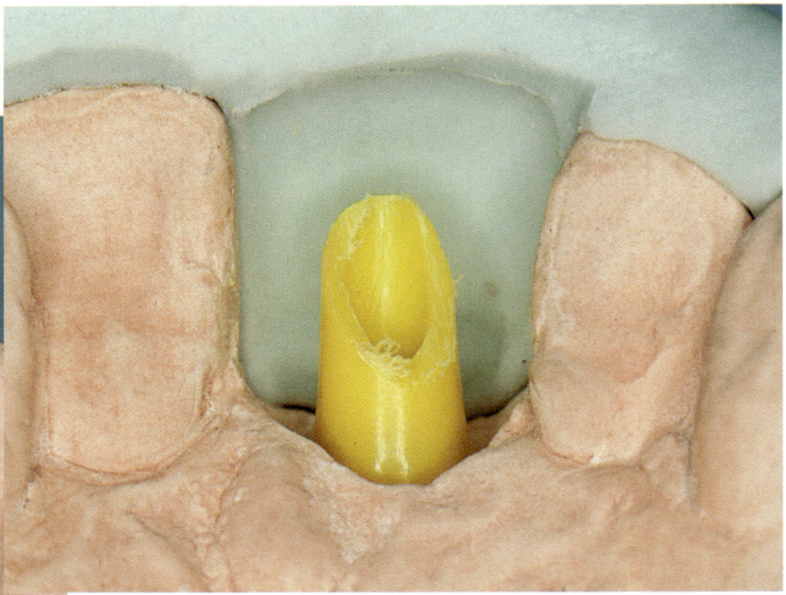

Abb. 17
Ist die Höhe zuverlässig ermittelt, wird der Pfosten entsprechend eingekürzt

Abb. 16
Die mögliche Höhe des Aufbaus wird mit dem Silikonwall überprüft und vestibulär sowie palatinal angezeichnet

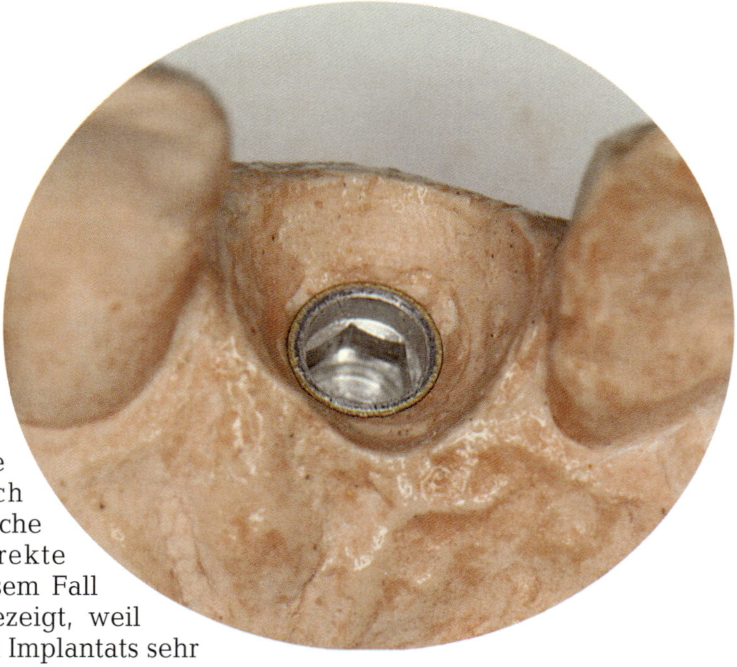

Abb. 18
Das am Modell im Sinne der Anatomie individualisierte Emergenzprofil

Das hier vorgestellte Beispiel beschreibt die Erstellung eines für die Weichgewebsemergenz individualisierten Stumpfaufbaus auf der Basis des FRIALIT®-2-Aufbaus sowie eine darauf provisorisch zementierte metallkeramische Krone. Eine solche indirekte Vorgehensweise ist in diesem Fall allein schon deshalb angezeigt, weil die Schulter des inserierten Implantats sehr

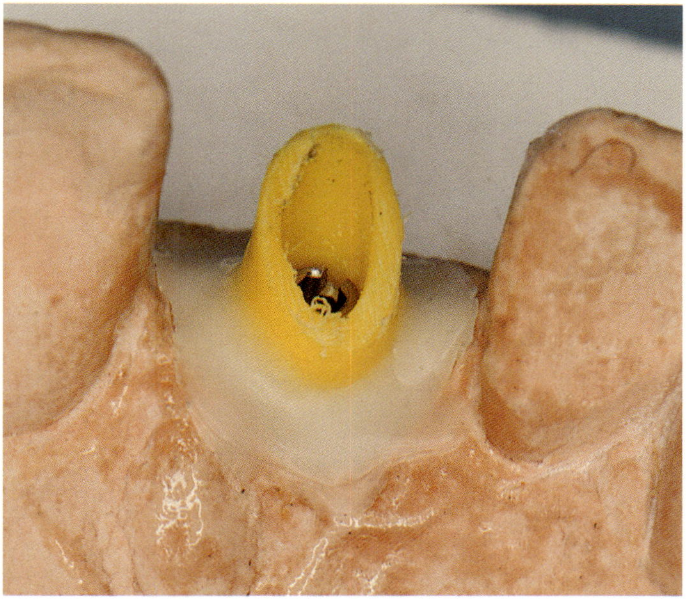

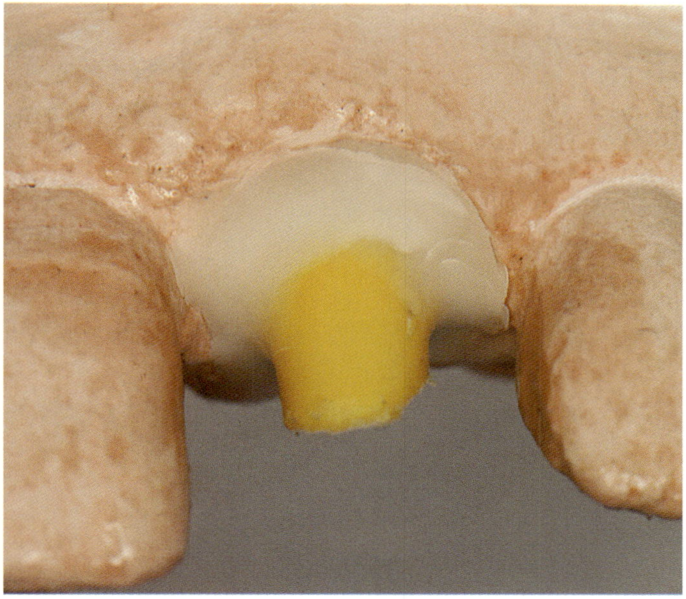

Abb. 19 und 20 Der Aufbau wird entsprechend dem Emergenzprofil mit Modellierwachs individualisiert

tief liegt. Das sich daraus ergebende tiefe Emergenzprofil wäre ohne den Zwischenschritt des individualisierten Stumpfaubaus kaum vernünftig prothetisch nutzbar (Abb. 14). Die systematische Erfassung der vorhandenen Emergenztiefe geschieht mit einer speziellen Meßsonde (Abb. 15).

Als nächstes kann sowohl die Höhe (Abb. 16 und 17) als auch die alveolare Form des Aufbaus festgelegt werden (siehe Abb. 18 bis 20).

Der obere Abschluß des zirkulären Bereiches sollte sich etwa 1 mm subgingival befinden, jedenfalls im labialen und approximalen Bereich. Diese Grenze ergibt sich nicht nur aus ästhetischen Vorteilen: Untersuchungen haben ergeben, daß die Borsten einer Zahnbürste etwa 0,75 mm in den Sulkus einer gesunden Gingiva eindringen können [11]. Bei einem Millimeter subgingival ist man da auf der sicheren Seite. Aber auch der Befestigungszement der Krone muß noch unproblematisch entfernt werden können.

Bei der lingualen Gestaltung ist zusammen mit dem Behandler individuell zu entscheiden, ob hier die Grenze sub- oder supragingival gelegt werden soll.

Die Modellation des Aufbaus in Wachs

Wir isolieren dann die erarbeitete alveoläre Kavität auf dem Meistermodell und modellieren mit einem laborüblichen dimensionsstabilen Wachs den Aufbau entsprechend den vorher definierten anatomischen Gegebenheiten (Abb. 18 bis 20).

Um den definitiven Abschlußrand des Aufbaus zu gestalten, wird die Wachsmodellation bis zum Zahnfleischrand fertiggestellt und dann beginnen wir mit einem speziel-

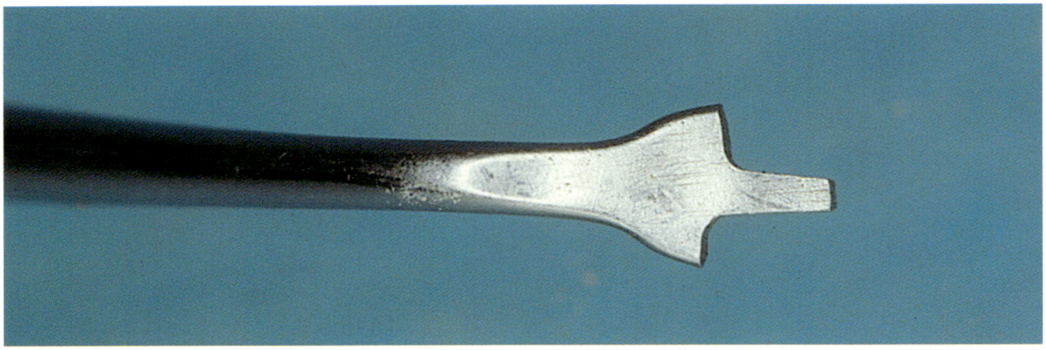

Abb. 21
Mit einem Spezialinstrument reduziert man den zirkulären Rand am Zahnfleischsaum

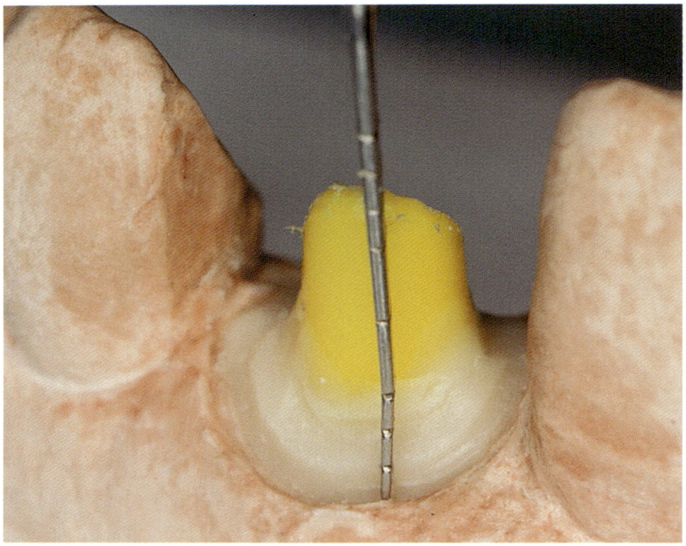

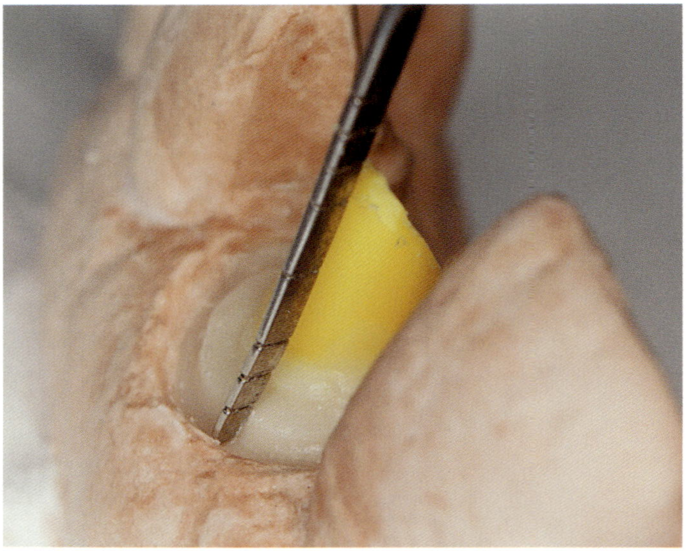

Abb. 22 und 23 Wieder wird gemessen: Die Reduktion des Wachses sollte etwa 0,75 mm betragen. Für den Materialabtrag bei der weiteren Bearbeitung sind ca. 0,25 mm anzusetzen.

len Instrument nach Lloyd Miller (Fa. Safident) den Randbereich zu reduzieren (Abb. 21 bis 23). Die Reduktion des Wachses sollte nur etwa 0,75 mm betragen, da die Ausarbeitung des gegossenen Metallaufbaus durch Schleifinstrumente materialabtragend geschieht. Bei sauberer Vorbereitung ist dafür ein Wert von 0,25 mm anzusetzen.

Der Aufbau mit der Wachsmodellation wird nun durch Entfernen der Halteschraube, die den Pfosten mit dem Laborimplantat verbunden hat, vom Modell abgenommen und noch einmal fein überarbeitet, geglättet und besonders im basalen Bereich sorgsam kontrolliert (Abb. 24). Es muß absolut sichergestellt sein, daß in dem Bereich, der später mit dem Implantat in direktem Kontakt steht, keinerlei Wachsreste oder sonstige Rückstände verbleiben (Abb. 25 bis 27).

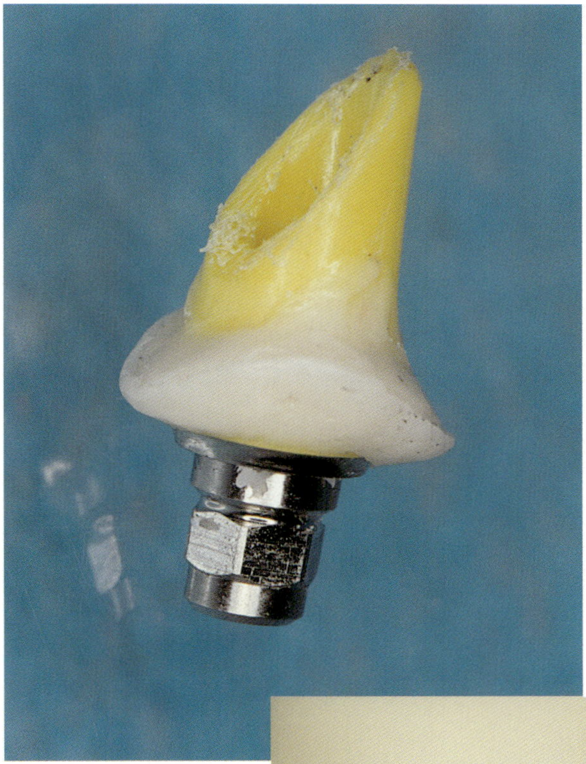

Abb. 24
Das individualisierte Aufbau in seiner endgültigen Form

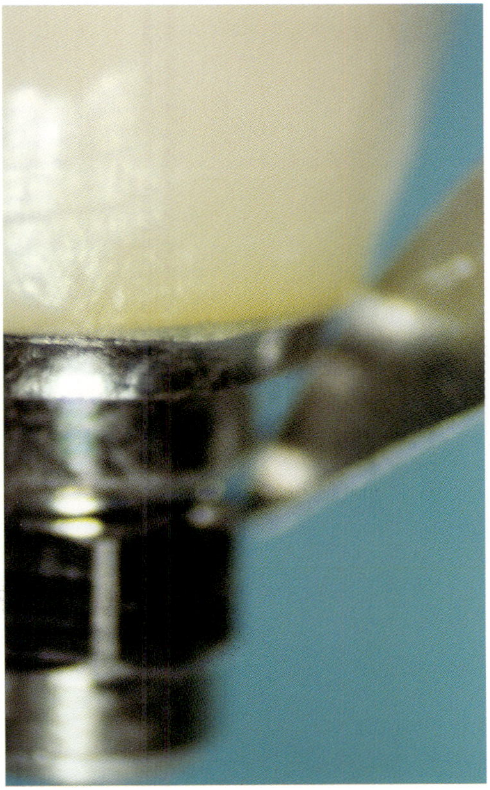

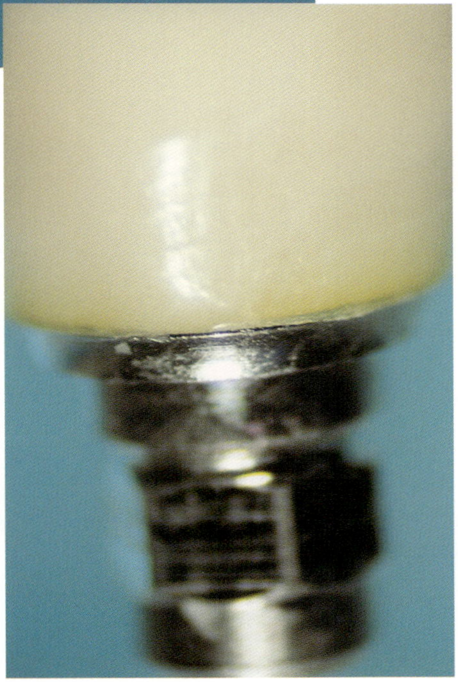

Abb. 25 und 26
Der Randbereich wird unter dem Stereomikroskop nachbearbeitet

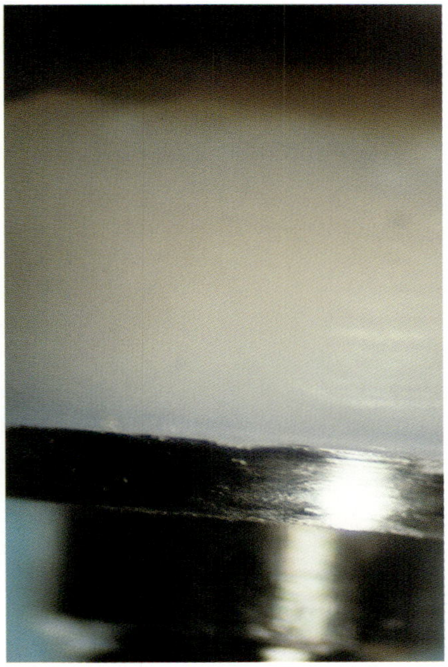

Abb. 27 Letzte Kontrolle auf Sauberkeit der Übergänge

Ausarbeitung und Vorbereitung der Aufbauten in Metall

Wir haben damit den FRIALIT®-2-Aufbau für die vorher definierte Alveolaremergenz in Wachs individualisiert und können ihn nun in gewohnter Weise für den Anguß vorbereiten, einbetten und gießen. Wenn wir die Materialien gemäß den Herstellerangaben benutzen (das sollte eine Selbstverständlichkeit sein), treten hier keinerlei Schwierigkeiten auf und die Haftung des angegossenen Metalls am Konfektionsteil wird einwandfrei erfolgen.

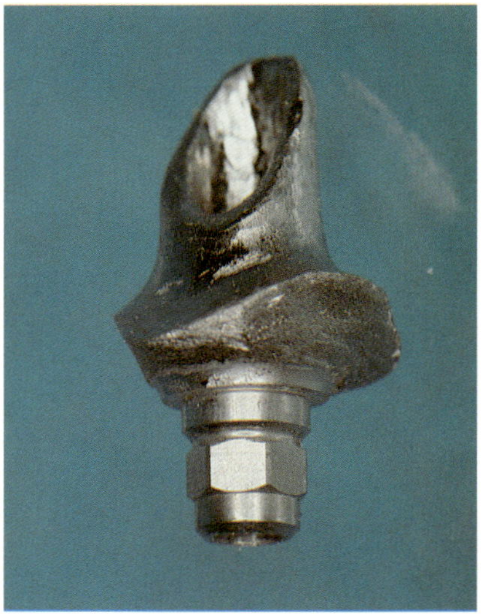

Abb. 28
Der AuroBase Aufbau wird nach dem Guß ausgearbeitet ...

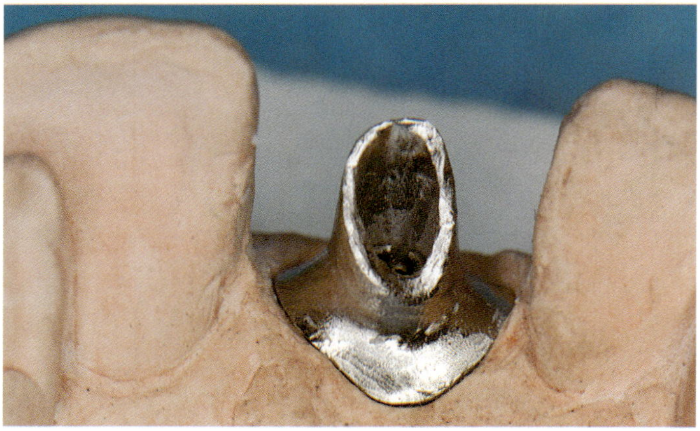

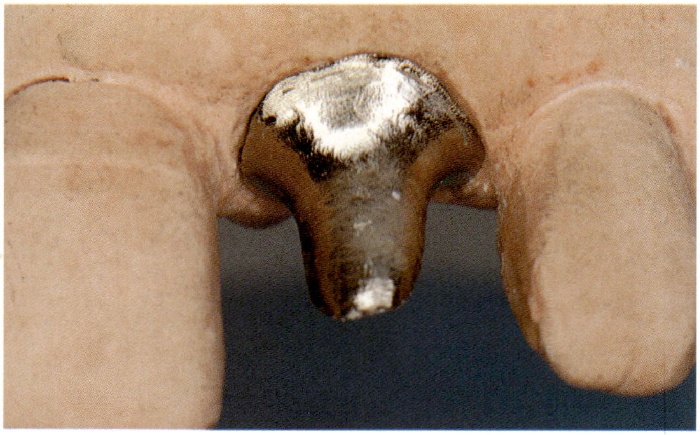

Abb. 29 und 30
... und sorgfältig auf das Meistermodell aufgepaßt

Das Ausbetten des Gußteils muß sorgsam geschehen: Die Einbettmasse kann vorab grob von Hand mit einem Instrument und sollte dann möglichst weiter per Ultraschall entfernt werden. Keinesfalls darf der konfektionierte Teil, der den Sitz des Aufbaus im Implantat betrifft, mit irgendwelchen Strahlmitteln in seiner Oberflächenstruktur beschädigt werden, da hiervon die präzise Passung abhängt (Abb. 28).

Als Schleifkörper für die nun folgende Ausarbeitung benutzt man nur solche, wie sie auch für die sonstige Gerüstgestaltung bei keramischen Verblendungen genommen werden, um Kontaminierungen auszuschließen [12]. Die Abbildungen 29 und 30 zeigen den ausgearbeiteten Aufbau. Als Hilfsmittel für ein besseres Handling wird im vestibulären Bereich des Aufbaus eine kleine Öffnung gebohrt, um das Abnehmen des Abutments zu erleichtern. Ein weiteres linguales Loch dient als Fixierungshilfe für die spätere provisorische Zementierung (siehe auch Abb. 35). Schließlich wird der Aufbau hochglanzpoliert (Abb. 31 und 32).

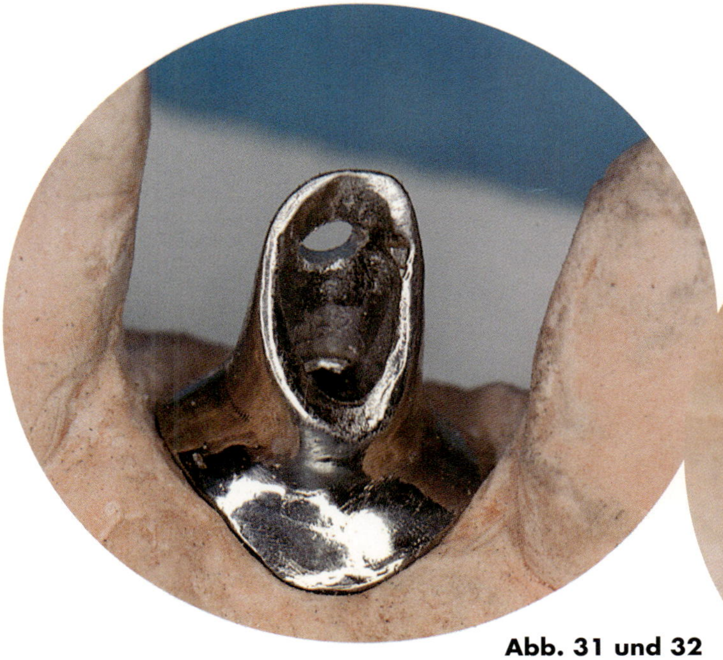

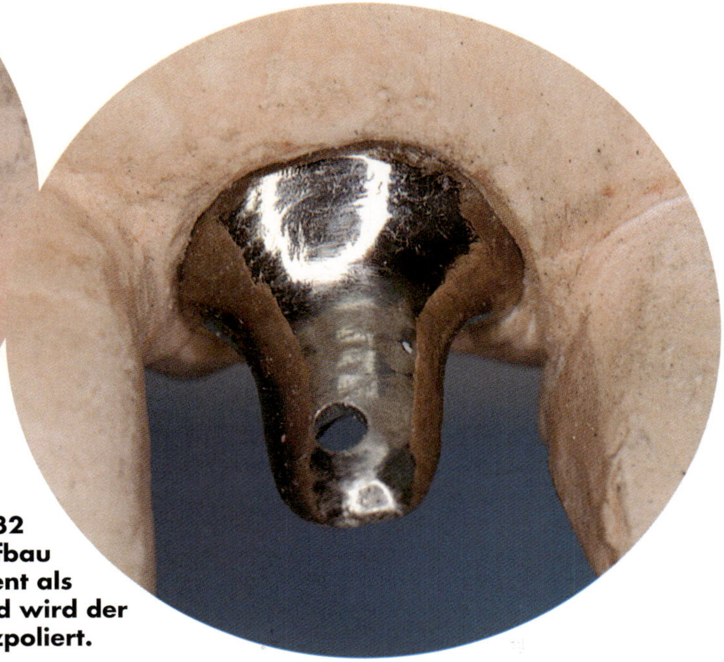

Abb. 31 und 32
Vestibulär wird der Aufbau perforiert. Das Loch dient als Abzughilfe. Anschließend wird der Aufbau hochglanzpoliert.

An dieser Stelle sollte unbedingt eine Anprobe des individualisierten Aufbaus am Patienten erfolgen, um die Positionierung der Aufbauränder im Verhältnis zum Zahnfleisch zu überprüfen. Diese Kontrolle ist für die Erfolgsperspektive einer solchen Restauration unabdingbar.

Die Abformung der alveolaren Weichgewebsstruktur ist immer ein besonderer Risikofaktor, selbst wenn wie hier die Abformung unter Einbeziehung des Provisoriums (wie vorher beschrieben) genommen wurde. Allein schon durch das Abformmaterial kann es äußerst leicht zu Verschiebungen des Weichgewebes kommen.

Darüber hinaus können wir sicher feststellen, ob sich in der langen Kette der vorausgegangenen Arbeitsschritte zur Erarbeitung des Emergenzprofils nicht doch irgendwo Fehler eingeschlichen haben.

Diese Faktoren sollte man in jedem Fall kontrollieren, da deren Korrektur zu diesem Zeitpunkt überwiegend noch sehr einfach ist und, beispielsweise bei Überkonturierung, durch einfache Metallreduzierung zu beseitigen ist.

Wenn die Überprüfungen abgeschlossen sind, haben wir den definitiv individualisierten FRIALIT®-2 AuroBase Aufbau in Metall vorliegen und können an die weiteren Vorbereitungen zur Herstellung der supragingivalen Restauration herangehen. Der obere Teil des Aufbaus sollte dazu mit einem Aluminiumoxid-Strahlmittel, als Haftbasis für die spätere Zementierung, abgestrahlt werden. Dabei ist darauf zu achten, daß der Verbindungsbereich zum Implantat und der alveolare Kontaktbereich des individualisierten Aufbaus in seiner glatten Oberfläche nicht beschädigt werden darf. Zu diesem Zweck werden diese

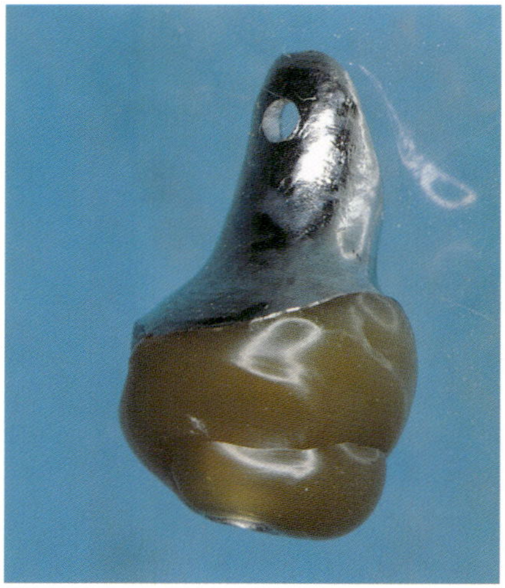

Abb. 33 Die Oberstruktur soll sandgestrahlt werden. Die für die Paßgenauigkeit zum Implantat relevanten Anteile werden mit Klebewachs abgedeckt, da der Hex nicht beschädigt werden darf.

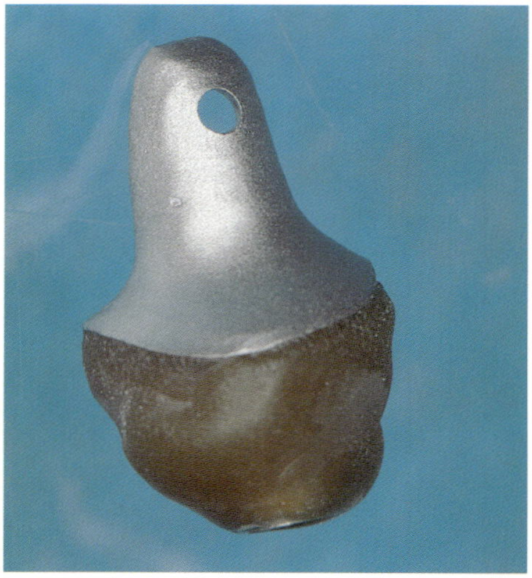

Abb. 34 Die zur besseren Zementhaftung sandgestrahlte Oberfläche

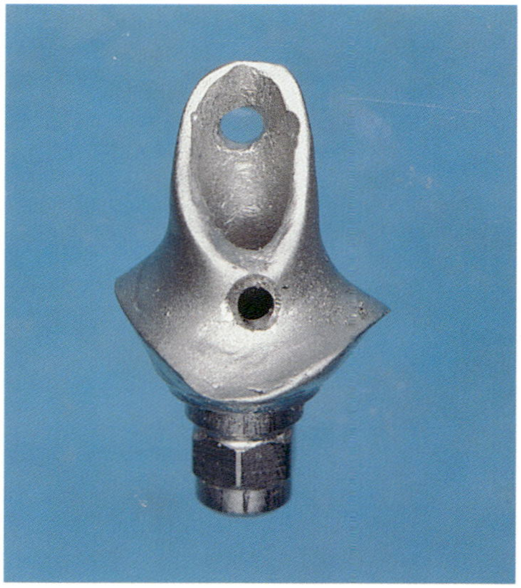

Abb. 35 Deutlich sind zwei Löcher zu erkennen: das labiale dient als Abzugshilfe, das palatinale als Abflußkanal für überschüssigen Zement

sensiblen Bereiche vor dem Abstrahlen mit einem Klebewachs abgedeckt. Damit bleibt die Präzision der Passung gewährleistet und es entfällt die Notwendigkeit des (materialreduzierenden) Nachpolierens der Kontaktbereiche des Aufbaus zum gingivalen Weichgewebe (Abb. 33 bis 35).

Nach dem Abstrahlen entfernen wir das Klebewachs wieder und tragen auf die mattierte Fläche einen Distanzlack auf, der als Platzhalter für den Zement dient. Lediglich ein etwa 2 mm breiter Saum am gingivalen Abschlußrand des Aufbaus bleibt von diesem Distanzlack unbedeckt, da wir in diesem Bereich eine optimale Paßgenauigkeit erreichen wollen (Abb. 36).

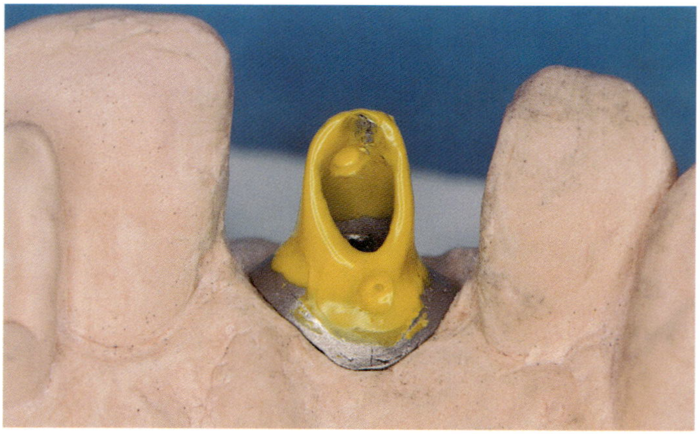

Abb. 36 Eine erste Schicht Distanzlack wird aufgetragen. Der Randbereich wird zirkulär mit 2 Millimeter Abstand ausgespart. Der Distanzlack dient als Platzhalter für den Zement.

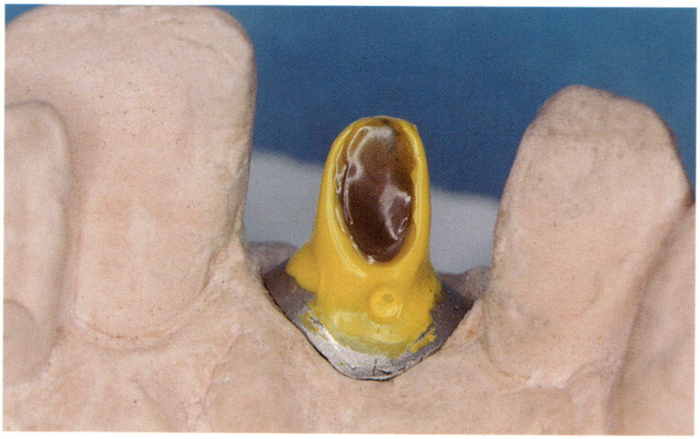

Abb. 37 Der Schraubzugang wird mit Klebewachs verschlossen

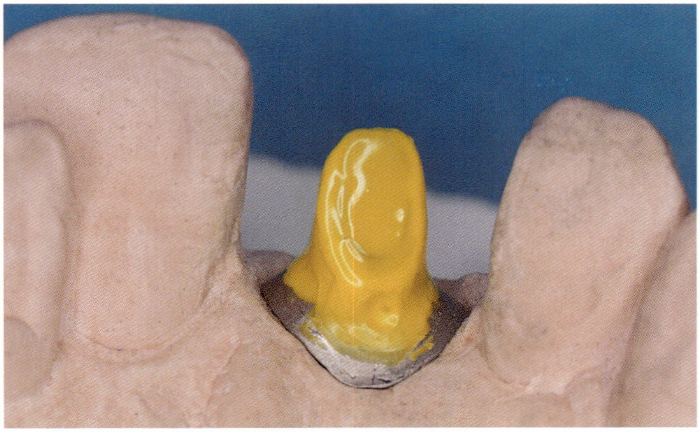

Abb. 38 Eine zweite Schicht Distanzlack wird aufgebracht

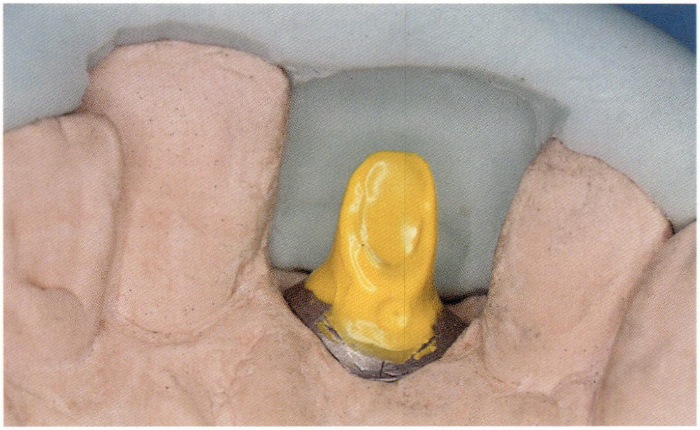

Abb. 39 Der mit Distanzlack überzogene Aufbau in Relation zum Silikonvorwall

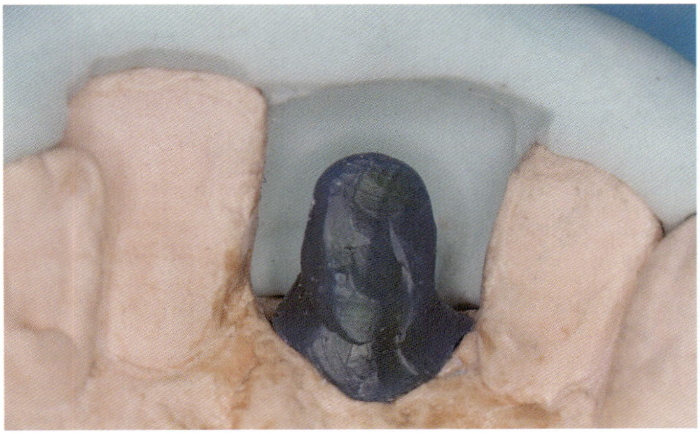

Abb. 40 Es wird ein Käppchen aus selbstisolierendem Wachs (Flex-E-Z) aufmodelliert

Die Öffnung des Schraubzugangs wird mit Klebewachs verschlossen (Abb. 37) und danach wird das ganze nochmals mit dem Distanzlack überzogen, um genügend Raum für den Zement zu schaffen (Abb. 38) [13].

Die bestehenden Platzverhältnisse, die wir bei der nun folgenden Erstellung des Käppchens für die Metallkeramik zu berücksichtigen haben, können wir wieder gut mit dem Silikonwall des Provisoriums beurteilen (Abb. 39).

Das Metallkäppchen für die Verblendung

Die Basis dieses Käppchens wird aus einem speziellen selbstisolierenden Wachs (Flex-E-Z, Fa. Micerium) hergestellt (Abb. 40). Auf eine zusätzliche konventionelle Isolierung sollte verzichtet werden, da hier eine maximale Passung gewünscht ist und der für den Zement notwendige Platzhalter bereits durch den Distanzlack gezielt aufgetragen wurde. Das selbstisolierende Wachs hat gerade für diese Anwendung ausgezeichnete Eigenschaften. Es kann damit einerseits ein sehr präzises Käppchen hergestellt werden und andererseits sind seine Haftungswerte für uns in diesem Fall optimal. Es bleibt beim Modellationsprozeß sicher auf dem Aufbau fixiert und kann dennoch unter bestimmten Bedingungen mit geeigneten Hilfsmitteln und ohne Verformung abgehoben werden.

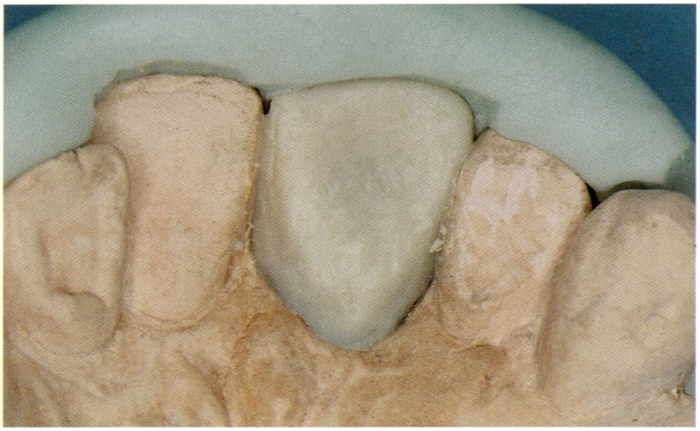

Abb. 41 Das Käppchen wird mit Modellierwachs und unter Zuhilfenahme des Silikonvorwalls zur anatomischen Zahnkrone ergänzt

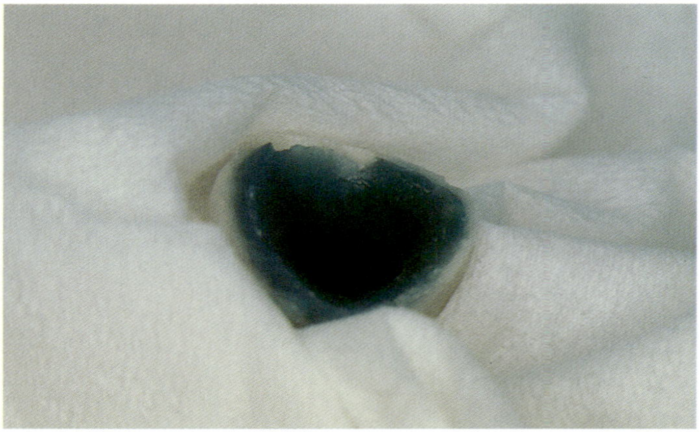

Abb. 42 Mit einem Papiertuch oder einem Stück Kofferdam kann die Modellation abgehoben werden

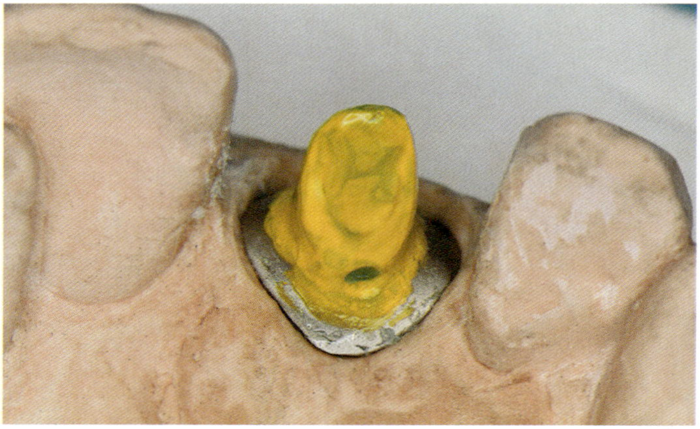

Abb. 43 Dabei sollten weder Distanzlack noch die Wachsmodellation insgesamt beschädigt werden

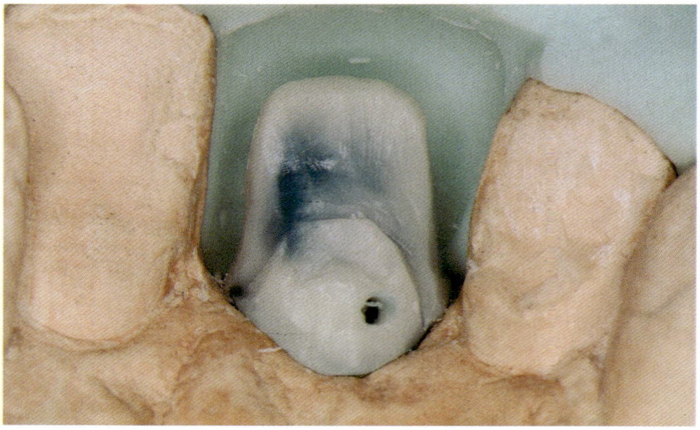

Abb. 44 Die Modellation wird im Sinne eines Keramikgerüstes reduziert. Zusätzlich wird ein zum Abutment korrespondierendes Loch für den „Zementüberlauf" angebracht.

Auf diesem Wachskäppchen aus selbstisolierendem Wachs modellieren wir eine vollständige Krone aus normalem Modellierwachs (Abb. 41) und heben diese dann mit äußerster Sorgfalt von dem individualisierten Aufbau ab. Dazu kann man entweder ein Papiertaschentuch oder besser ein Stückchen Kofferdam benutzen (Abb. 42). Wichtig: Der darunter befindliche Distanzlack sollte nicht abreißen (Abb. 43) [14].

Wir reduzieren anschließend den modellierten Zahn im Sinne eines Metallkäppchens für konventionelle keramische Prothetik. Über die gestalterischen Notwendigkeiten und die Platzverhältnisse informiert uns wieder der Silikonwall des Ausgangsprovisoriums (Abb. 44).

Mit einem im Labor dafür speziell zugerichteten Instrument arbeiten wir jetzt lingual eine kleine Rille ein (Abb. 45), die bei der Fertigstellung nicht keramisch verblendet wird. Sie dient dazu, ein eventuelles Abnehmen der Krone nach der Zemen-

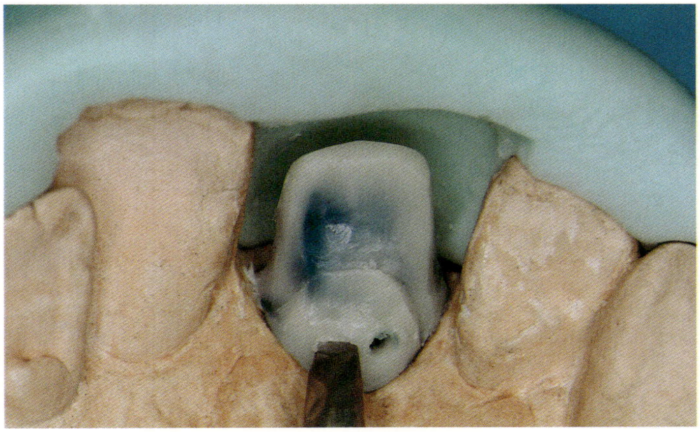

Abb. 45 Eine Rille wird lingual eingebracht, um die einzementierte Krone im „Fall der Fälle" möglichst unbeschädigt wieder entfernen zu können

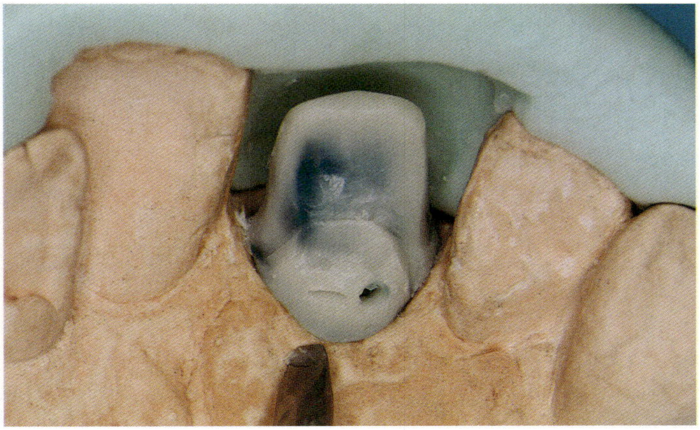

Abb. 46 Rille und Zementablauf werden später nicht keramisch verblendet, sondern nach der Zementierung mit Composite verfüllt

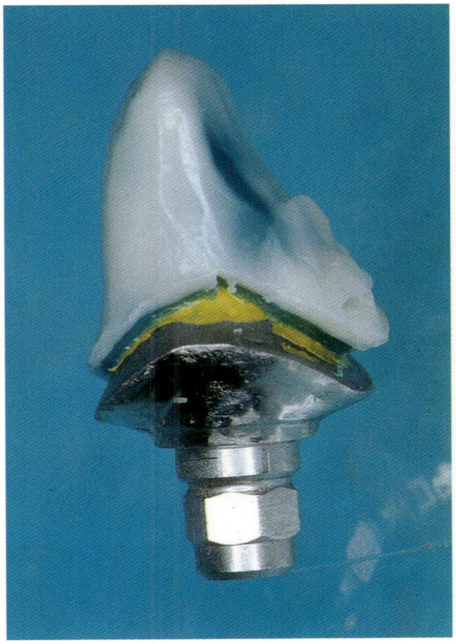

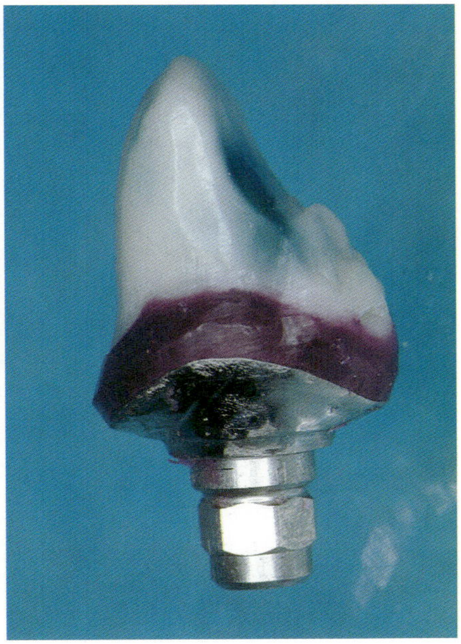

Abb. 47 und 48 Der Rand des Aufbaus wird um 2 mm reduziert und zur besseren Präzision mit Violet Wachs erneuert

tierung zu erleichtern. Damit steht dem Behander ein metallischer Bereich zur Verfügung, an dem er „im Fall der Fälle", wenn die Krone doch noch einmal überarbeitet werden soll, diese abheben kann, ohne dabei die Keramik zu beschädigen. Darüber hinaus erstellen wir in Höhe des lingualen Loches, das wir vorher in den Aufbau gebohrt hatten, mit einer erwärmten Sonde eine korrespondierende Öffnung durch das Käppchen hindurch. Damit bekommen wir eine Art Kanalsystem, durch das überschüssiger Zement abfließen kann, ohne daß er dafür allein durch den mit sehr enger und präziser Passung gefertigten Zervikalbereich der Krone gepreßt werden muß. Die Abbildung 46 zeigt nochmals Rille und Abflußöffnung im Detail. Diese Hilfsvorrichtungen können nach dem Zementieren leicht mit Composite sauber verfüllt werden.

Vor dem Einbetten und Gießen gilt unsere Aufmerksamkeit noch einmal dem zervikalen Randbereich des Käppchens. Wir reduzieren diesen um etwa 2 mm und modellieren ihn erneut mit einem dafür geeigneten speziellen Hartwachs (Violet, Fa. GC). Dieser Arbeitsschritt dient der Präzision des Randschlusses. Er erfolgt bei vom Laborimplantat abgenommenen Aufbau und unter Zuhilfenahme eines Stereomikroskops (Abb. 47 und 48) [15].

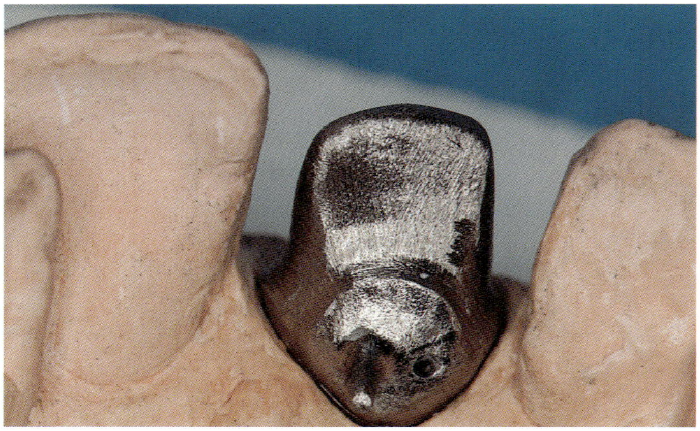

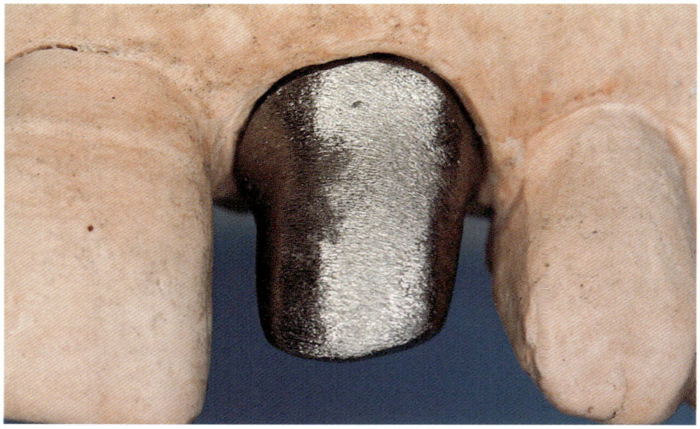

Abb. 49 und 50 Der gegossene Aufbau wird aufgepaßt, ausgearbeitet und zur Verblendung vorbereitet

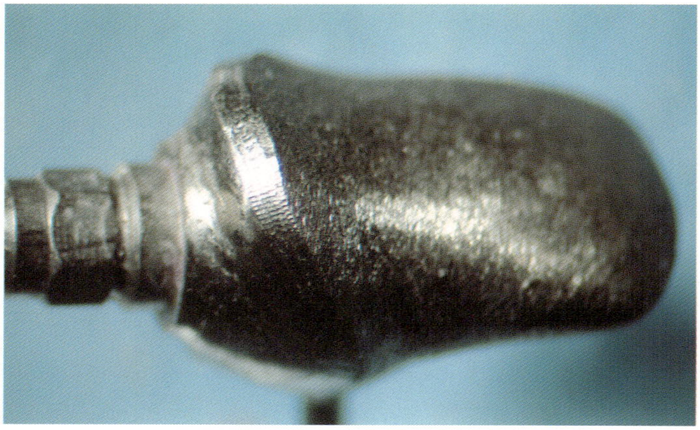

Abb. 51 Wie überall ist Präzision ...

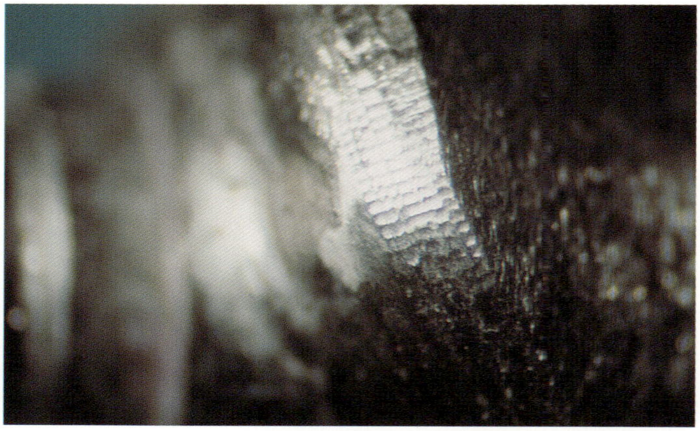

Abb. 52 ... eine Frage der Vergrößerung. Aber auch unter dem Stereomikroskop sollte der Übergang zum Aufbau perfekt sein.

Das Käppchen wird nach üblicher Kontrolle konventionell eingebettet, gegossen und ausgearbeitet, wobei die Rand- und Innenbereiche wie auch sonst unter dem Mikroskop auf ihre Präzision hin überprüft werden (Abb. 49 bis 52) [16].

Die nun folgenden Arbeitsschritte sind konventionell und jedem Keramiker geläufig. Die Ergebnisse bei dem hier beschriebenen Fall können den Abbildungen 53 bis 58 entnommen werden.

Mit den hier aufgezeigten chirurgischen, prothetischen und zahntechnischen Maßnahmen der Emergenzprofilierung ist es gelungen, eine optimale alveolare Kontur zu gestalten und erhaltend zu konditionieren. Damit finden wir im Labor eine prothetische Ausgangsbasis vor, die wir sicher und mit hohem ästhetischem Anspruch auch metallkeramisch umsetzen können. Eine solche Krone auf einem individualisierten Aufbau kann natürlich und unauffällig aussehen, weil sie eine naturidentische Weichgewebsemergenz besitzt [17].

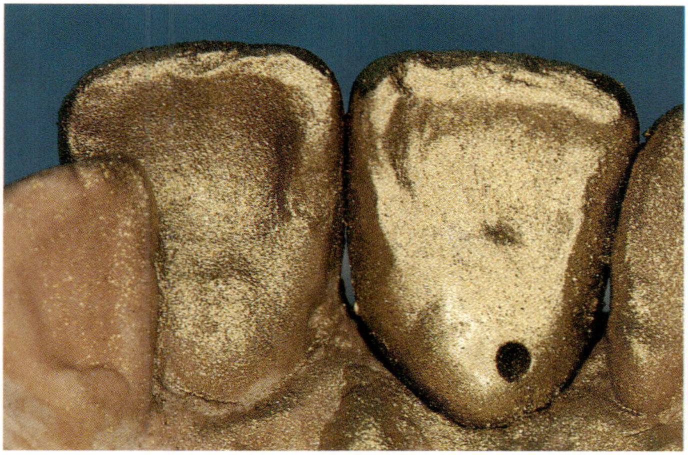

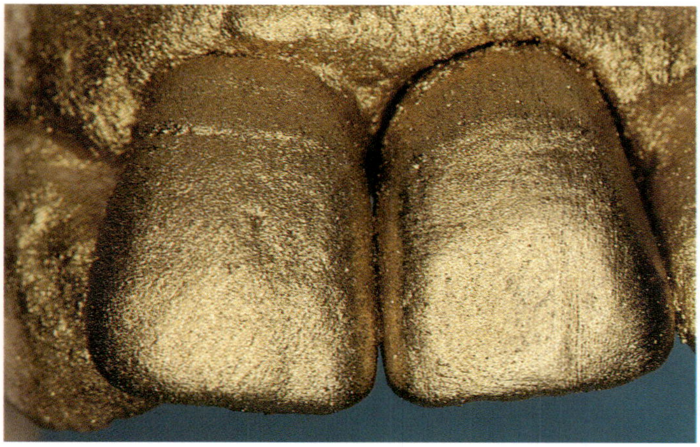

Abb. 53 und 54 Eine Kontrolle von Kontur und Textur durch monochrome Einfärbung der Vergleichsobjekte

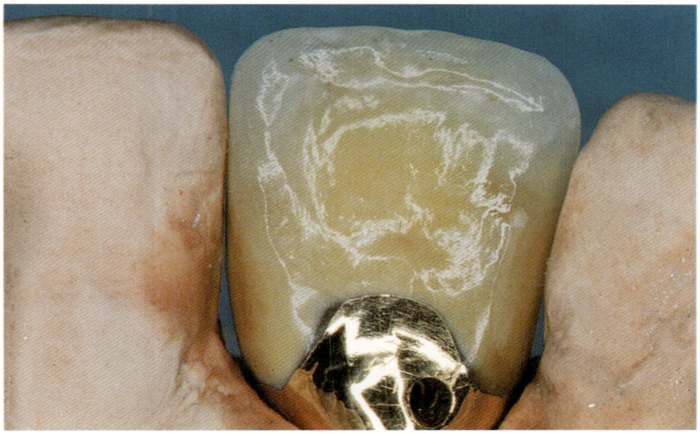

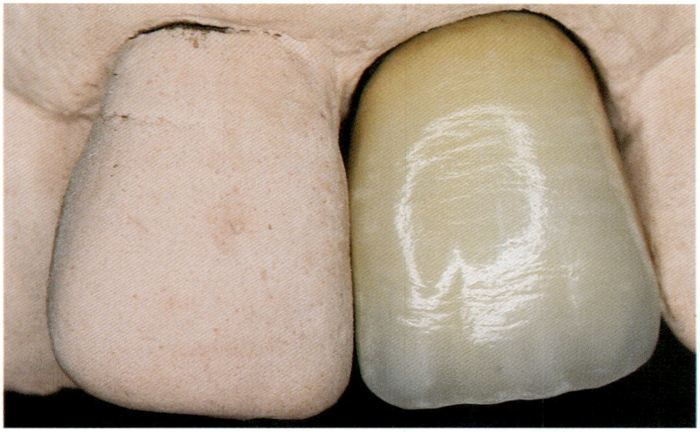

Abb. 55 und 56 Die fertige implantatgetragene Krone auf dem Meistermodell. Die Restauration fügt sich unauffällig in die Zahnreihe.

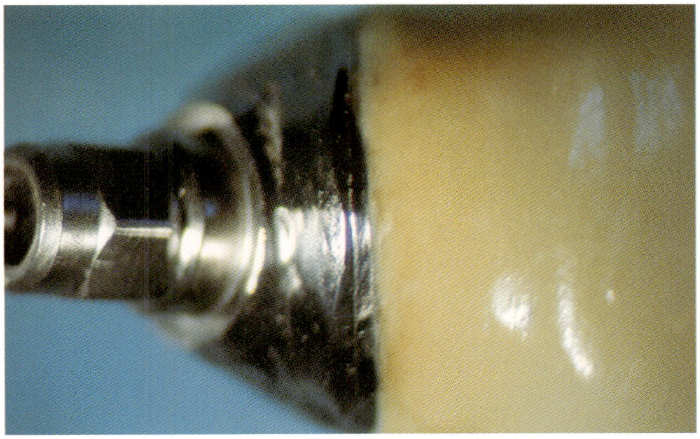

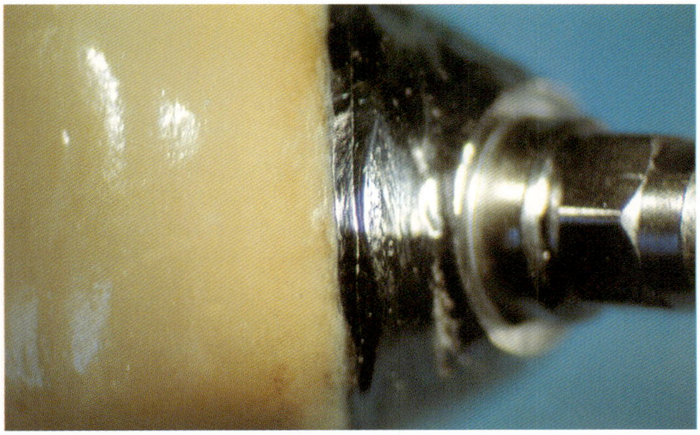

Abb. 57 und 58 Auch die Detailansichten der Passung der Suprastrukturen zum Aufbau hin überzeugen

Der Einsatz individualisierbarer Keramik-Aufbauten

Vollkeramische Restaurationstechniken bieten heute ästhetisch wohl mit am meisten Potential. Selbst bei vestibulär sehr knappen Verhältnissen sind so äußerst natürliche prothetische Lösungen zu erreichen. Hierbei spielt die Transluzenz des verwendeten Materials eine große Rolle.

Je mehr man eine metallkeramische Krone nach gingival betrachtet, desto dünner wird die keramische Beschichtung und damit auch die Transluzenz. Das Arbeiten mit keramischer Schulter ist deshalb bei anspruchsvoller metallkeramischer Prothetik seit langem „state of the art". Vollkeramische Kronen bedeuten nochmals eine ästhetische Steigerung, da sie eine rundum optimale, fast natürliche Transluzenz gewährleisten.

Bezüglich individualisierter, goldbasierter Aufbauten brächte dies jedoch keinen Erfolg. Es ist völlig gleich, ob nach wenigen Zehnteln eines Millimeters nun ein Käppchen oder der metallische Pfosten die Transluzenz beendet.

Der gingivale Bereich einer prothetischen Versorgung und dessen Lichtversorgung hat großen Anteil daran, ob eine Krone natürlich wirkt oder eher nicht. Wird diese beispielsweise subgingival mit zu starkem Metallrand gefertigt, erscheint auch der umgebende Gingivalsaum grau und unnatürlich.
Mit der immer leichter beherrschbar werdenden Implantattechnologie steigt natürlich auch bei prothetischen Frontzahnversorgungen der Anteil dieser Restaurationstechnik. Man erspart schließlich dem Patienten die Präparation approximaler Nachbarzähne, die möglicherweise völlig gesund und intakt sind.

Gerade aber auch bei Implantaten im Frontzahnbereich gilt es die heute üblichen ästhetischen Anforderungen moderner Zahnheilkunde zu erfüllen.

Das Implantatsystem FRIALIT®-2 beinhaltet für solche Anwendungen die keramischen Aufbauten CeraBase. Damit haben wir als Techniker ein Material zu unserer Verfügung, mit dem wir auch im Frontzahnbereich implantatgetragene Restaurationen vollkeramisch realisieren können, die ästhetisch höchsten Ansprüchen genügen. Voraussetzung für eine natürlich wirkende Prothetik ist aber neben einem geeigneten Material auch und gerade der gingivale Bereich, aus dem die Krone „herauswächst". Ohne eine gute Weichgewebsemergenz ist es sehr schwer, Prothetik natürlich wirken zu lassen.

Im folgenden wird eine besonders geeignete Technik dargestellt, mit der der Einsatz individualisierter CeraBase-Aufbauten zu ästhetisch optimalen Ergebnissen führt.

Die Vorgehensweisen beim Keramik-Aufbau

FRIALIT®-2 CeraBase gibt es in zwei verschiedenen Ausführungen. Die erste Variante (CeraBase breit) besitzt einen keramischen Aufbau in stumpfartiger konischer Form, die basal in etwa bereits dem Emergenzprofil eines natürlichen Frontzahnes entspricht (Abb. 59 bis 61).

Die zweite Variante (CeraBase anatom) besitzt eine zirkuläre Schulter, die verschieden hoch gestaltet werden kann, um auch bei tiefer Insertion des Implantats den gingivalen Saum noch überdecken zu können (Abb. 62 und 63).

Beide Varianten bestehen aus einem CNC-gefrästen Titan-Paßteil, das der rotationsgesicherten Verbindung zum Implantat dient

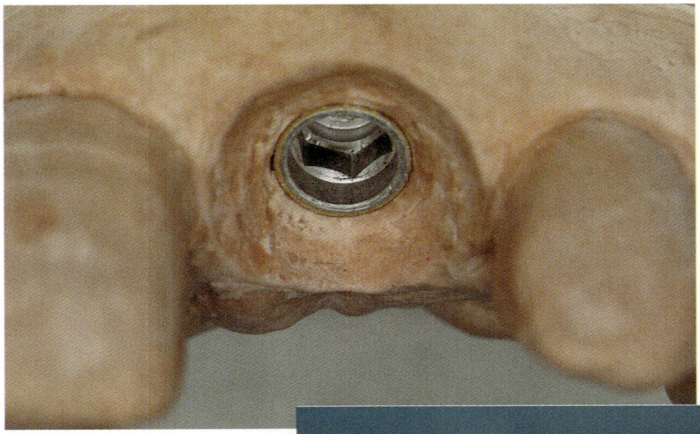

Abb. 59
Dieses Emergenzprofil soll die Basis für eine individuelle vollkeramische Suprastruktur sein

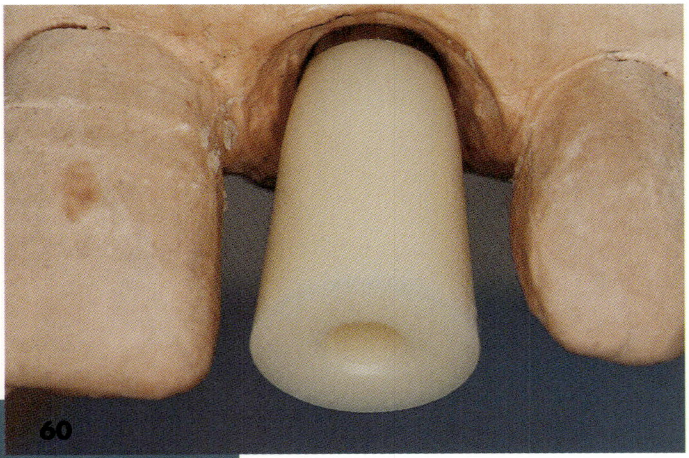

60

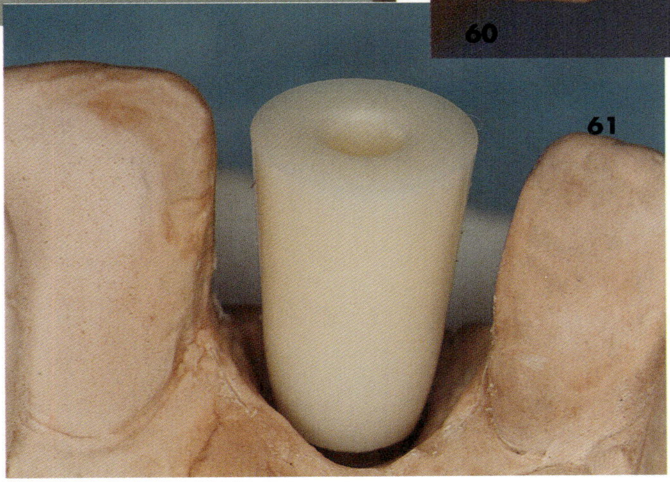

61

Abb. 60 und 61
Der FRIALIT®-2-Aufbau CeraBase breit

und einem darauf exakt passenden hülsenartigen Oberbau aus schleifbarer Keramik. Dieser kann sowohl reduzierend durch Beschleifen oder auftragend durch Anschichtung und Brennen von keramischen hochschmelzenden Massen (z.B. Allceram, Fa. Ducera oder Alpha, Fa. Vita), bearbeitet werden.

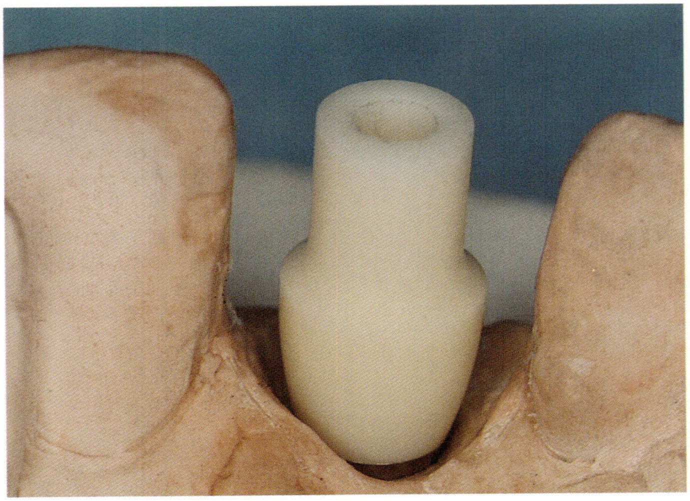

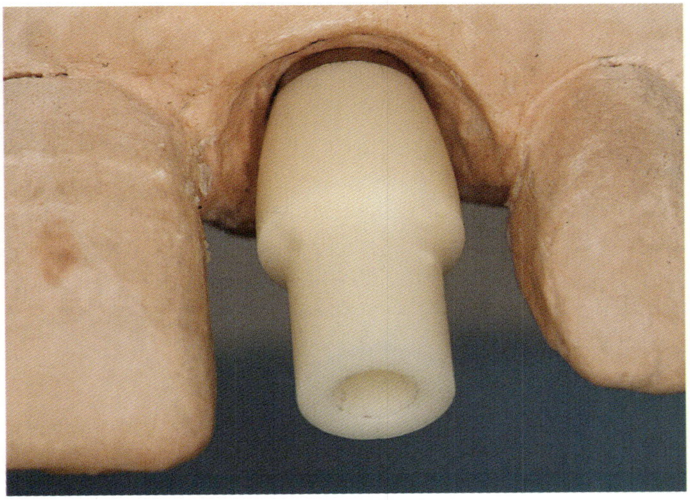

Abb. 62 und 63 Der FRIALIT®-2-Aufbau CeraBase anatom mit zirkulärer Schulter

Wie bei der Goldvariante AuroBase können auch CeraBase Aufbauten sowohl in direkter als auch in indirekter Technik angewendet werden.

Bei der direkten Verarbeitung wird der keramische Oberbau des Aufbaus nach entsprechender Anpassung an die Platzverhältnisse direkt als Krone beschichtet und gebrannt. Bei dem indirekten Verfahren, das hier vorgestellt werden soll, wird der

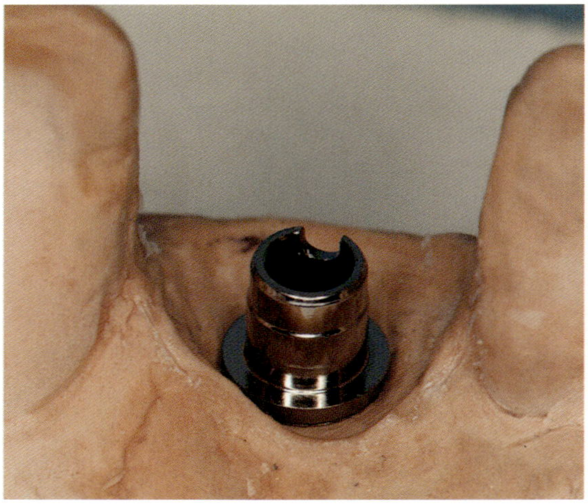

Abb. 64 Die rotationsgesicherte Paßteil-Basis des CeraBase-Aufbaus ist auf dem Meistermodell verschraubt

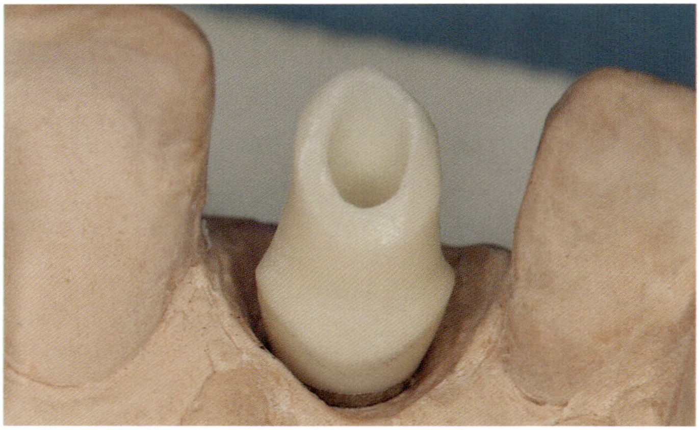

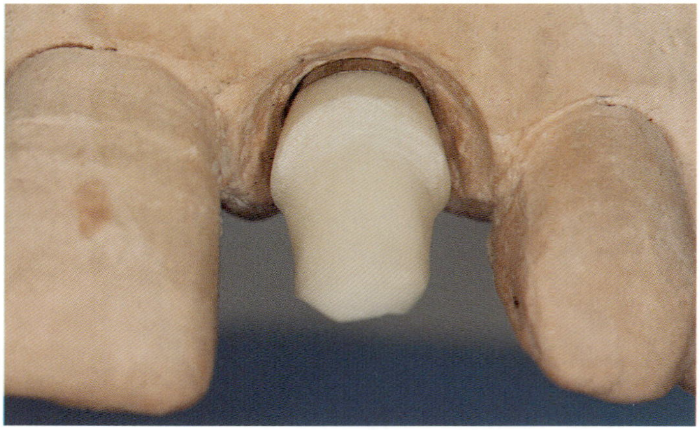

Abb. 65 und 66 Der Aufbau wird entsprechend den anatomischen Gegebenheiten in seiner Höhe reduziert

Aufbau an die anatomischen Gegebenheiten durch Reduzierungen und Bebrennen so angepaßt, daß ein optimaler Stumpfaufbau mit angepaßtem Emergenzprofil entsteht. Auf diesen Aufbau wird dann eine Krone aus einem beliebigen Vollkeramiksystem angefertigt.

Zum festen Einsetzen wird das Titan-Paßteil mit dem Implantat verschraubt und darauf können dann die jeweiligen Suprastrukturen aufzementiert werden (Abb. 64).

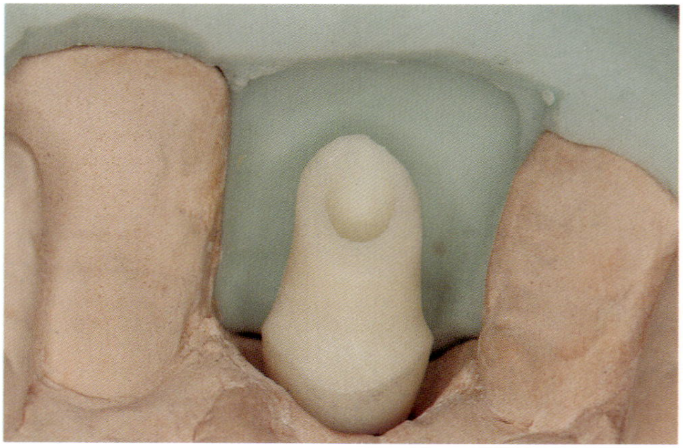

Abb. 67 Der Silikonwall des Provisoriums dient dabei immer wieder als Orientierungshilfe

Die Schritte zur Individualisierung entsprechen bezüglich der Formgestaltung und Emergenzprofilierung den ausführlichen Beschreibungen des AuroBase-Kapitels, es soll deshalb hier diesbezüglich nur auf davon abweichende Vorgehensweisen näher eingegangen werden.

Der Keramik-Aufbau CeraBase wird in der Höhe an die Anatomie und bezüglich der

Abb. 68
Der Aufbau wird entsprechend des Emergenzprofils mit hochschmelzender Keramik individualisiert

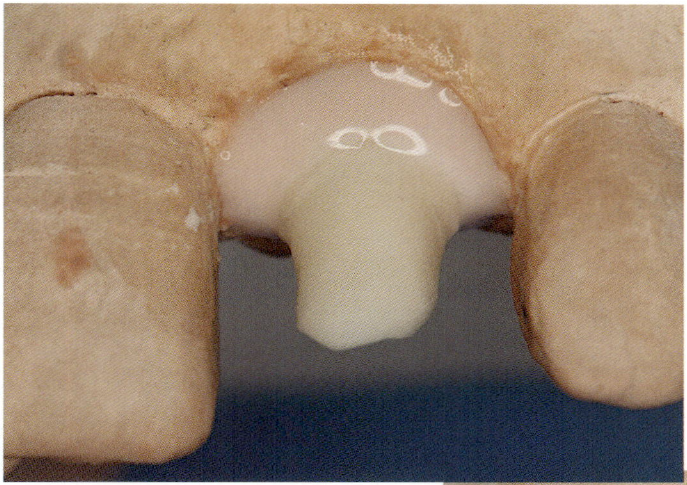

Schulter an die Weichgewebsemergenz angepaßt (Abb. 65 und 66). Auch hier kann wieder der Silikonwall des Provisoriums als Orientierungshilfe genutzt werden (Abb. 67).

Zur weiteren Individualisierung wird eine hochschmelzende Keramik in entsprechender Farbe so aufgetragen, daß ein optimaler Stiftaufbau, wie vorstehend beschrieben, entsteht (Abb. 68 bis 72).

Abb. 69 und 70
Individualisierter Aufbau nach dem ersten Brand

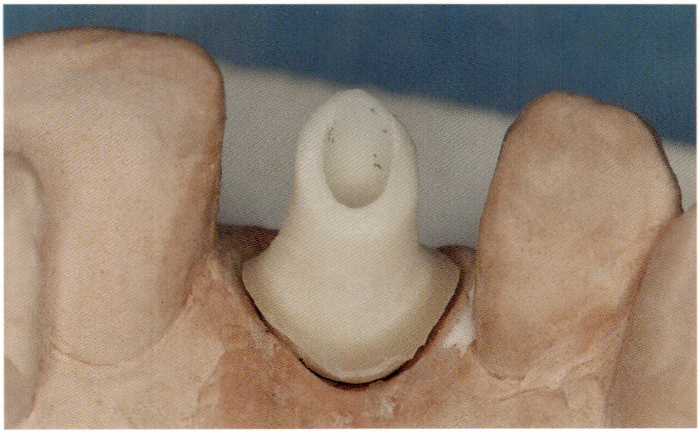

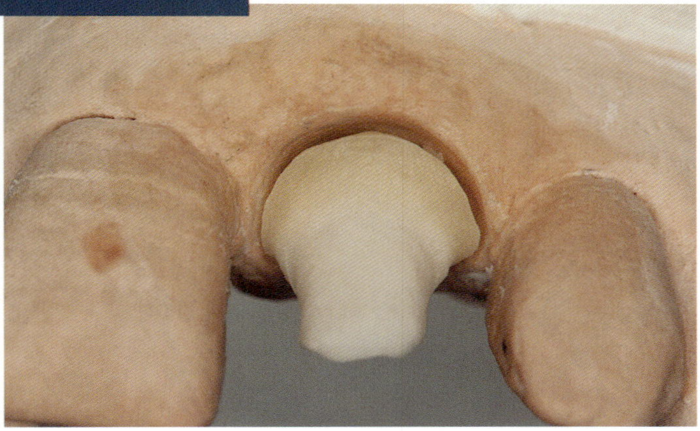

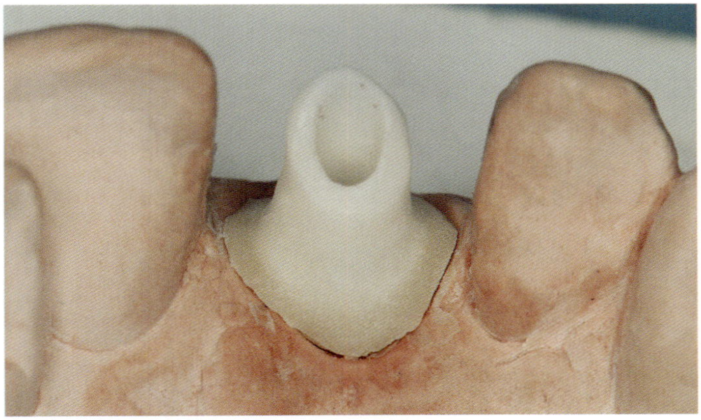

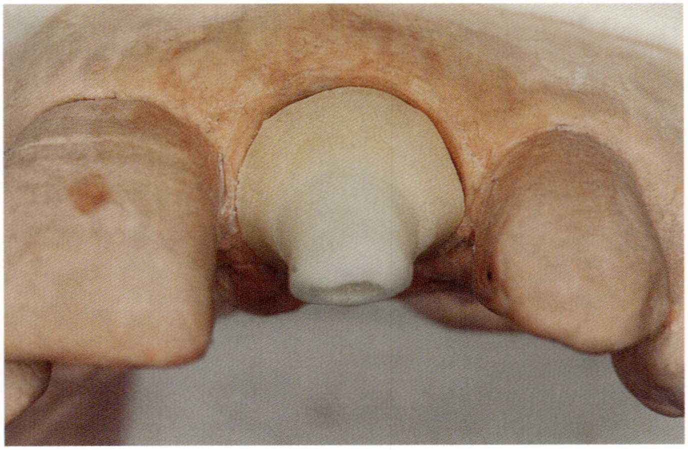

Abb. 71 und 72 Nach einer weiteren Korrektur ist die primäre Formgebung abgeschlossen

Die konfektionierte Paßteil-Basis dient nur als Modellationshilfe und wird nicht in den Ofen eingebracht. Es bestünde sonst die Gefahr, daß die Ränder beschädigt werden. Ist die Krone fertig gebrannt, wird sie auf die Basis zementiert (Abb. 73).
Auf diese Art und Weise ist ein individueller, zahnfarbener Aufbau erarbeitet worden. Damit sollte einer natürlich unauffälligen und ästhetisch optimalen Realisierung, die in Vollkeramik mit jedem beliebigen System hergestellt werden kann (Abb. 74 bis 80), eigentlich nichts mehr im Wege stehen.

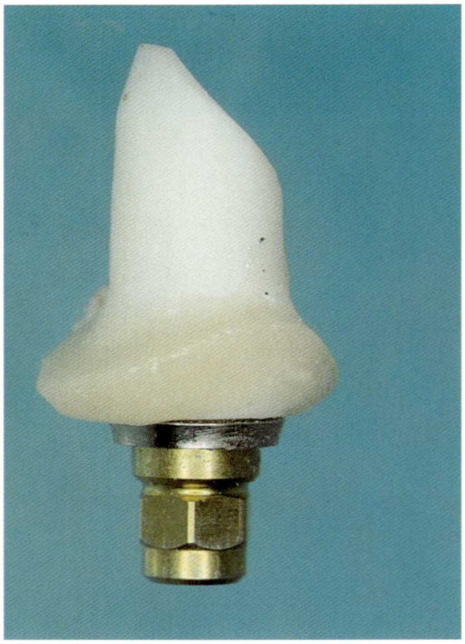

Abb. 73 Der individualisierte Keramikaufbau im Detail

Abb. 74 und 75 Der individualisierte Keramikaufbau wird ausgearbeitet und dient als Basis zur Herstellung einer vollkeramischen Krone

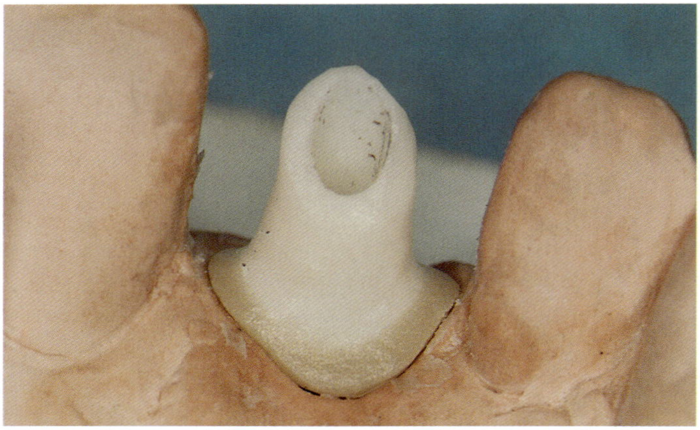

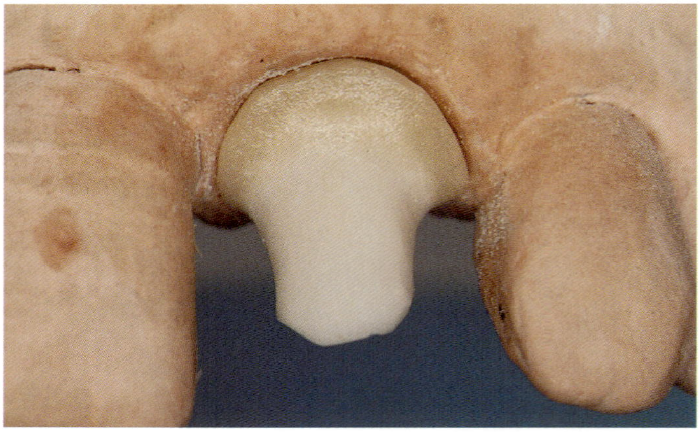

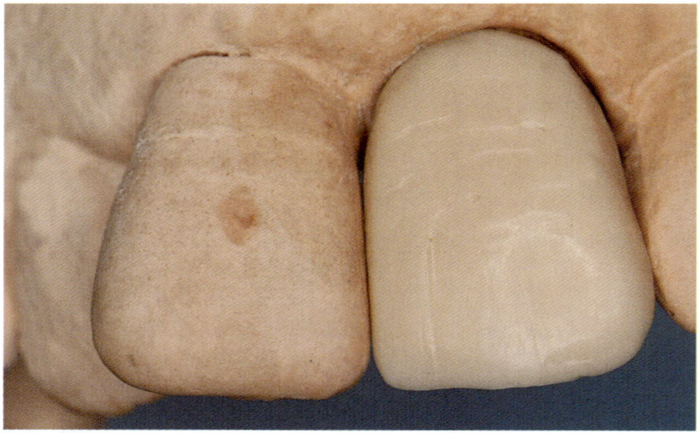

Abb. 76 Wax-up der späteren Vollkeramikkrone

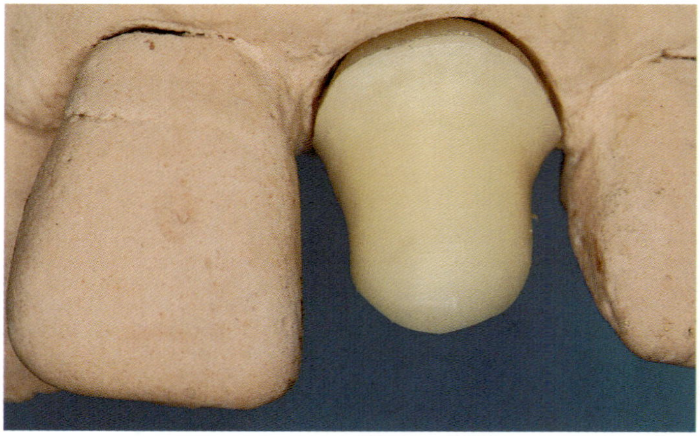

Abb. 77 Reduzierung auf das Käppchen

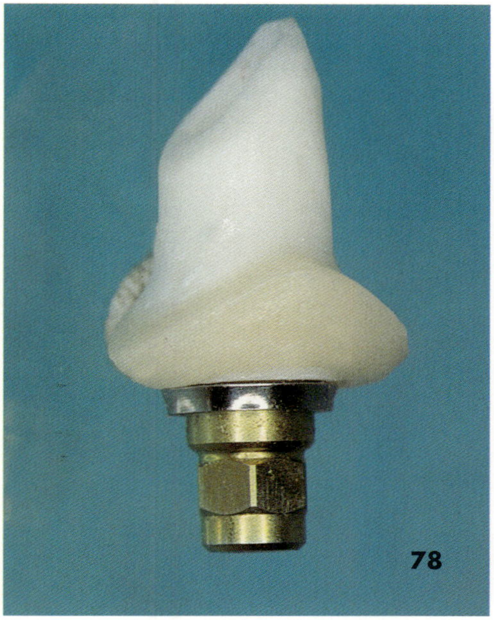

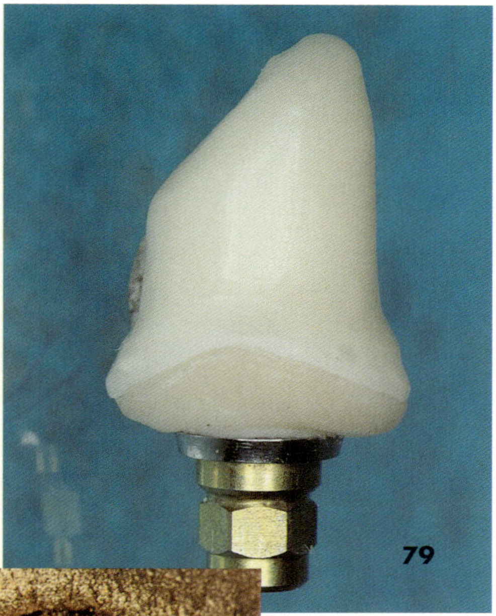

Abb. 78
Detail des Aufbaus ohne ...

Abb. 79
... und mit Käppchen

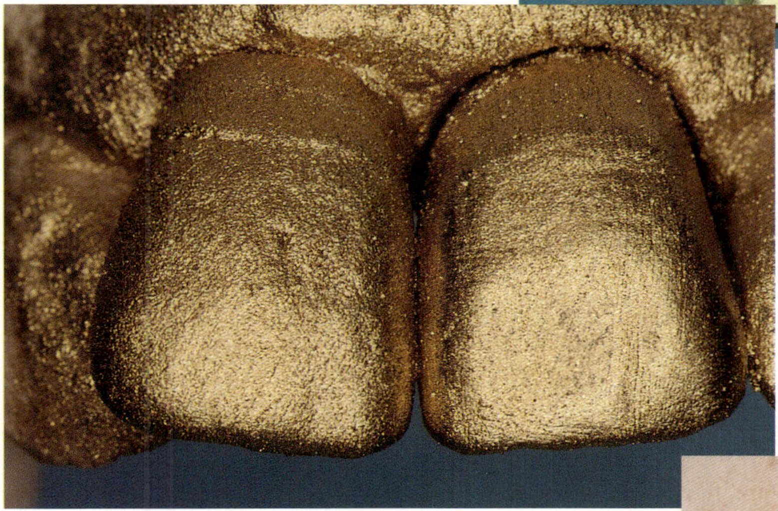

Abb. 80
Die Vergleichsobjekte können durch eine monochrome Einfärbung bezüglich Form und Textur, ohne den Parameter Farbe, leichter beurteilt werden

Abb. 81
Die fertige Vollkeramikkrone eines beliebigen Vollkeramik-Systems. Sie unterscheidet sich nicht von einer normalen stumpfgetragenen Vollkeramikkrone, weil ihre Weichgewebsemergenz natürlich wirkt.

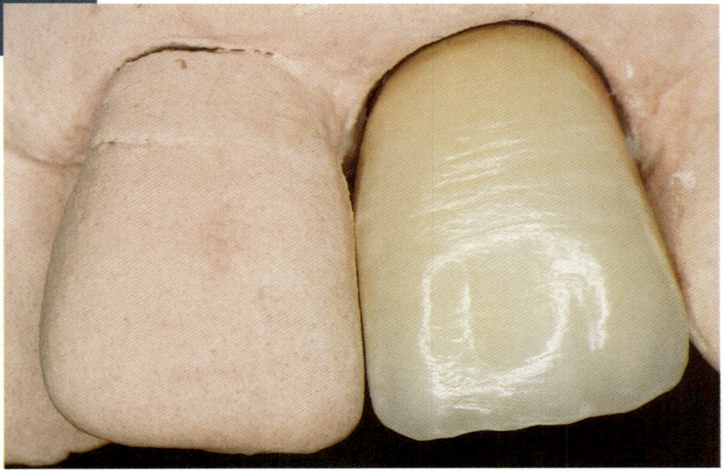

Das Ergebnis ist dann eine natürlich wirkende Krone mit einem harmonischen Emergenzprofil. Als implantatgetragene Frontzahnkrone ist sie kaum zu erkennen (Abb. 81) [18].

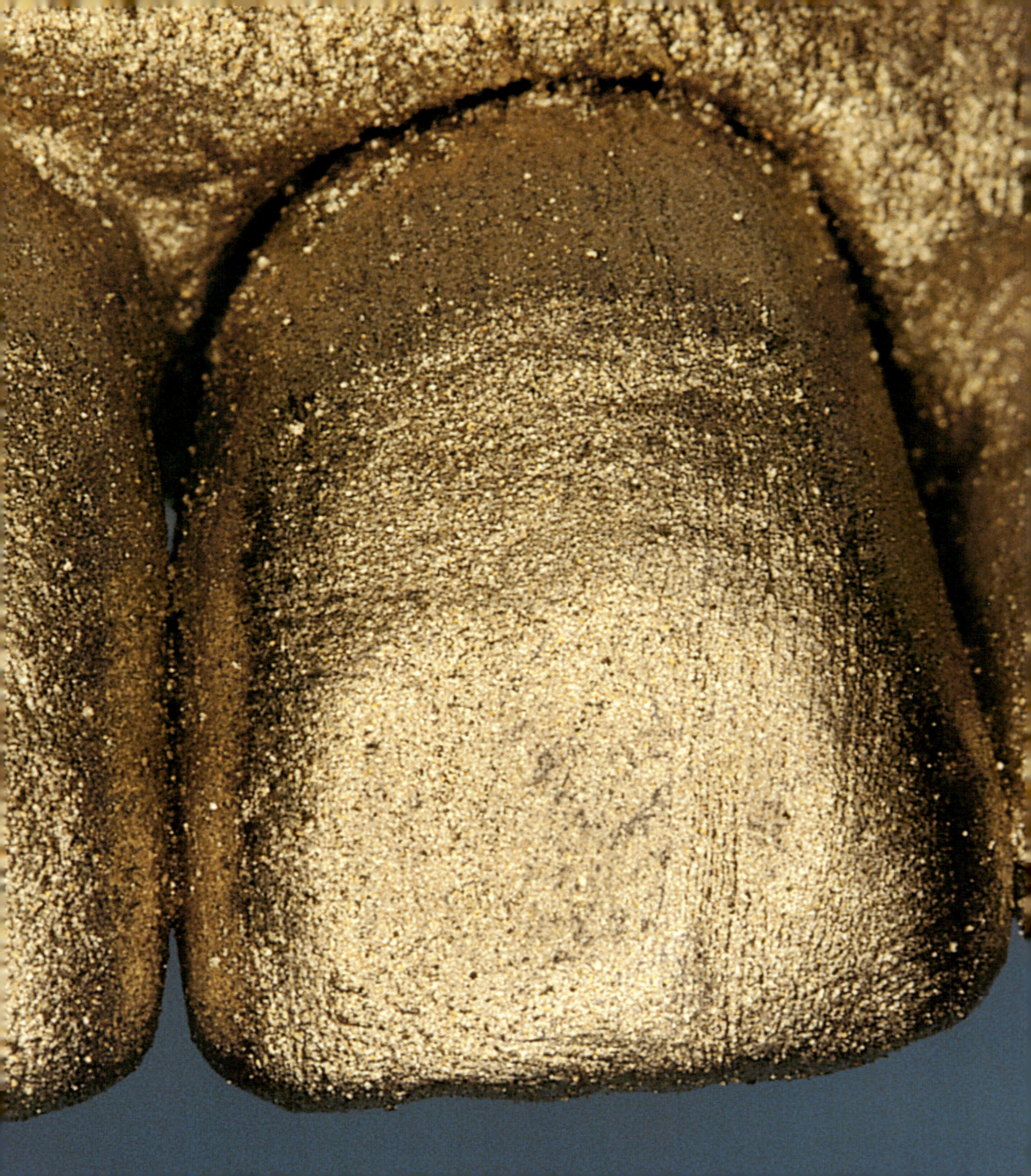

Kapitel III

Implantatgetragene Einzelzahnkronen im Seitenzahnbereich

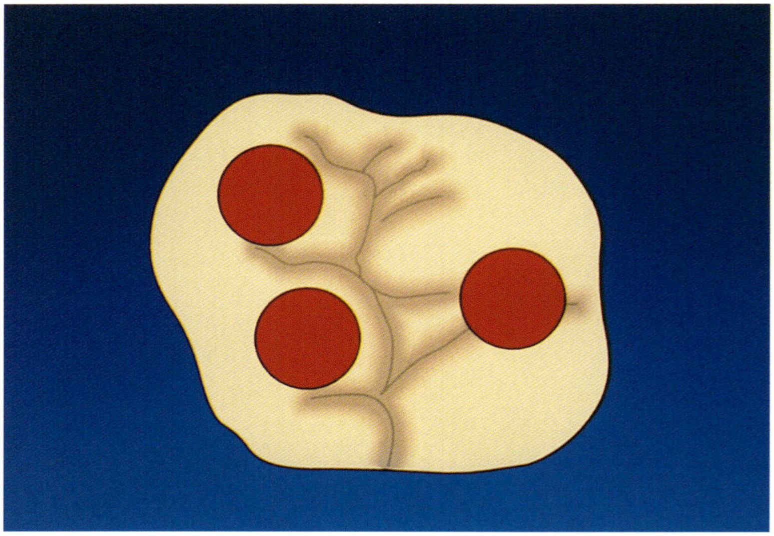

Abb. 1
Okklusale Projektion der Wurzelpositionen eines oberen Molaren

Bei der Rekonstruktion einzelner Zähne im Seitenzahnbereich stoßen wir als Techniker grundsätzlich auf die gleichen Probleme wie im Frontzahnbereich, auch wenn die Prioritäten hier etwas verlagert sind.

Während bei Frontzähnen neben der Funktion und der Phonetik die Ästhetik einen besonders wichtigen Anteil am Erfolg einer Arbeit hat, ist es im Seitenzahnbereich eher der funktionelle Anteil, der hier den Erfolg maßgeblich bestimmt.

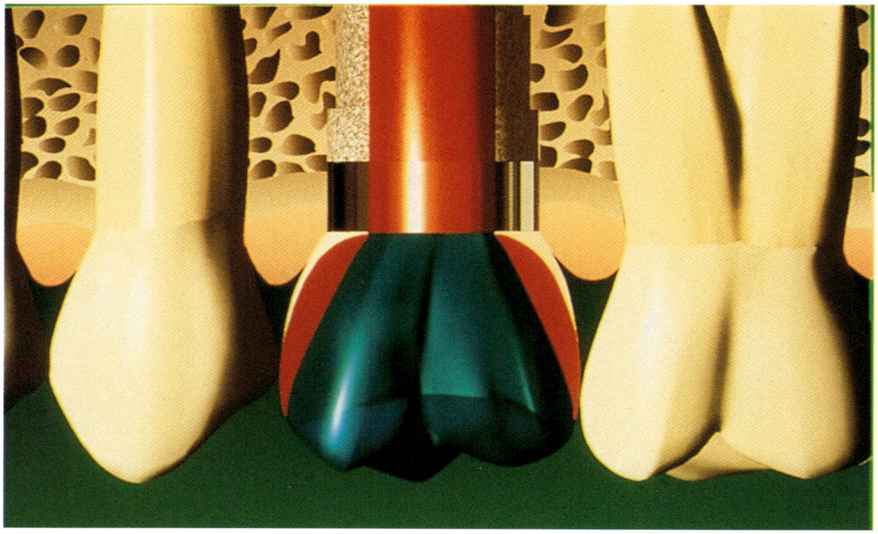

Abb. 2
Die Grafik verdeutlicht die Problematik bei Insertion eines Implantates mit einem Standard-Durchmesser im Seitenzahnbereich. Bei derartigen Konstruktionen ist eine funktionsfähige Parodontalhygiene in Frage gestellt.

Der Seitenzahnbereich dient funktionell weitgehend der Zerkleinerung von Speisen. Dabei kommt es zu erheblichen Kräften durch Kauprozesse, die über die Zahnwurzeln abgeleitet und verteilt werden. Bei implantatgetragener Prothetik im Seitenzahnbereich ist dies ein Kernproblem, dessen Lösungsansätze unterschiedlich diskutiert werden.

Die Meinungen differieren darüber, ob für die enossale Aufnahme und Verteilung der okklusalen Druck- und Torsionskräfte entweder ein oder mehrere Implantate gesetzt werden sollten.

Die Vertreter der Einzelimplantat-Lösung setzen auf einen großen, anatomisch wurzelanalogen Implantatdurchmesser (Abb. 1 bis 4).

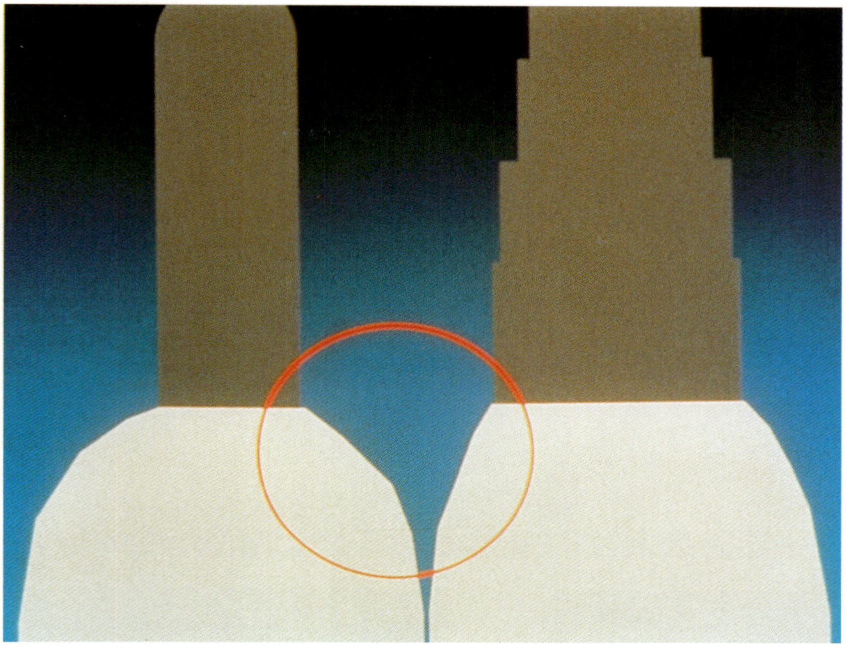

Abb. 3
Der direkte Vergleich: Links das Standard-Implantat, rechts ein Implantat mit wurzelanalogem Implantatdurchmesser (ø 5,5). Das rechte Implantat bietet für die anatomische Gestaltung der Suprastruktur die deutlich bessere Basis.

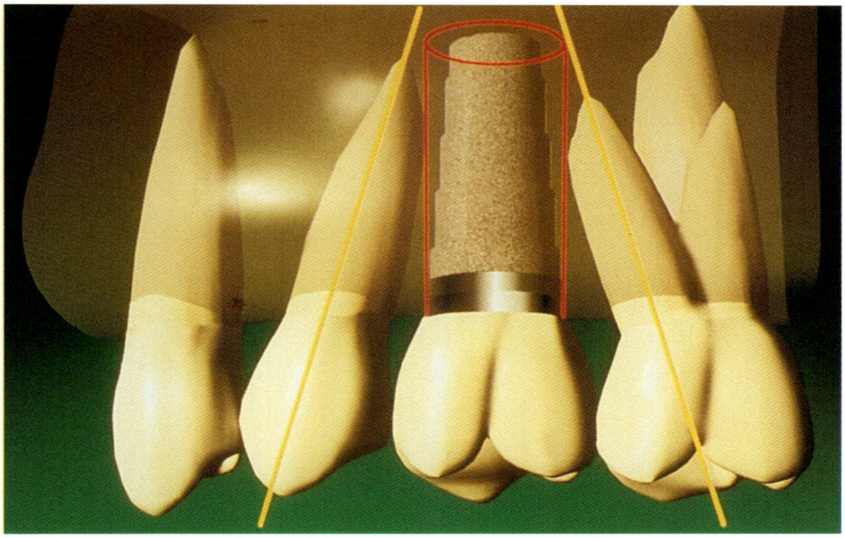

Abb. 4
Ein einzelnes Implantat mit großem Durchmesser ist nur bei entsprechendem Platzangebot realisierbar. Oftmals ist die Wurzelneigung benachbarter Zähne hinderlich. Das sich nach apikal verjüngende FRIALIT®-2-Stufenimplantat zeigt hier deutliche Vorteile.

Bei der alternativen Variante mit mehreren Implantaten sollen diese möglichst an Stelle der mesialen und distalen Wurzeln gesetzt werden (Abb. 5 bis 10) [19 – 21].

Für beide Lösungsansätze gibt es Indikationen, deshalb werden die im nächsten Kapitel vorgestellten Fallbeschreibungen beide Alternativen, also Seitenzahnversorgungen mit einem und mit zwei Implantaten, berücksichtigen.

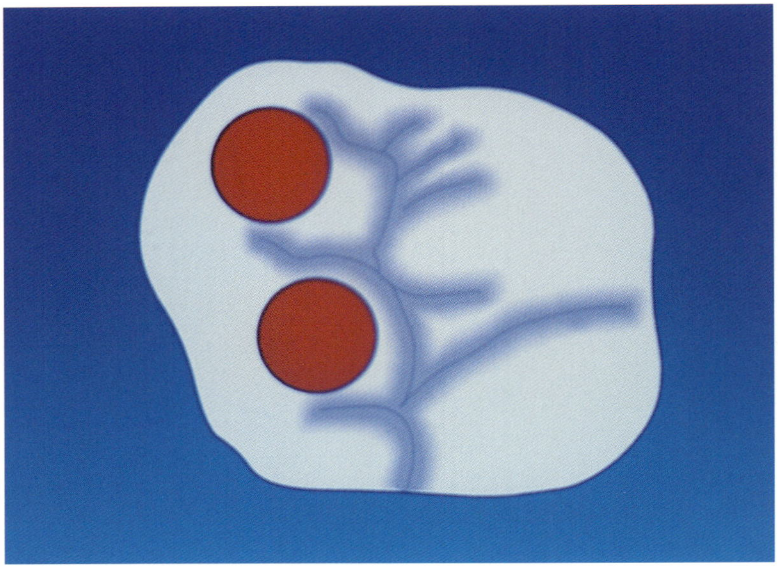

Abb. 5 Projektion der mesialen und distalen Wurzelpositionen eines oberen Molaren. Kann kein einzelnes Implantat mit großem Durchmesser inseriert werden, muß man ggf. auf zwei Implantate kleineren Durchmessers ausweichen.

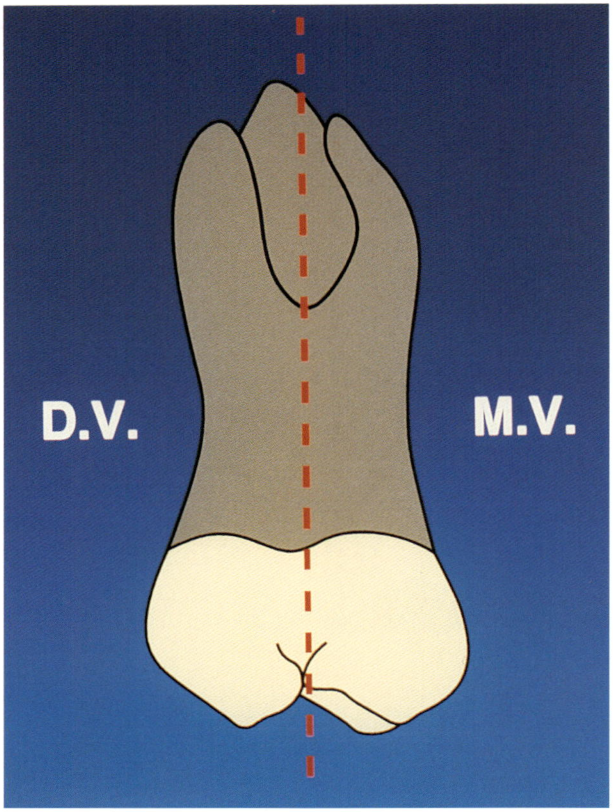

Abb. 6 Dementsprechend muß der Kronenbereich ...

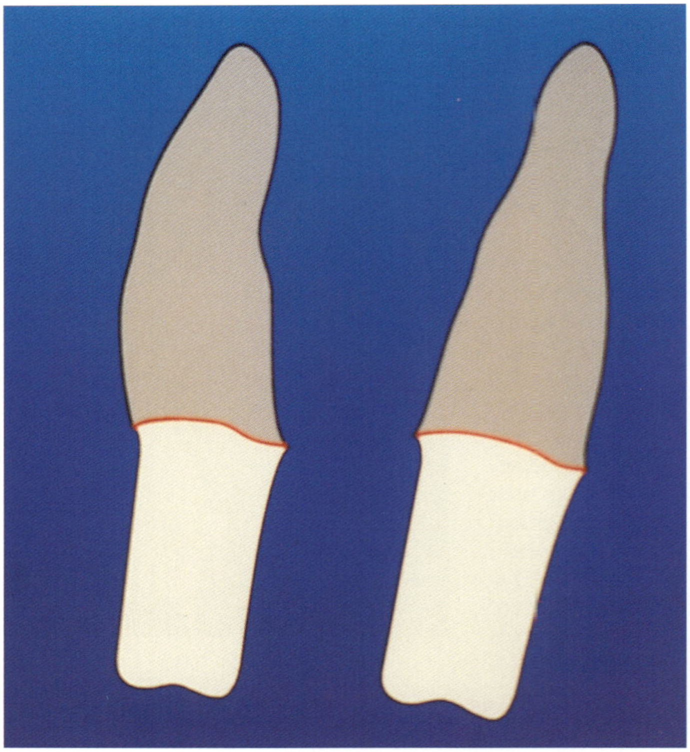

Abb. 7 ... wie auch der Wurzelbereich (Implantatbereich) geteilt betrachtet werden

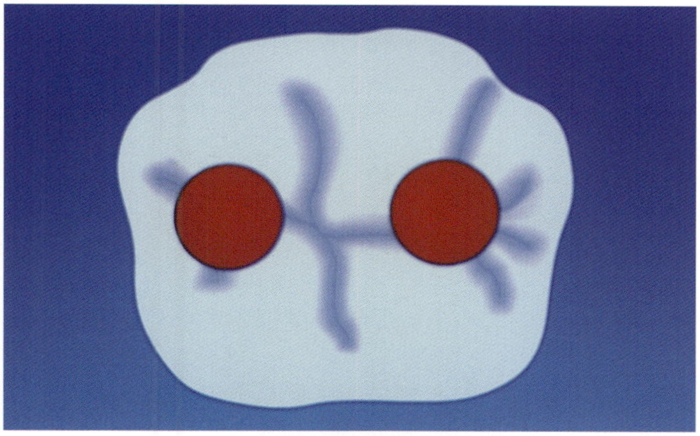

Abb. 8 Projektion der mesialen und distalen Wurzelpositionen eines unteren Molaren

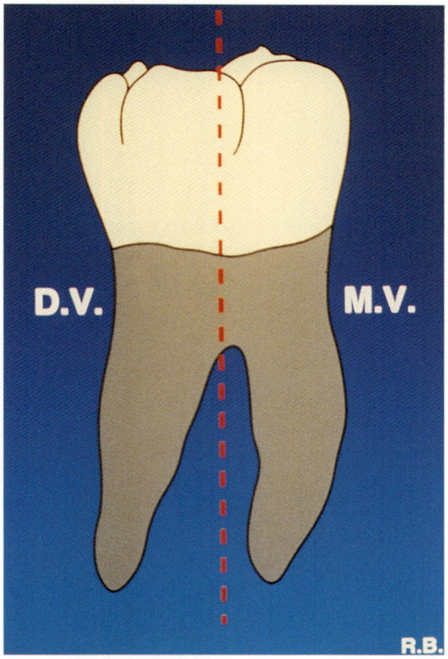

Abb. 9 Auch hier wird der funktionelle Kronenbereich ...

Gerade bei implantatgetragenen Kronen ist der Langzeiterfolg in großem Maße von der realisierbaren Mundhygiene abhängig. Es ist dafür unabdingbar, daß genügend Raum geschaffen wird, um mit Interdentalbürstchen die gingivalen Approximalbereiche ausreichend säubern zu können. Ein approximaler Abstand der Implantate zueinander oder zu den Nachbarzähnen von etwa 3 Millimetern hat sich nach meiner Erfahrung als optimale Distanz erwiesen, um hinreichende Säuberungen durchführen zu können (Abb. 11 bis 12) [22]. Wenn dieser Raum beispielsweise durch Nachbarzähne zu sehr eingeengt wird, stoßen wir auf größte Schwierigkeiten.

Abb. 10 ... wie auch der Bereich der Pfeiler geteilt betrachtet und in der Konstruktion entsprechend berücksichtigt

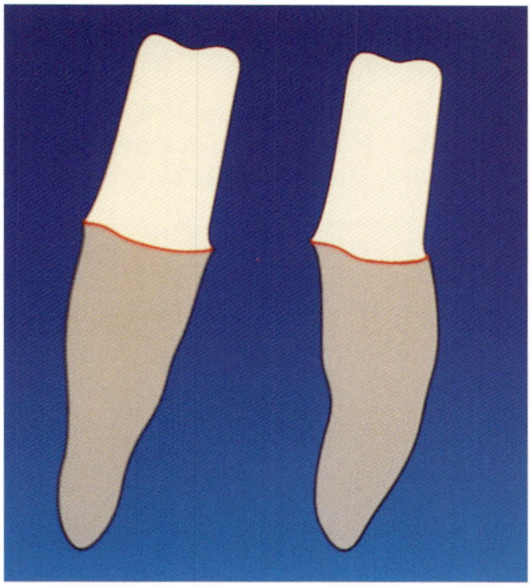

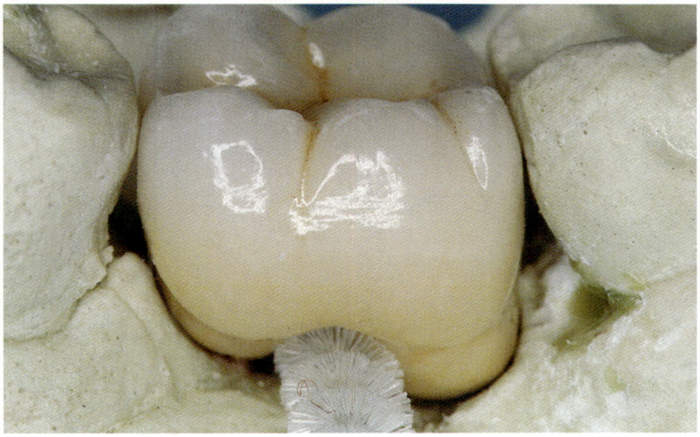

Abb. 11 Um allen statischen und pflegehygienischen Anforderungen zu genügen ...

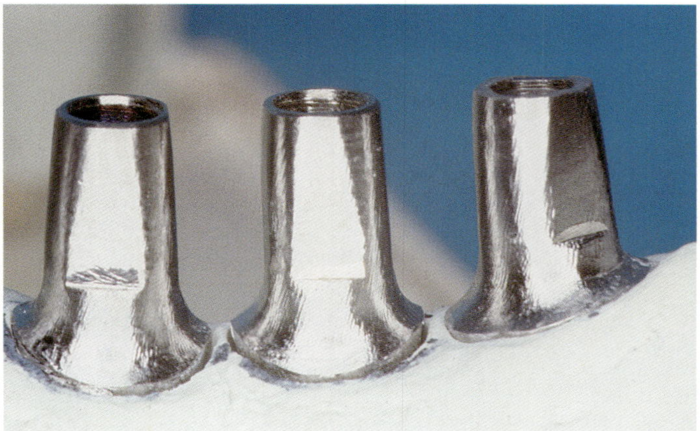

Abb. 12 ... sollte der Abstand der Implantate 3 mm nicht unterschreiten

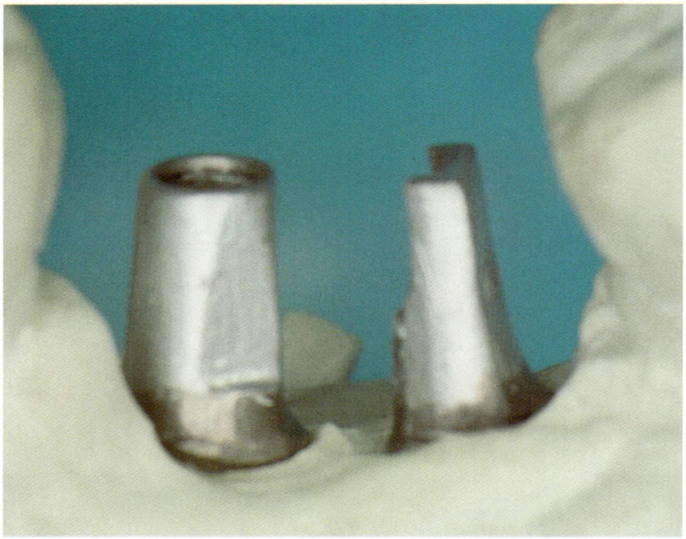

Abb. 13 Zum Ersatz dieses unteren Molaren sollte die Lücke durch zwei Implantate mit dem kleinstmöglichen Durchmesser geschlossen werden

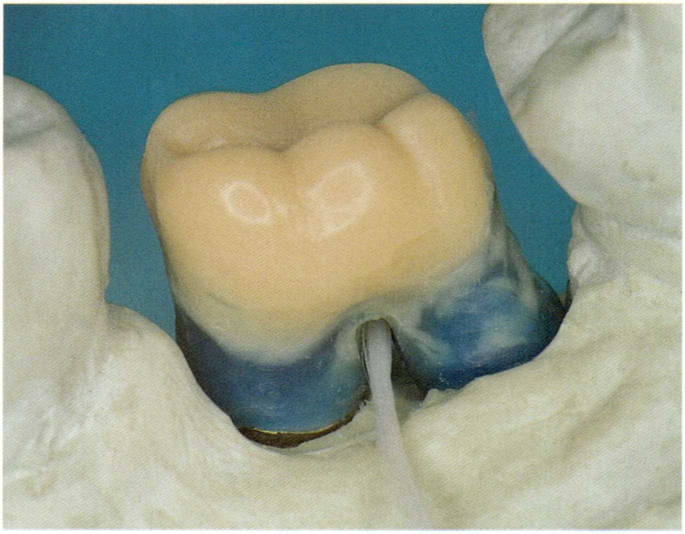

Abb. 14 Das dazu angefertigte Gerüst: Schon jetzt müssen auch die Platzverhältnisse für die Reinigung definiert und berücksichtigt werden

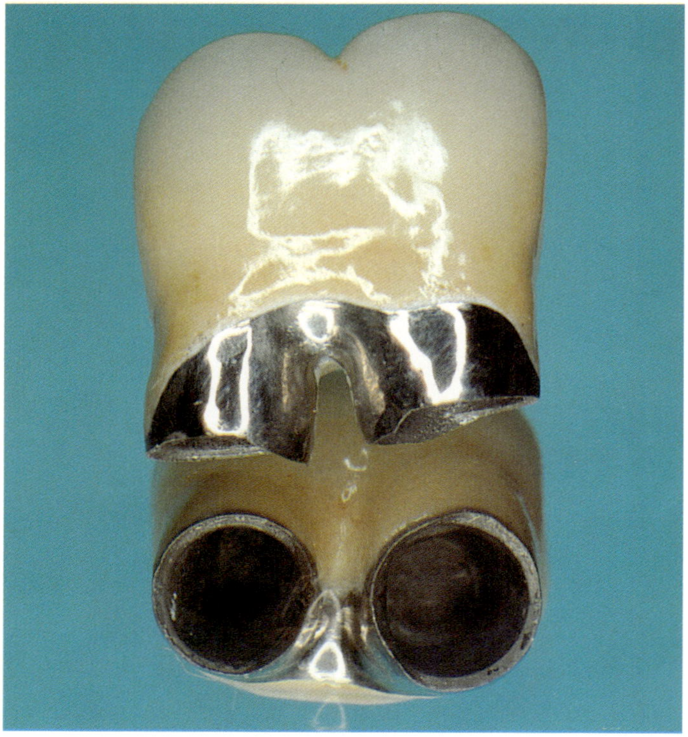

Abb. 15 Die basale Gestaltung und die präzisen Übergänge zu den Implantaten bieten dem Patienten trotz Platzmangel eine akzeptable Reinigungsmöglichkeit

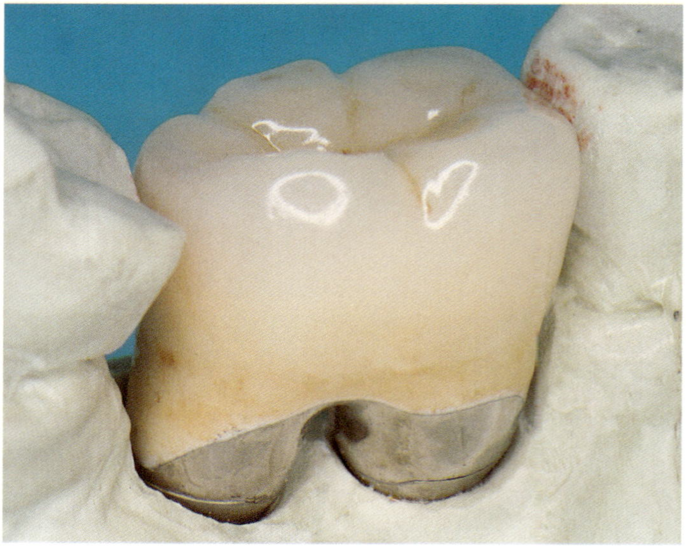

Abb. 16 Auch auf dem Arbeitsmodell zeigt sich eine einwandfreie Zugangsmöglichkeit für das Interdentalbürstchen. Das Platzangebot ist und bleibt bescheiden.

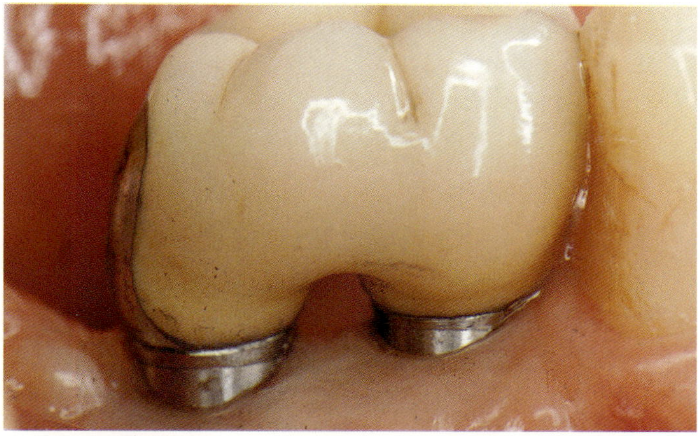

Abb. 17 Das Ergebnis eines anderen Patientenfalles zeigt eine bessere Hygienefähigkeit

Besonders geeignet für die Rekonstruktion eines Einzelzahnes mit mehreren Implantatpfeilern sind wegen des günstigen (distalen) Platzangebots endständige Molaren (Abb. 17).

Diese Methodik kann man aber auch anwenden, um etwas kompliziertere Fälle zu lösen. Wenn beispielsweise Teile eines Molaren oder auch nur dessen Wurzeln nach Wurzelspitzenresektion noch erhaltungswürdig sind, die anderen aber entfernt werden mußten, kann ein Implantat zur Stützung einer solchen Situation dienen, wenn dessen Suprastruktur mit dem Zahnrest verbunden wird. Eine wie hier auf der verbliebenen Wurzel angefertigte kleine Teleskopkrone kann dann zusammen mit der Suprastruktur des Implantats mit provisorischem Zement befestigt werden. Dadurch bleibt für den Behandler die Möglichkeit erhalten, auch später noch an die Wurzel oder das Implantat herankommen zu können (Abb. 18 bis 23).

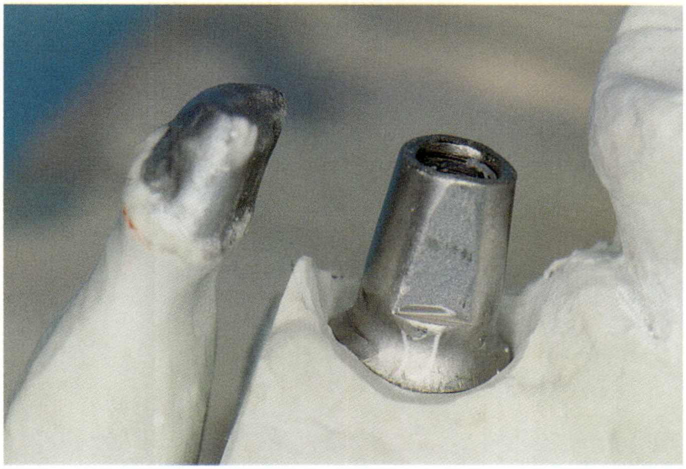

Abb. 18 Noch ein Patientenfall mit endständiger Einzelkrone: Hier wurde das Implantat mit einer verbliebenen hemisezierten Wurzel kombiniert.

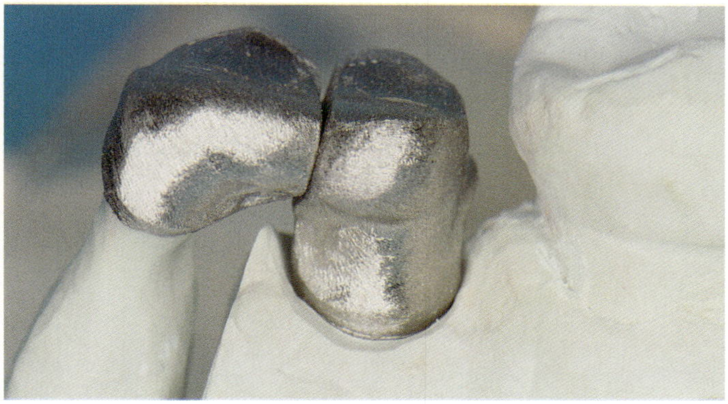

Abb. 19 Die Gerüstkonstruktion: Die Wurzel wird mit einer Mini-Teleskop-Krone versorgt. Das Implantat erhält ein klassisches Kronengerüst.

Im FRIALIT®-2-System sind unterschiedliche wurzelanaloge Implantatdurchmesser von 3,4 bis 6,5 mm verfügbar, so daß mundhygienisch akzeptable Lösungen mit mehreren Pfeilern auch bei etwas knappen Platzverhältnissen machbar sind. In kritischen Fällen muß der Zahnarzt gegebenenfalls auf die kleinsten lieferbaren Implantate zurückgreifen, um ein Mindestmaß an Platz zu bekommen (Abb. 13 bis 16).

Es ist selbstverständlich, daß die „Bifurkation" zweier Implantate innerhalb eines Zahnes immer deutlich supragingival liegen muß, auch hier muß das Interdentalbürstchen durchpassen (vergl. Abb. 11).

Alles in allem sind implantatgetragene Einzelzahnrestaurationen im Seitenzahnbereich bei guten klinischen Bedingungen, wenn etwa die sagittalen Neigungen der umgebenden Nachbarzähne stimmen und ausreichend approximale Platzverhältnissen vorherrschen, auch mit mehreren Pfeiler-Implantaten gut beherrschbar.
Langzeiterfolge bezüglich Funktion, Ästhetik und Hygiene sind auch bei dieser etwas komplexeren Technik bei entsprechend sorgsamer Vorgehensweise aller Beteiligten sicher gewährleistet (Abb. 24 bis 27).

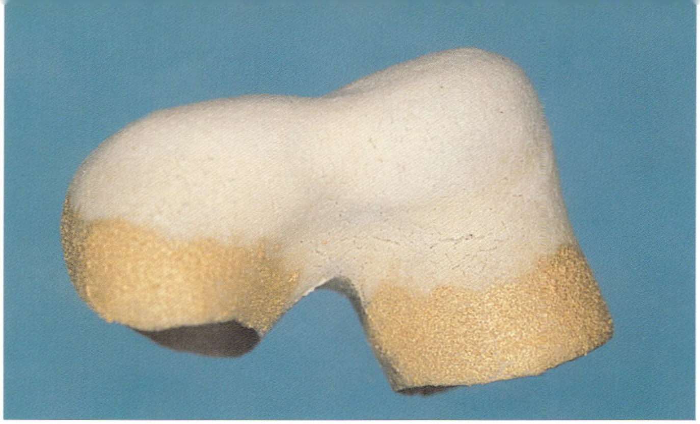

Abb. 20 Nach dem Fügen der beiden Anteile mit dem Laser kann verblendet werden

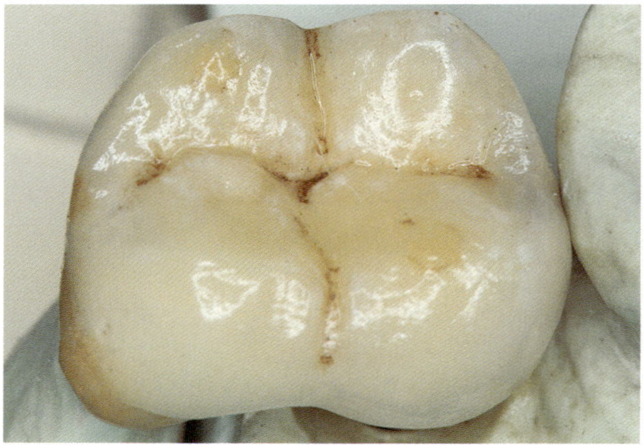

Abb. 21
Die Einzelkrone von okklusal ...

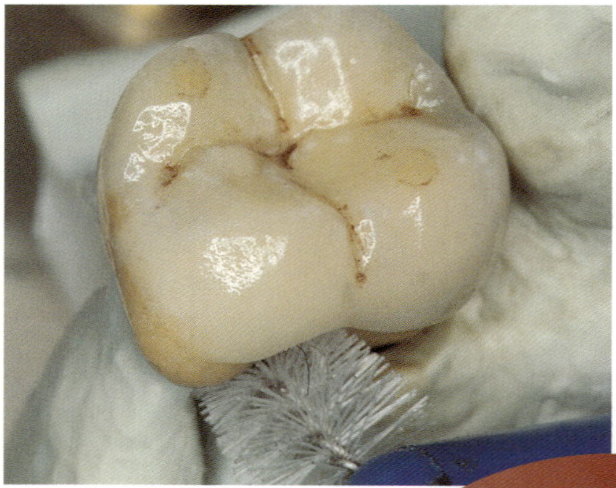

Abb. 22
... und von lateral. Auch hier ist Parodontalhygienefreundlichkeit das bestimmende Thema.

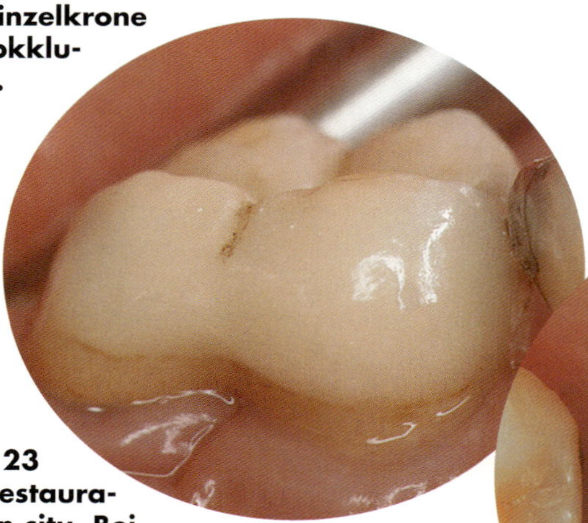

Abb. 23
Die Restauration in situ. Bei dieser Konstruktionsvariante war es dem Behandler wichtig, den Zugang zum Implantat und zur Wurzel zu erhalten. Es sollte daher nur provisorisch zementiert werden.

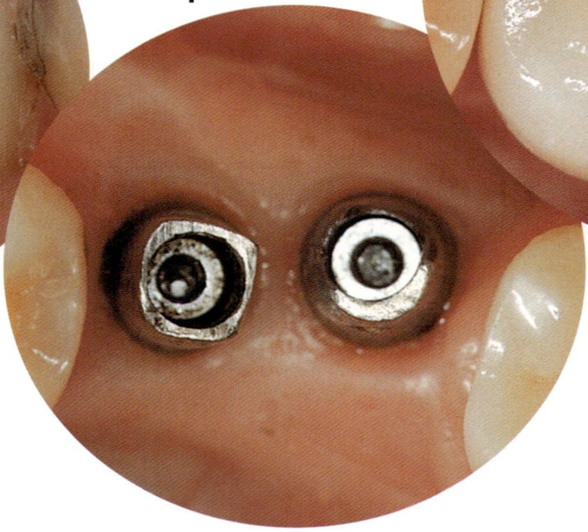

Abb. 24
Wie sind die Erfolgsaussichten bei Einzelzahnrekonstruktionen auf zwei Implantatpfeilern?

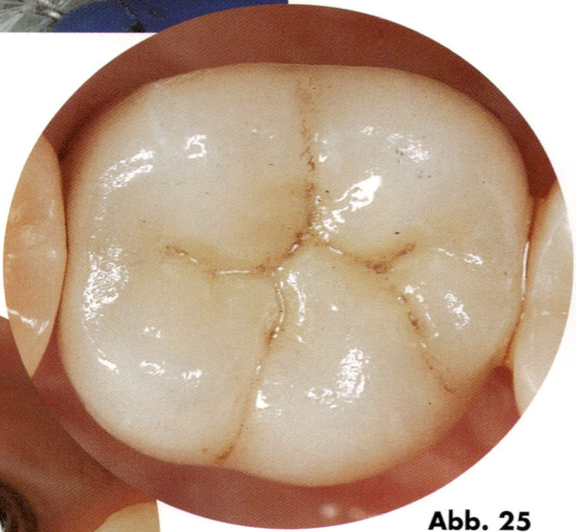

Abb. 25
Bei entsprechenden klinischen Voraussetzungen, wie etwa prothetisch günstige und im Durchmesser akzeptable Implantatplazierungen und ausreichende approximale Platzverhältnisse ...

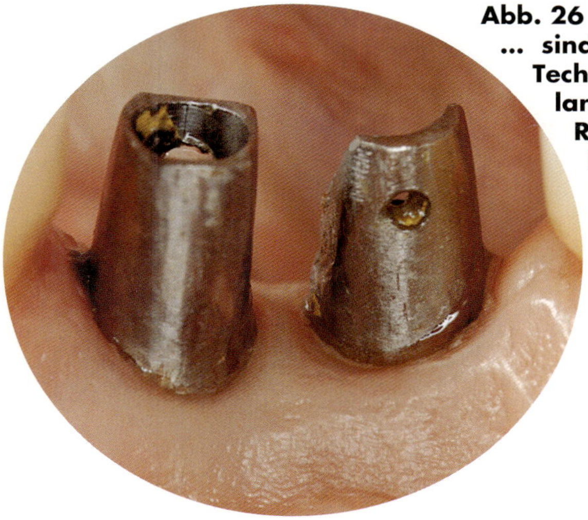

Abb. 26
... sind bei dieser Technik auch langfristig gute Resultate bezüglich Funktion, Ästhetik ...

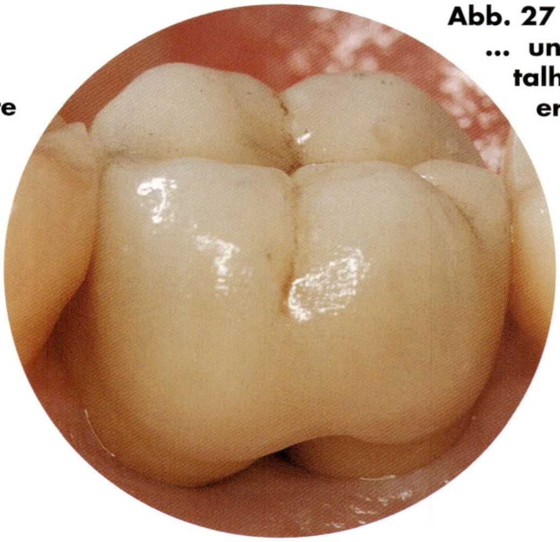

Abb. 27
... und Parodontalhygiene zu erwarten

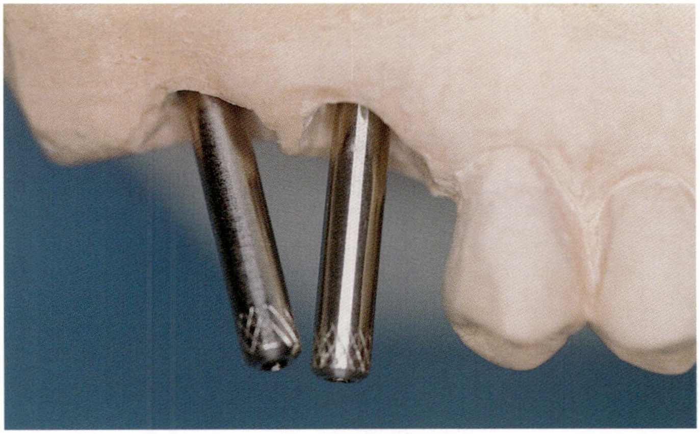

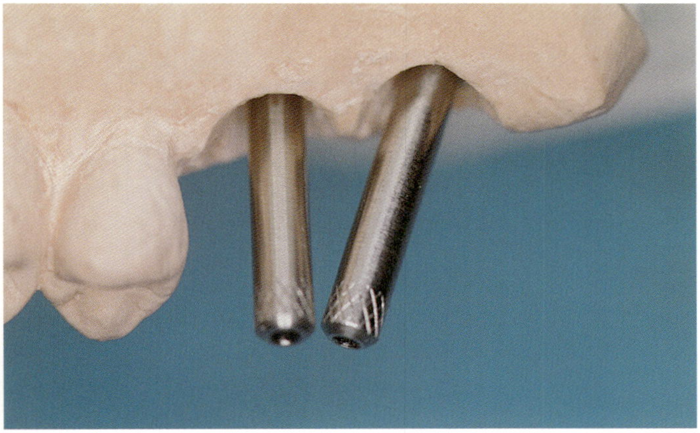

Abb. 28 und 29 In die Laborimplantate eingesetzte Orientierungsstifte geben zuverlässig Auskunft über die sagittale Insertionsrichtung und etwaige, daraus resultierende prothetische Probleme

Vorgehensweise bei mehreren Implantaten pro Seitenzahn

Ein spezielles Problem bei der Verwendung von mehreren Implantaten pro Zahn, stellt ggf. die Divergenz der inserierten Pfeiler dar. Hier ist der Behandler oftmals sehr gebunden, beispielsweise wenn er den anatomischen Wurzeln bei der Insertion der Implantate folgen muß. Daraus erwachsen dann für uns Techniker Schwierigkeiten, die man aber recht gut korrigieren kann, wenn sie vorher sicher erkannt wurden.

Nach der Herstellung des Meistermodells sollte daher die Beurteilung der sagittalen Insertionsrichtungen der gesetzten Implantate zu den ersten Maßnahmen der Modellanalyse gehören. Zu diesem Zweck werden in die Laborimplantate Orientierungspfosten eingesetzt, die uns sichere Erkenntnisse erlauben, was und wie weit korrigiert werden muß (Abb. 28 und 29).

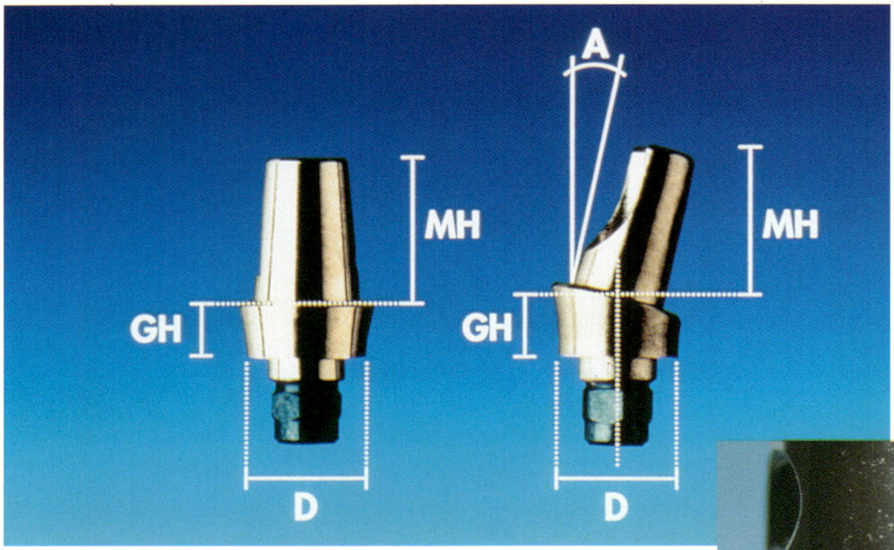

Abb. 30 FRIALIT®-2-Titanaufbauten mit Schulter in gerader und gewinkelter Ausführung

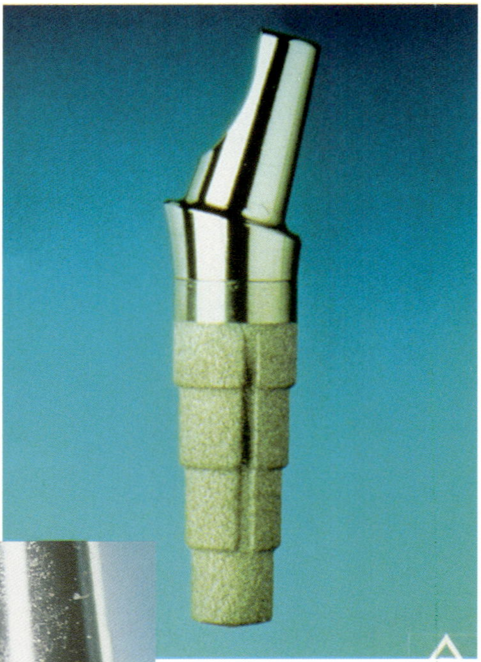

Abb. 31 Ein abgewinkelter Titanaufbau, fixiert auf einem Stufenimplantat

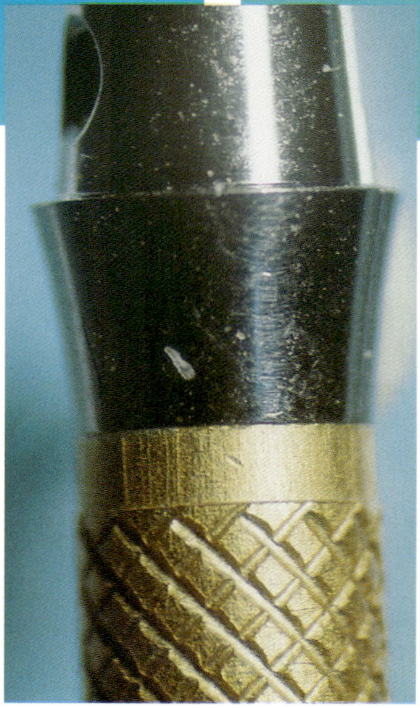

Abb. 32 Ein FRIALIT®-2-Titanaufbau in gerader Ausführung auf einem Laborimplantat befestigt

In dem hier gezeigten Fall hatte das im Bereich der distalen Wurzel gesetzte Implantat gegenüber dem mesialen Pfeiler einen sehr ungünstigen Winkel.

Um eine solche Situation zu korrigieren bzw. abzuschwächen, können abgewinkelte Aufbauten benutzt werden. In diesem Fall wurden distal ein mit 15 Grad geneigter Pfosten und mesial ein gerader Titan-Auf-

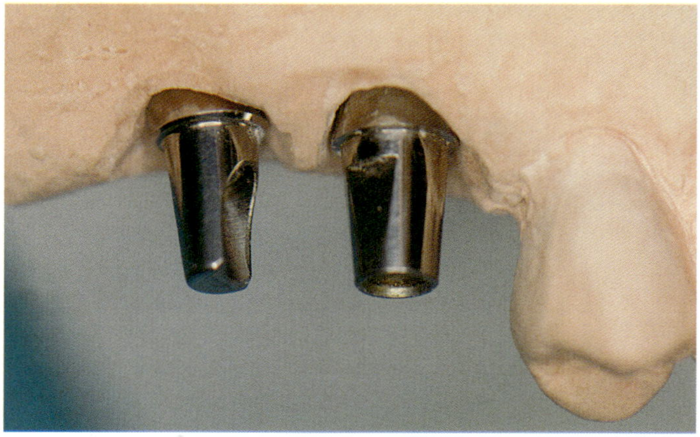

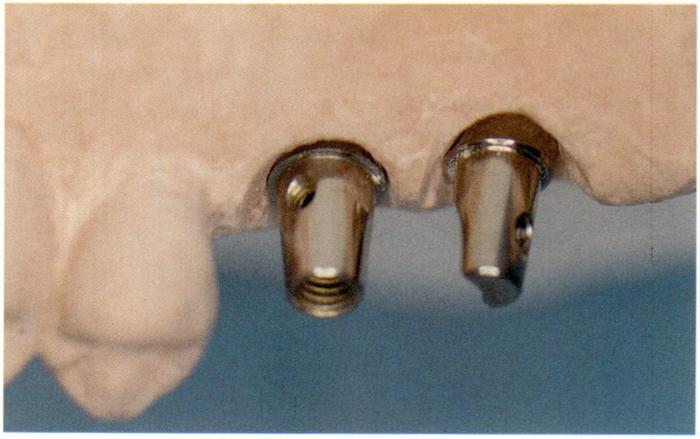

Abb. 33 und 34 Bei der Auswahl passender Titanaufbauten muß die Schulter zirkulär supragingival liegen, damit sie durch Beschleifen individualisiert werden kann

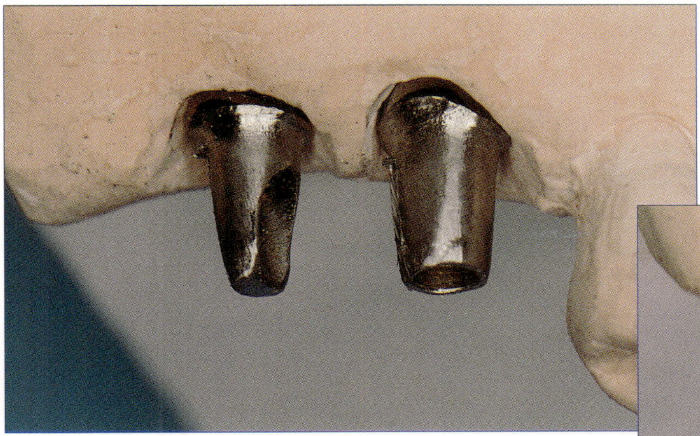

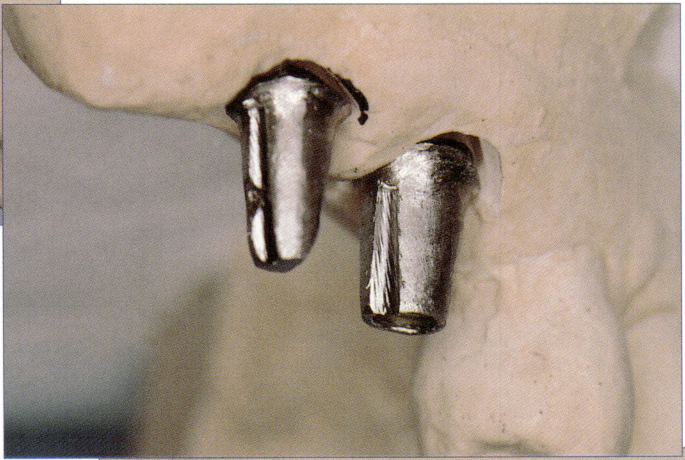

Abb. 35 und 36 Die Titanaufbauten werden mit speziellen Schleifkörpern, aber normaler Labortechnik, bezüglich Rand- und Formgestaltung individuell bearbeitet

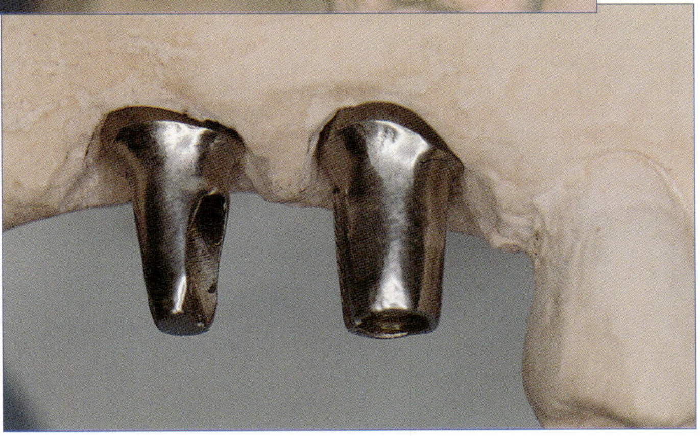

Abb. 37 Die polierten, individualisierten Aufbauten

bau ausgewählt. Die weitere Optimierung der Einschubrichtung erfolgt dann mit dem Parallelometer durch korrigierendes Beschleifen – natürlich nur mit für Titan geeigneten – Schleifkörpern (Abb. 30 und 31) [23, 24].

Der Titanaufbau hat eine konfektionierte zirkuläre und bereits leicht geneigte Schulterfräsung und kann durch Bearbeitung an den Verlauf des Zahnfleischdesigns angepaßt werden (Abb. 32). Die notwendige Ansatzebene der Schulter ist von der Insertionshöhe des Implantats abhängig und damit natürlich individuell unterschiedlich. Demzufolge gibt es auch ein entsprechendes herstellerseitiges Variationsraster dieses Titanaufbaus mit unterschiedlichen Gingivahöhen.

Der passende Aufbau muß so ausgewählt werden, daß die Schulterebene an jedem Punkt über dem gingivalen Saum des vorhandenen Emergenzprofils liegt. Es sollte immer noch genügend Material für eine individualisierende Korrektur zur Verfügung stehen. Auch in diesem Fall muß die Grenze zwischen Aufbau und Suprastruktur leicht subgingival liegen, um ein ästhetisches Ergebnis nicht zu gefährden (Abb 33 und 34).

Die Bearbeitung beider Aufbauten bezüglich ihrer Korrektur und Anpassung der Schulter erfolgt jeweils auf herkömmliche Weise und mit bekannter Technik (Abb. 35 bis 37).

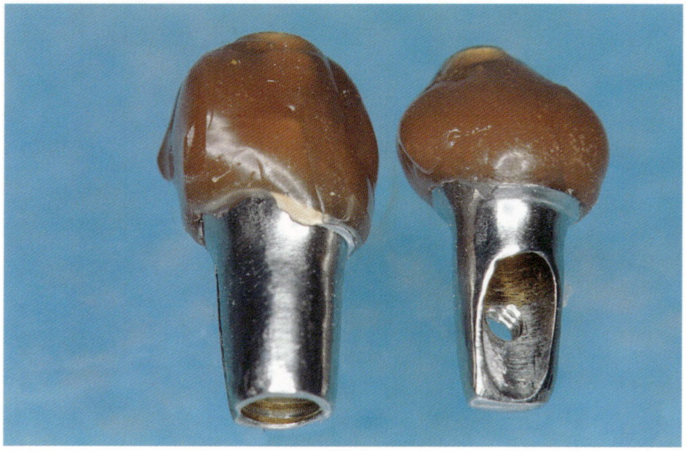

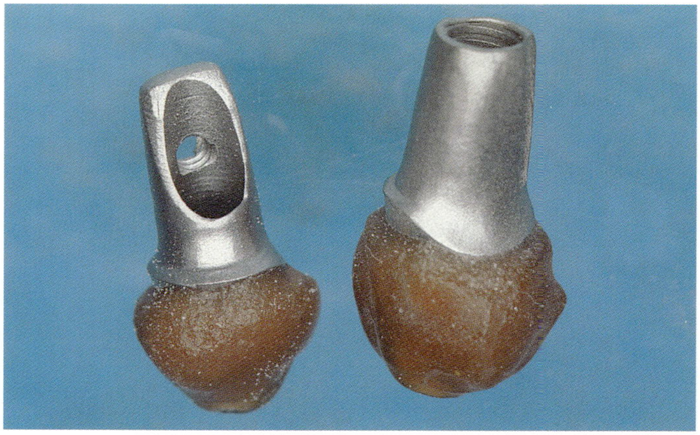

Abb. 38 und 39 Zum Abstrahlen der Aufbauten, das zur besseren Zementhaftung erfolgt, werden die Bereiche, die unbearbeitet bleiben müssen, mit Klebewachs abgedeckt

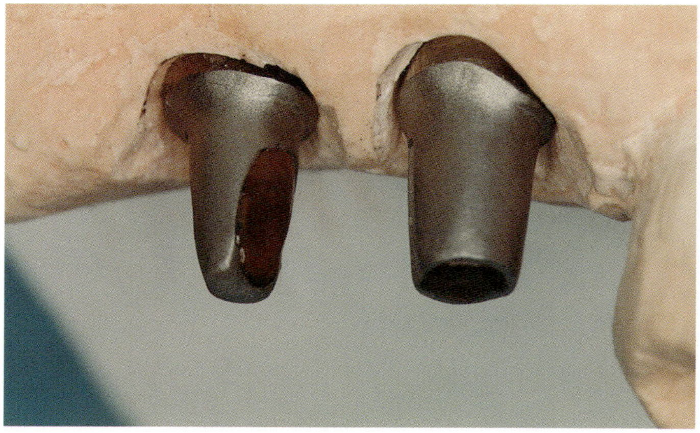

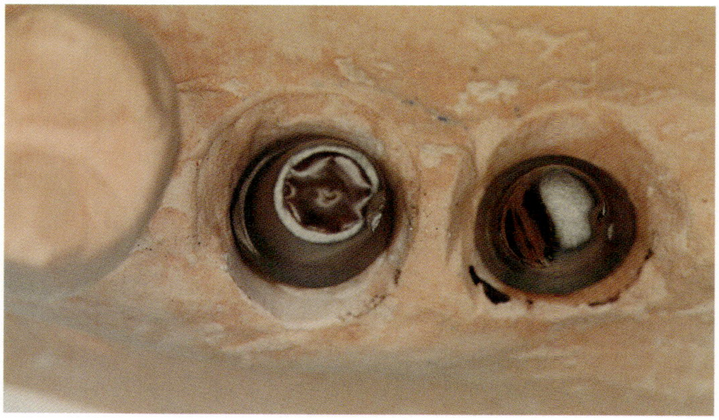

Abb. 40 und 41 Nach dem Abstrahlen werden alle Öffnungen mit Wachs verschlossen ...

Danach werden die Aufbauten wie schon vorher beschrieben für die spätere Zementierung vorbereitet. Das beginnt mit dem Abstrahlen der Oberflächen (Abb. 38 und 39), dem Verschluß aller supragingivalen funktionsbedingten Öffnungen mit Klebewachs (Abb. 40 und 41) bis hin zum Auftragen des Distanzlacks als Platzhalter für die Zementierung (Abb. 42).

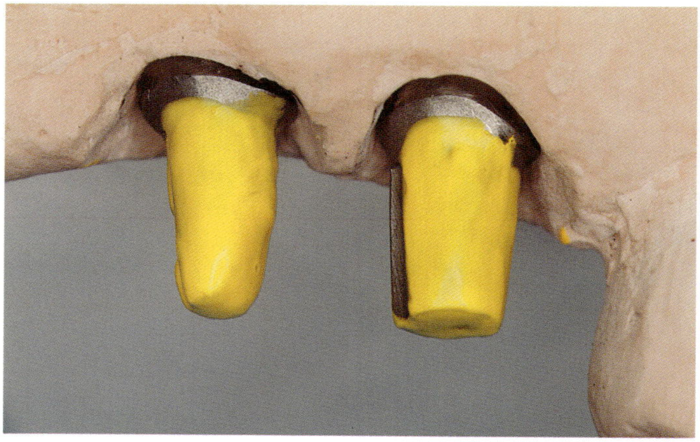

Abb. 42
... der Distanzlack als Platzhalter für die Zementierung aufgetragen ...

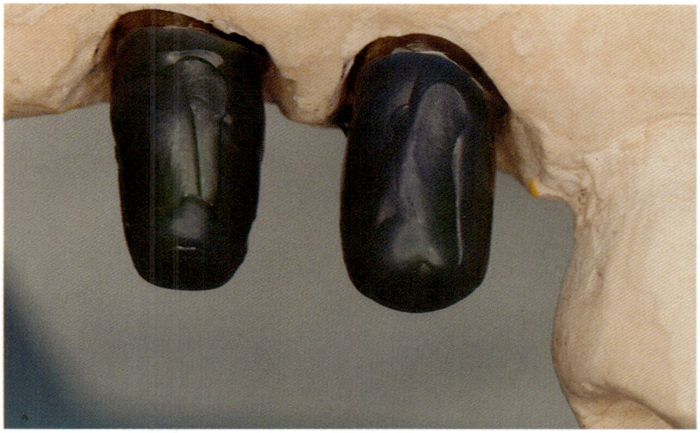

Abb. 43 ... und ein Käppchen aus selbstisolierendem Wachs aufmodelliert

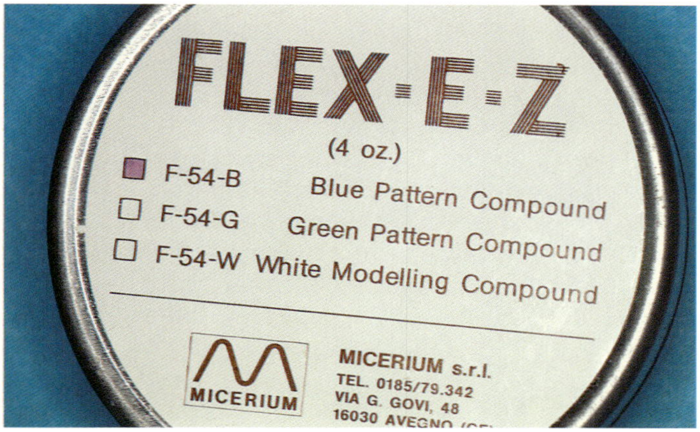

Abb. 44 Das selbstisolierende Wachs FLEX-E-Z

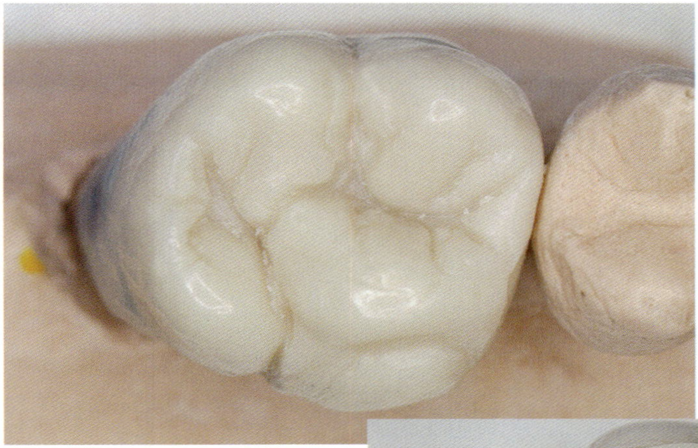

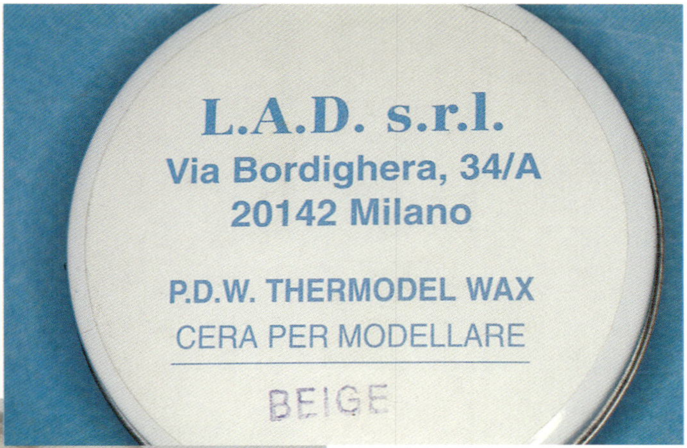

Abb. 45 und 46
Auf das Käppchen wird nun mit einem zahnfarbenen Modellierwachs mit üblicher Technik eine Krone, entsprechend der anatomischen Gegebenheiten, modelliert

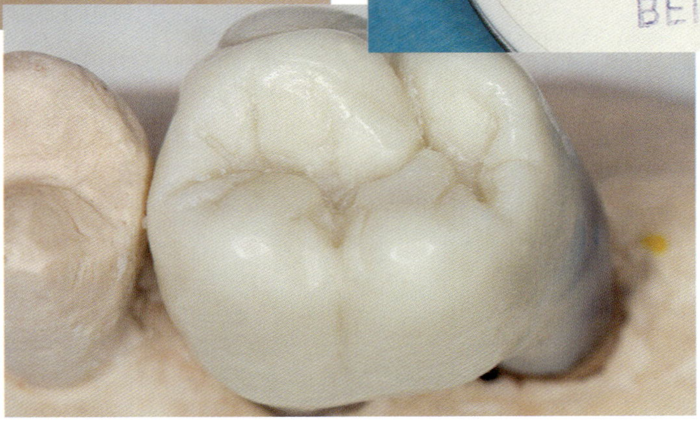

Abb. 47
Okklusale Ansicht der Funktionsfläche

Auch hier basiert das nun angefertigte Käppchen für die keramische Verblendung auf einem speziellen selbstisolierenden Wachs (Abb. 43 und 44).

Die weitere Modellation der Krone erfolgt mit einem laborüblichen, dimensionsstabilen Modellierwachs (Abb. 45 bis 47).

Dabei ist besonderes Augenmerk auf den Bereich der supragingivalen „Bifurkation" des Kronendesigns zu richten. Diese Verbindung ist eigentlich wie ein ganz normaler Approximalbereich zwischen zwei Zähnen zu betrachten und muß deshalb vom Patienten leicht mit den üblichen Utensilien seiner Mundhygiene zu reinigen sein. Plaqueansammlungen, die hier nicht entfernt werden können, gefährden langfristig den Erfolg unserer Bemühungen (Abb. 48 bis 51).
Die auf dem Modell gefertigte Wachskrone für die keramische Verblendung wird nun abgenommen und fertigmodelliert (Abb. 52). Die Wachsmodellation reduzieren wir im Sinne eines konventionellen Gerüstes für eine keramische Verblendung (Abb. 53 und 54).

Wie auch bei den vorherigen Abutments müssen die sensiblen zervikalen Randbereiche noch einmal reduziert und danach mit einem speziellen Wachs für die Randgestaltung (Violet, Fa. GC) nachmodelliert werden. Weil wir aber in diesem Fall zwei verschiedene Zirkularbereiche innerhalb

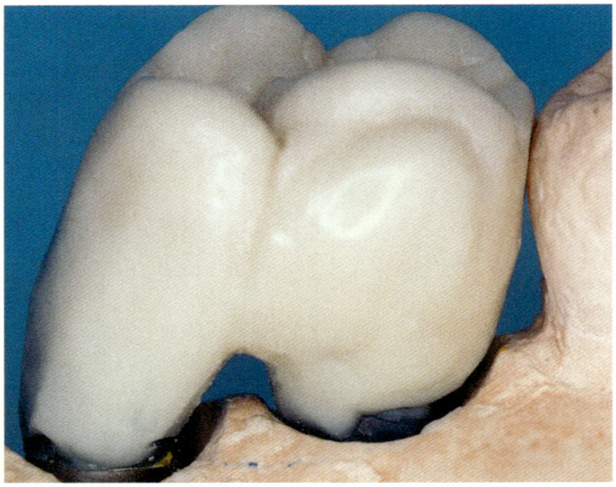

Abb. 48
Orale Ansicht der Rekonstruktion auf zwei divergierenden Implantatpfeilern

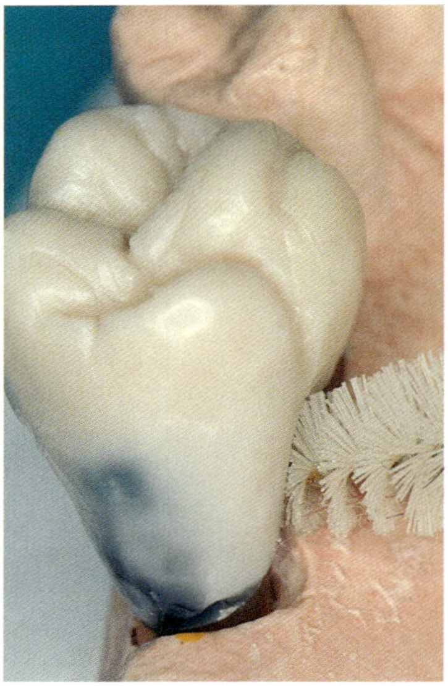

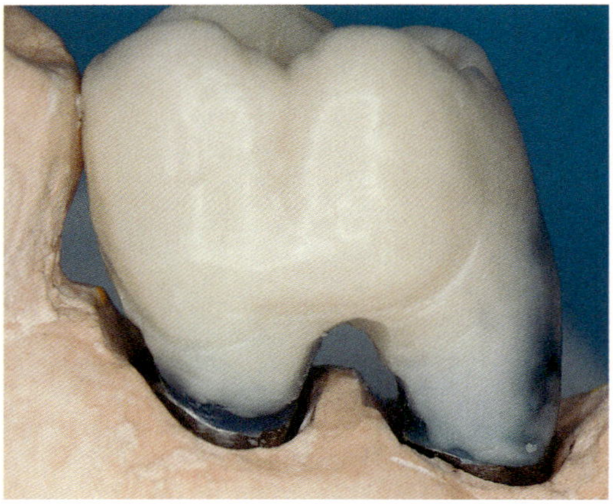

Abb. 49 und 50 Besonders der Bereich zwischen den Implantaten muß vom Patienten mit handelsüblichen Hygieneinstrumenten wie Interdentalbürstchen sicher gereinigt werden können

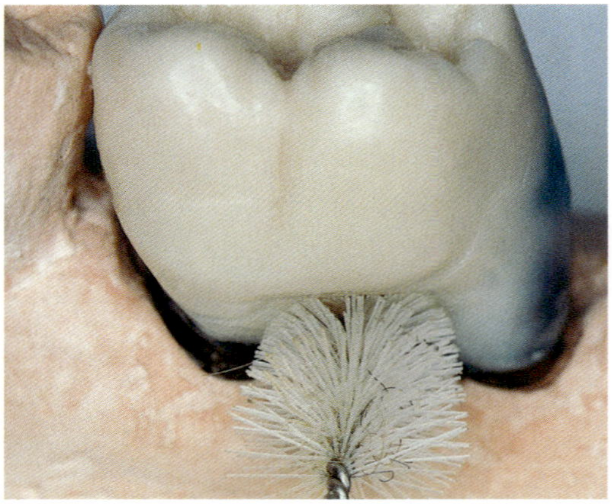

Abb. 51
Nur wenn der Bereich zwischen den Implantaten für uns auf dem Modell gut zugänglich ist, können wir erwarten, daß der Patient im Mund den Anforderungen an eine entsprechende Parodontalhygiene nachkommen kann

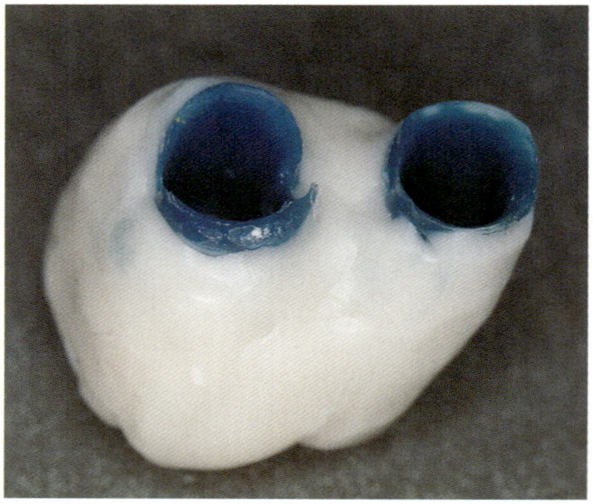

Abb. 52
Die abgehobene Krone wird basal fertigmodelliert ...

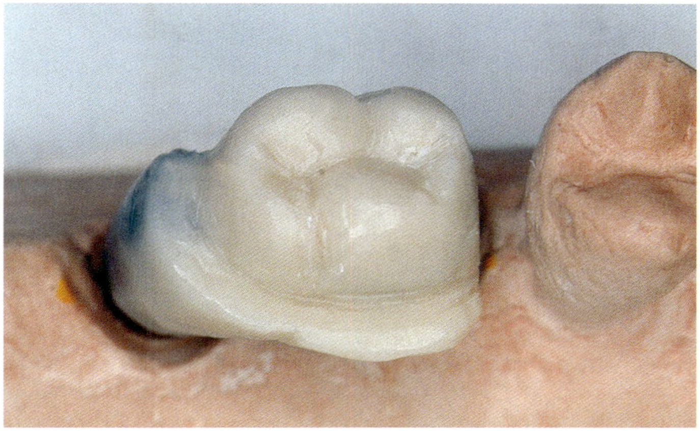

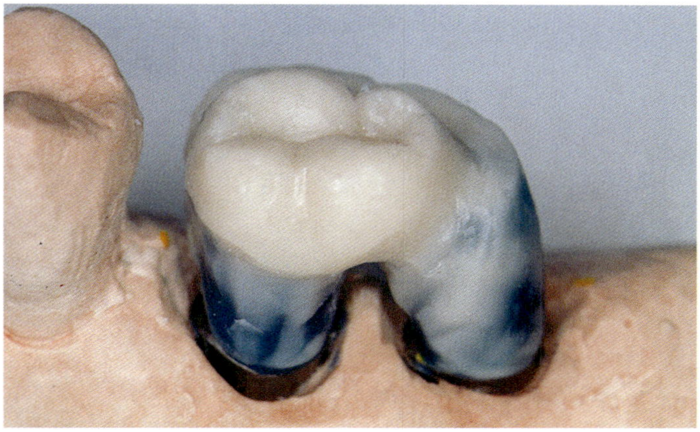

Abb. 53 und 54 ... und dann im Sinne der keramischen Verblendung reduziert

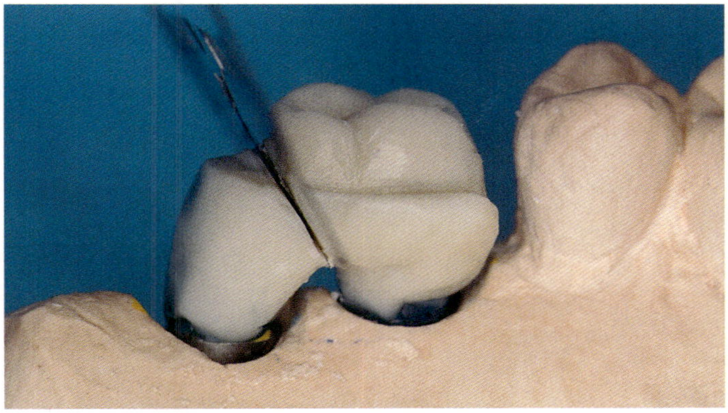

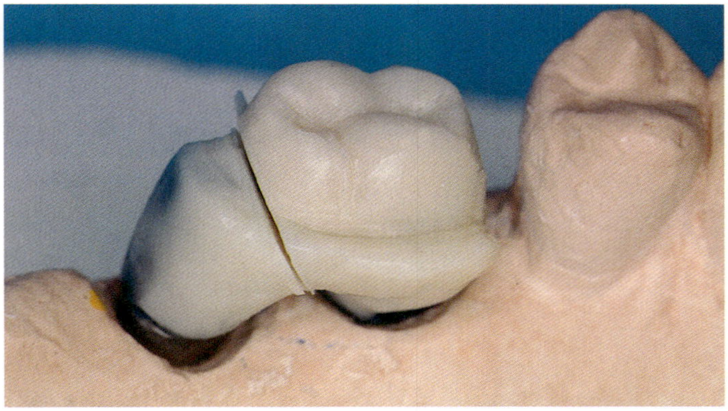

Abb. 55 und 56 Zur weiteren Bearbeitung trennen wir die Gerüstkrone zwischen den Implantaten, um die Übergänge zu den Aufbauten sauber ausarbeiten zu können

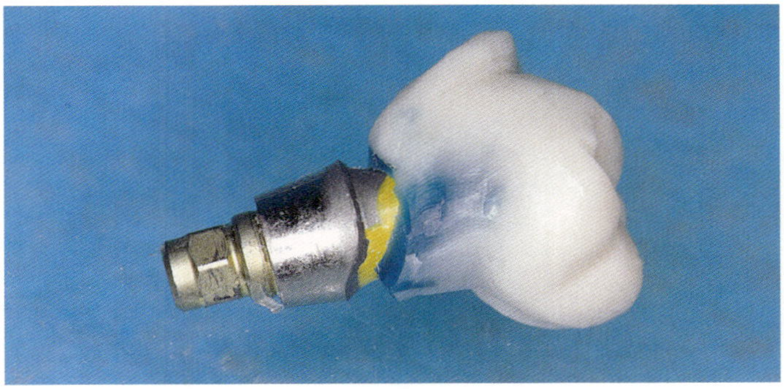

Abb. 57 Die Randbereiche werden reduziert ...

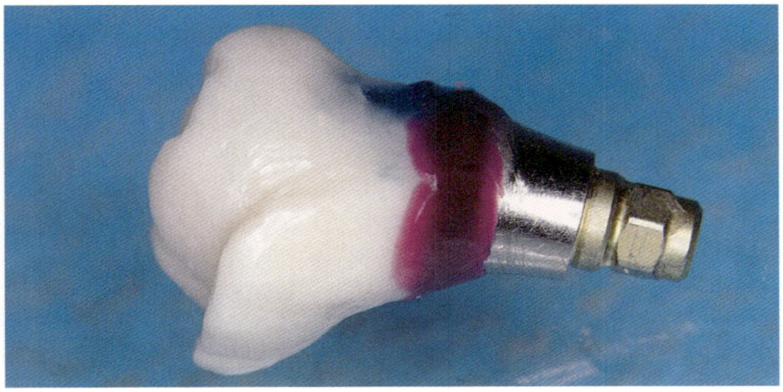

Abb. 58 ... und mit Violet Wachs exakt nachmodelliert

einer Krone haben, muß diese getrennt werden (Abb. 55 und 56), um beide Aufbauten zirkulär vollständig auch außerhalb des Modells bearbeiten zu können (Abb. 57 und 58).

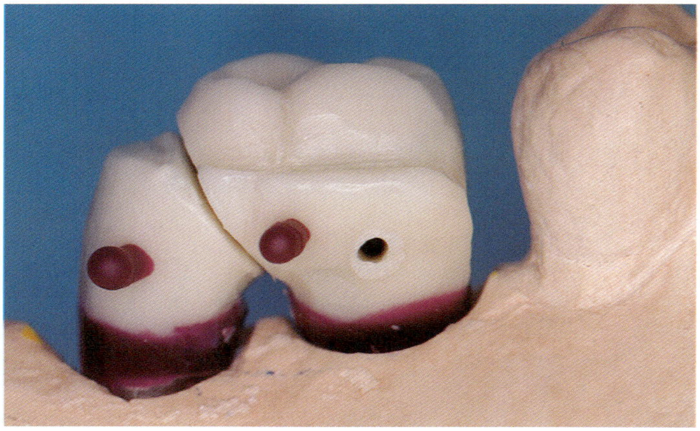

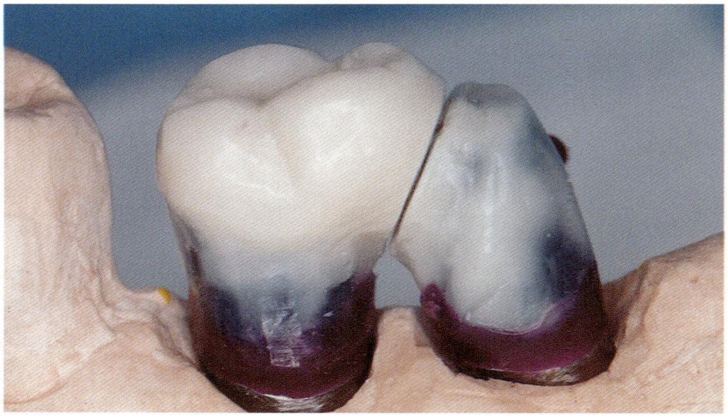

Abb. 59 und 60 Eine letzte Kontrolle der Wachsmodellation vor dem Guß. Auch hier wieder das linguale Abflußloch für überschüssigen Zement beim Befestigungsvorgang.

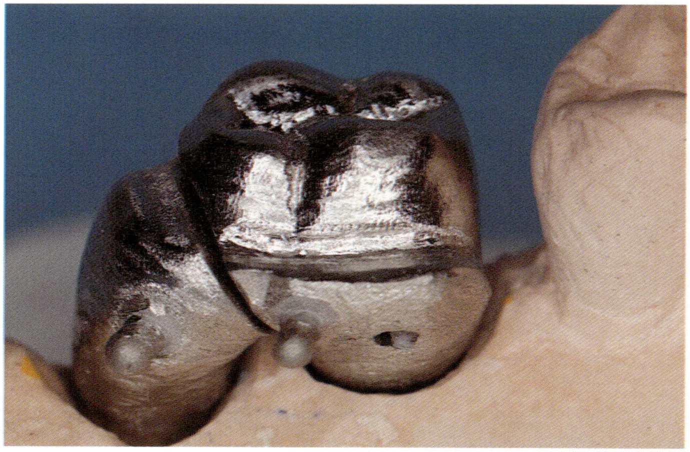

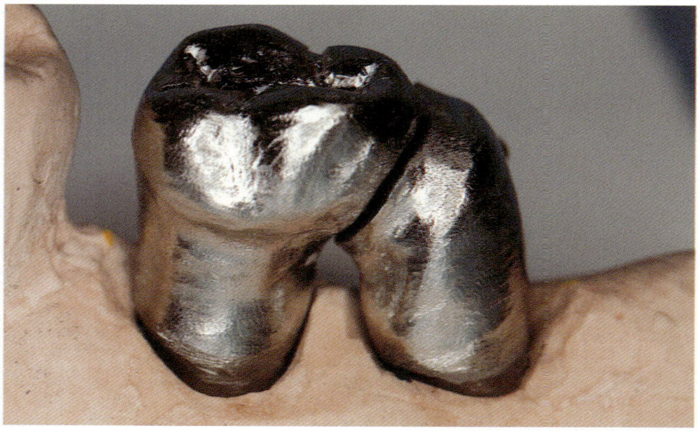

Abb. 61 und 62 Die beiden Gerüstteile werden gegossen und herkömmlich aufgepaßt bzw. bearbeitet

Nach einigen weiteren Vorbereitungen, wie etwa dem schon beim AuroBase-Aufbau beschriebenen Zement-Abflußkanal, sind die beiden Kronenteile zum Gießen vorbereitet (Abb. 59 und 60) und können danach mit bereits beschriebener und bekannter Technik aufgepaßt und ausgearbeitet werden (Abb. 61 und 62).

Entsprechend der Art der Fügung der beiden getrennten Kronenteile (Löten, Lasern ...) wird eine für das gewählte Verfahren geeignete Vorbereitung der Teile bezüglich Spaltbreite, Oberflächenstruktur u.ä.

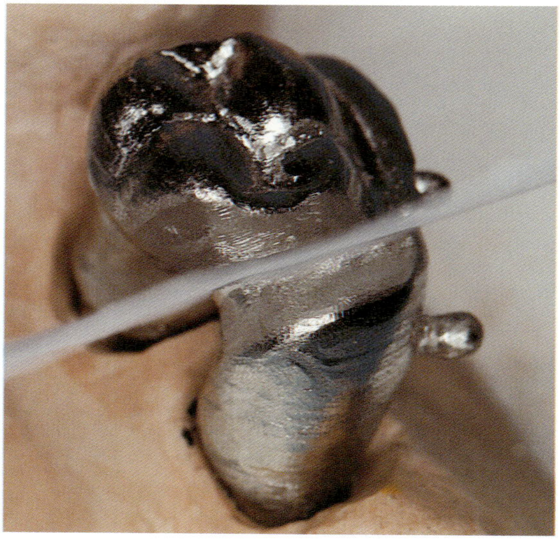

Abb. 63
Die Fügeflächen werden entsprechend der gewählten Fügetechnik vorbereitet

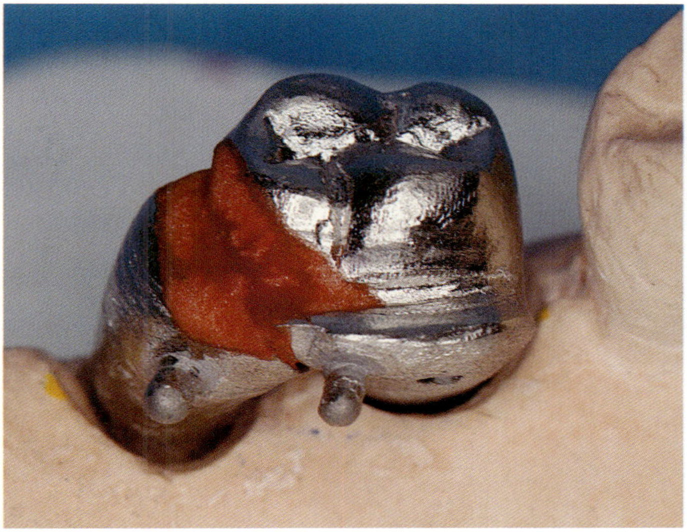

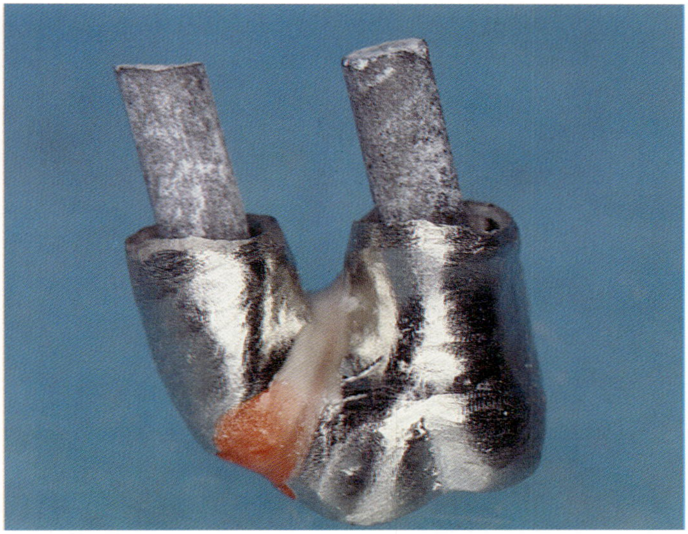

Abb. 64 und 65 Nach der Einprobe werden die beiden Gerüstteile im Mund fixiert und dann im Labor gefügt

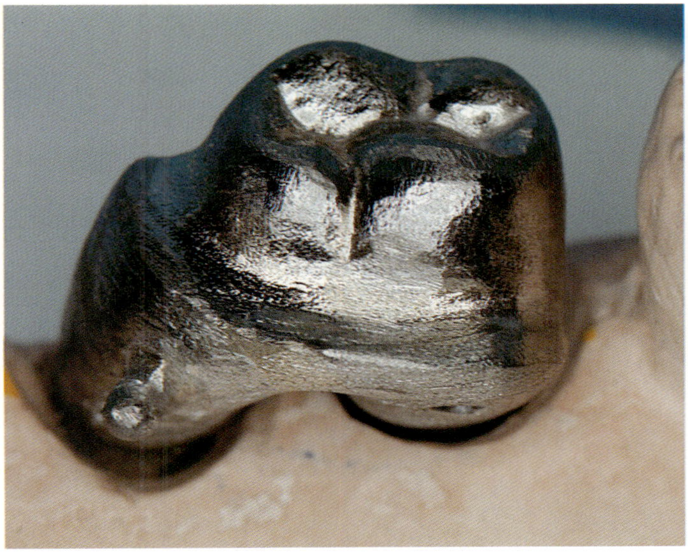

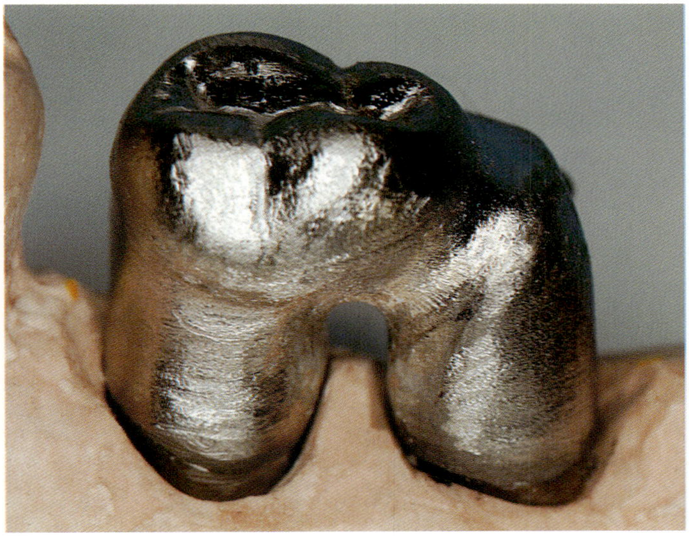

Abb. 66 und 67
Es folgt die Überarbeitung der Lötfuge ...

präpariert (Abb. 63). Danach sollte durch den Behandler eine Gerüsteinprobe erfolgen, bei der die beiden Kronenteile im Mund des Patienten mit einem dafür geeigneten ausbrennbaren Kunststoff miteinander fixiert werden (Abb. 64 und 65). Dann verbinden wir beide Teile im Labor mit der vorher gewählten Fügetechnik.

Nach Überarbeitung der Lötfugen erfolgen die weiteren detaillierten Kontrollen der Passung wieder mit dem Stereomikroskop (Abb. 66 bis 69).

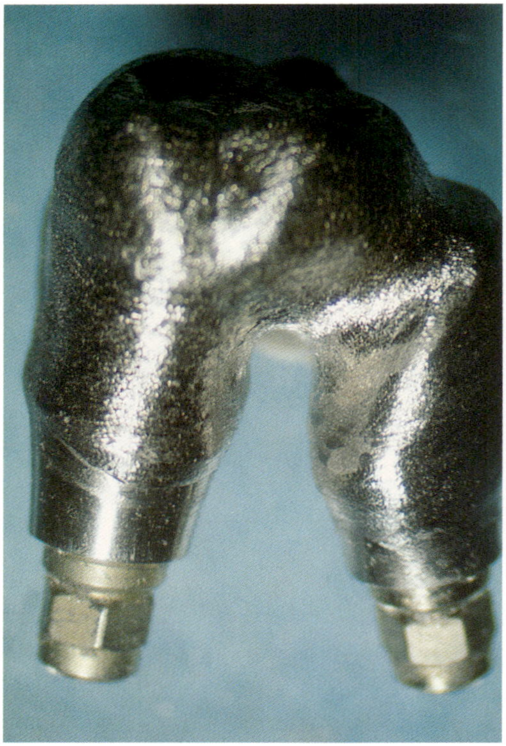

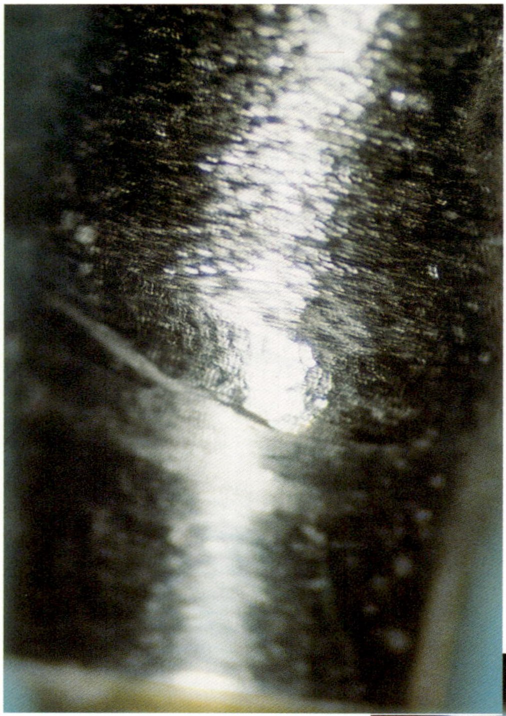

Abb. 68 und 69 ... und eine sorgsame Überprüfung der Passung auf dem Modell und unter dem Mikroskop

Dann wird das Kronengerüst wie üblich verblendet.

Auch nach den Keramikbränden und der Politur muß die Paßgenauigkeit unter dem Stereomikroskop noch einmal überprüft werden (Abb. 70 und 71). Nach der Fertigstellung und den bereits laborseitig erfolgten Überprüfungen der jeweiligen interdentalen Reinigungsmöglichkeiten (Abb. 72 und 73) ist die doppelt-implantatgetragene Seitenzahnkrone fertig zum Einsetzen (Abb. 74 bis 76) [25, 26].

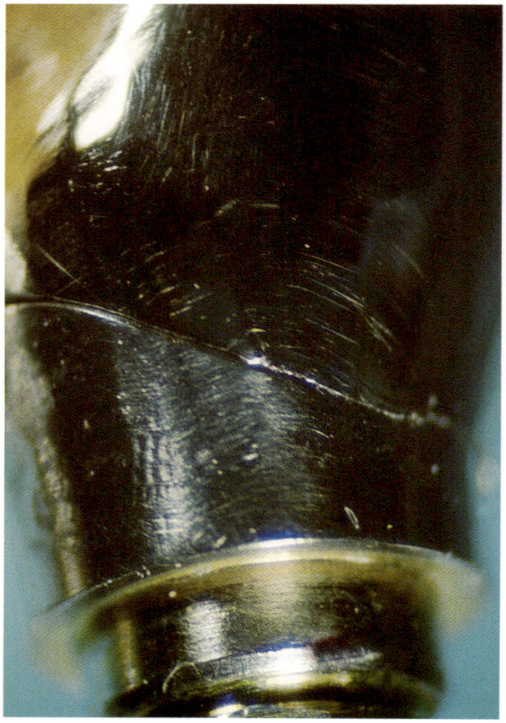

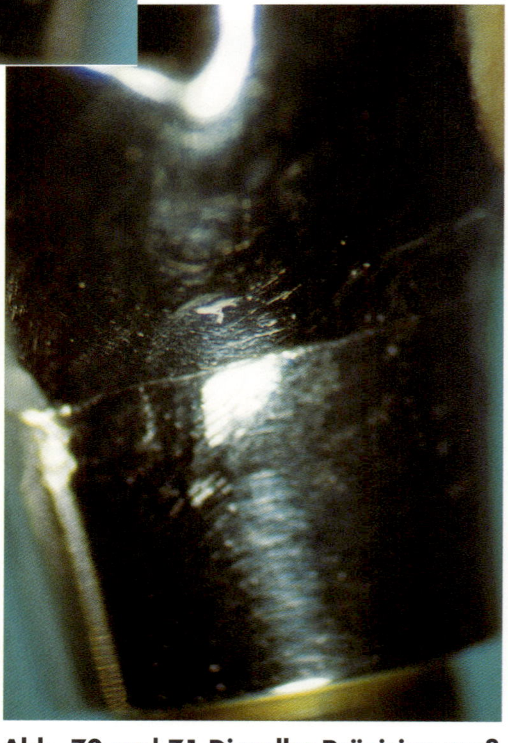

Abb. 70 und 71 Dieselbe Präzision muß auch nach den Keramikbränden noch gegeben sein

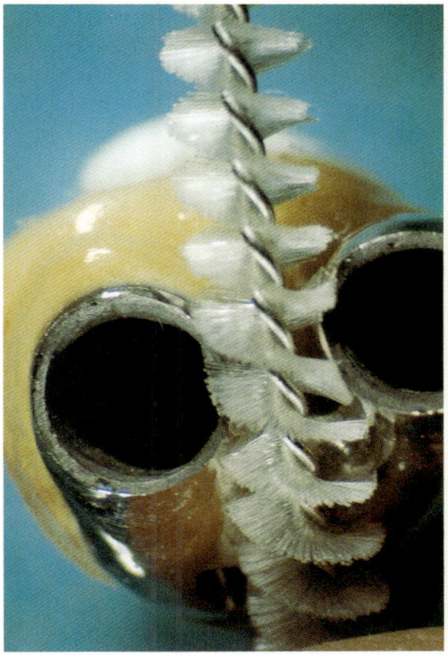

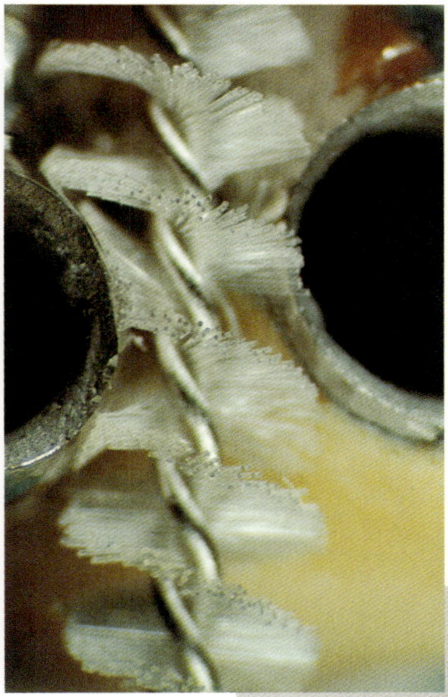

Abb. 72 und 73
Die fertige Krone wird noch einmal in jeglicher Hinsicht bezüglich ihrer Reinigungsmöglichkeiten begutachtet

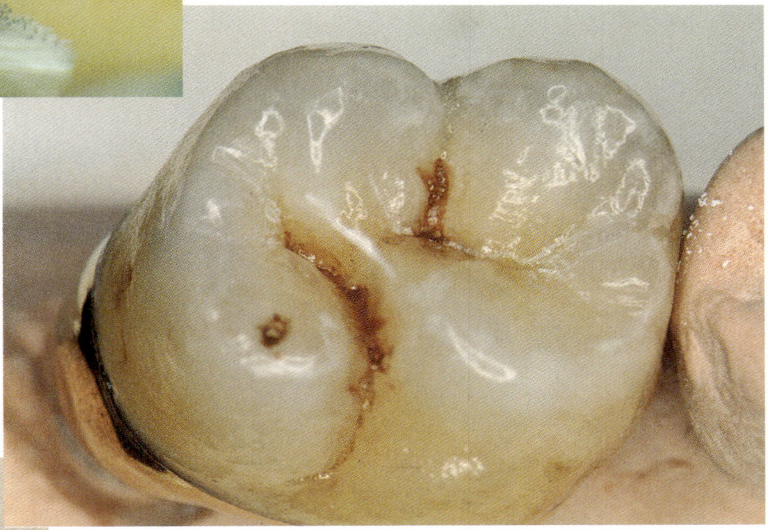

Abb. 74
Ein natürliches, funktionsfähiges Okklusalrelief mit patientenspezifischen Charakteristika und Einfärbungen

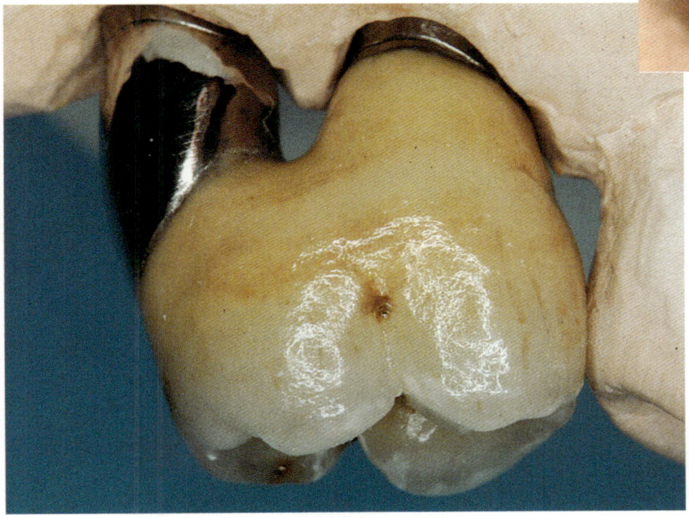

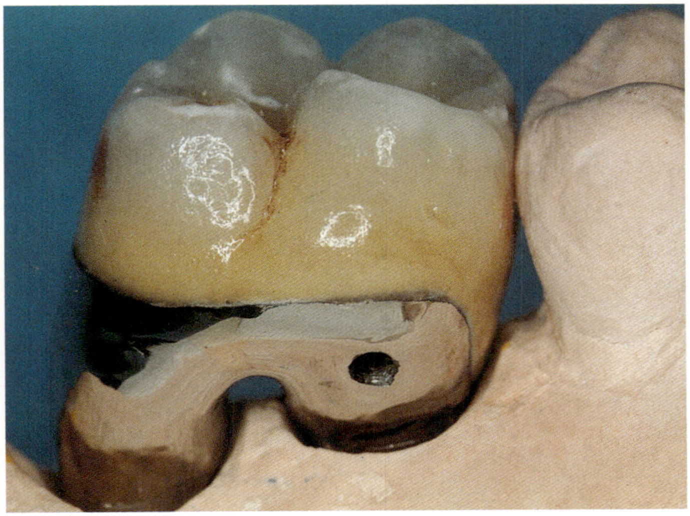

Abb. 75 und 76 Die bukkale und palatinale Ansicht der fertiggestellten Krone. Funktion und Ästhetik sind kein Widerspruch.

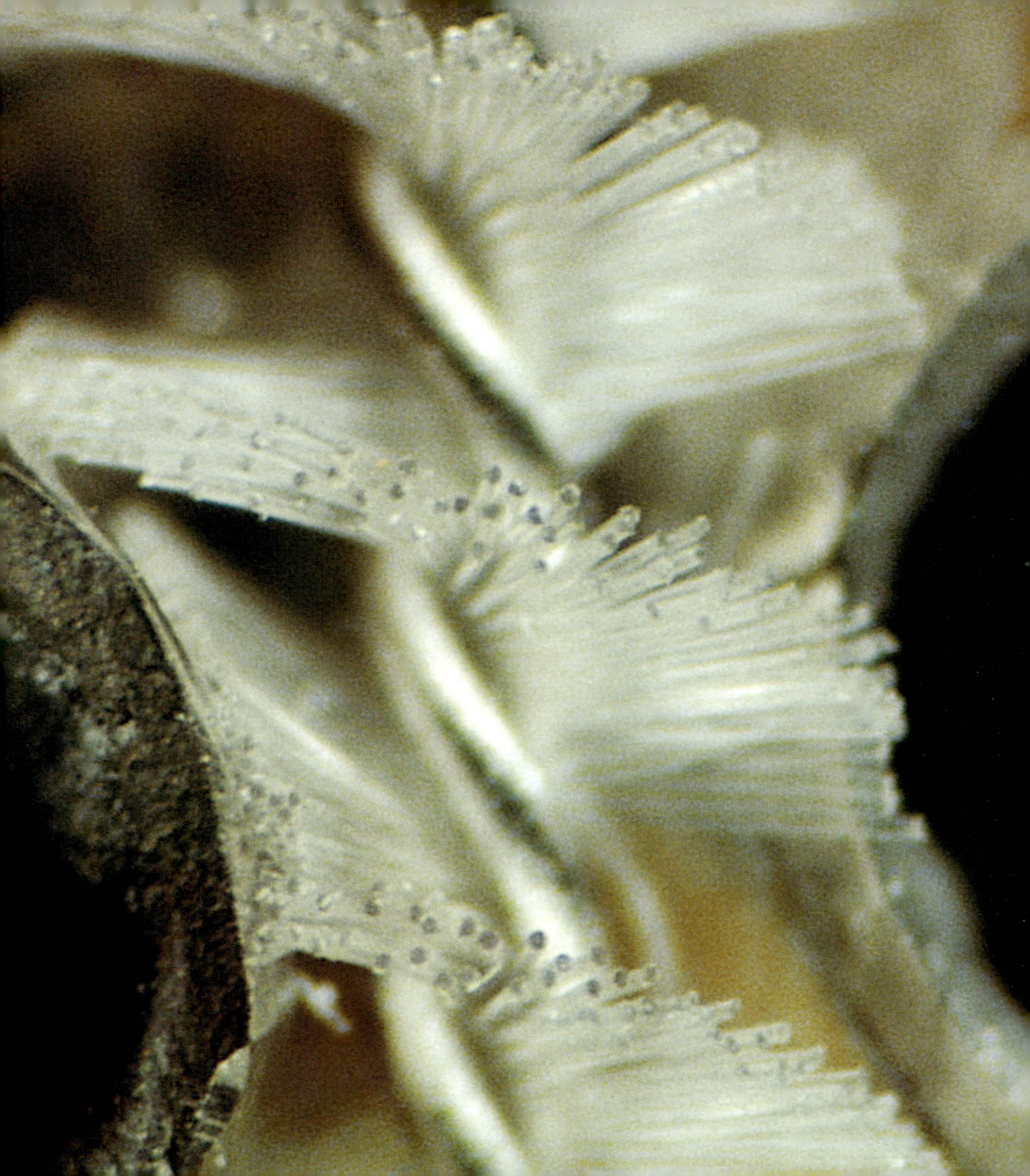

Kapitel IV

Fallbeispiele implantatgetragener Einzelzahnkronen

Im folgenden Kapitel möchte ich vier Fallbeispiele implantatgetragener Einzelzahnversorgungen vorstellen, um mein diesbezügliches Vorgehen an jeweils konkreten Patientenfällen zusammenhängend erläutern zu können.

Der erste vorgestellte Fall betrifft einen Frontzahnersatz und beschreibt eine Restauration auf der Basis eines Sofortimplantates in regio 12.

Beim zweiten Patientenfall wurde ebenfalls ein implantatgetragener Frontzahn rekonstruiert. Die besondere Herausforderung lag in der erheblichen Inklination des Pfeilers und dem außerordentlich geringen Platzangebot.

Beim dritten Patientenfall wird das Prozedere bei mehrwurzligen Molaren mit Insertion zweier Implantate am Beispiel eines oberen Molaren in regio 16 beschrieben.

Der letzte vorgestellte Fall zeigt die Vorgehensweisen auf, wenn an einem Molaren in regio 16 die Implantat-Basis aus nur einem Implantat besteht.

Fall 1: Ein Sofortimplantat als Frontzahnersatz

Das Sofortimplantat ist eine immer beliebter werdende Variante in der Implantologie [27–31]. Die Belastung für den Patienten wird in der einschlägigen Fachliteratur wegen der damit einhergehenden kürzeren Behandlungsprozesse überwiegend als geringer beurteilt und auch im ästhetischen Potential bieten sich hier einige Vorteile an. Das gingival-approximale Weichgewebe entspricht unmittelbar nach der Extraktion noch sehr einem anatomisch optimalen Emergenzprofil und der Behandler findet in den meisten Fällen durch die noch erhaltene Alveole eine anatomisch günstige sagittale Insertionsrichtung für das Implantat. Beide Aspekte bereiten dem Techniker sehr gute Ausgangslagen, die dem ästhetischen Ergebnis zugute kommen sollten.

Nach der Extraktion eines Zahnes stellt sich oft das Problem, dass unabhängig von der Höhe des zirkulären Knochenniveaus die meist recht schmale vestibuläre Lamelle nach bereits kurzer Zeit verloren geht. Dies verändert dann konkav die topografische Gewebestruktur und es bedarf dann wieder mitunter recht umfangreicher Anstrengungen aller Beteiligten um dies natürlich konvex zu restaurieren. Diese Problematik lässt sich durch ein Sofortimplantat meist vermeiden, denn das inserierte Implantat stützt die umgebende Knochenstruktur und verhindert damit solche Veränderungen.

Nach meist 4 bis 6 Monaten der primären Einheilzeit kann die zweite Behandlungsphase beginnen und nach weiteren 4 bis 6 Wochen Heilung kann die fertige Prothetik eingesetzt werden. Treten während der Einheilzeit allerdings Perforationen der Schleimhaut auf und liegt das inserierte Implantat teilweise frei, müssen Gewebeverluste mit geeigneten Behandlungsmaßnahmen wie der gesteuerten Geweberegeneration (GTR, guided tissue regeneration) rekonstruiert werden [32–34].

Der folgende Patientenfall beschreibt ein solches chirurgisches Vorgehen zeitgleich mit der Implantation. Darüber hinaus wird ein Behandlungsschema vorgestellt, wobei wiederum die provisorische Krone einen großen Anteil an den Konditionierungsmaßnahmen zur Erlangung einer optimierten Weichgewebsemergenz hat. Bei diesem Patientenfall werden die laborseitigen Arbeitsschritte der individualisierenden Bearbeitung von Aufbauten und metallkeramischer Krone explizit dargestellt.

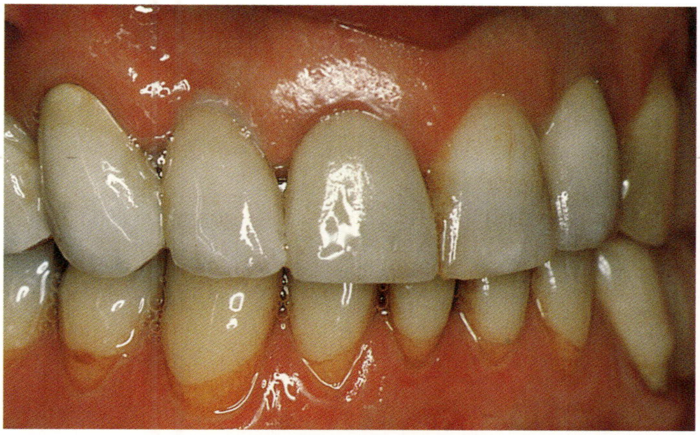

Abb. 1 Der etwa 50jährige Patient präsentierte sich in der Praxis mit einem frakturierten seitlichen Schneidezahn regio 12, der nicht zu retten war

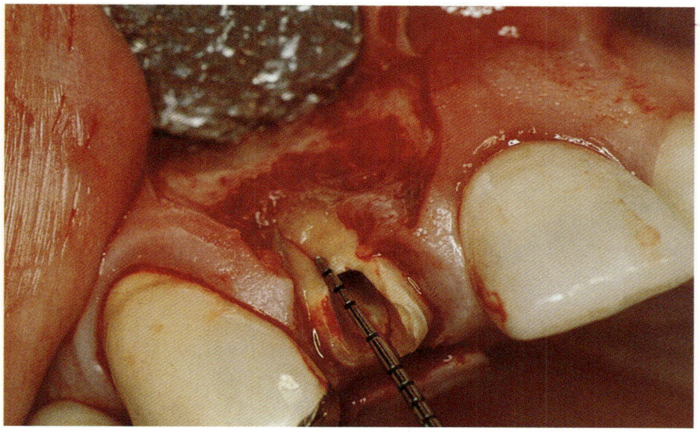

Abb. 2 Die Frakturlinie ist deutlich zu erkennen. Als therapeutisches Konzept entschloß man sich zur Extraktion des Zahnes und einer Versorgung durch ein Sofortimplantat.

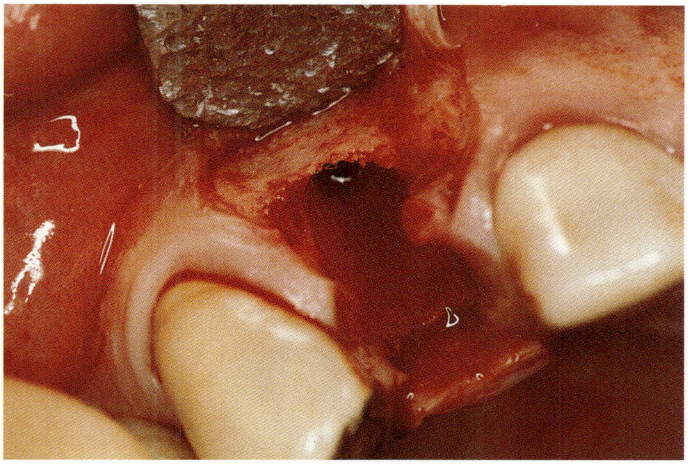

Abb. 3
Es wurde ein FRIALIT®-2-Implantat ausgewählt

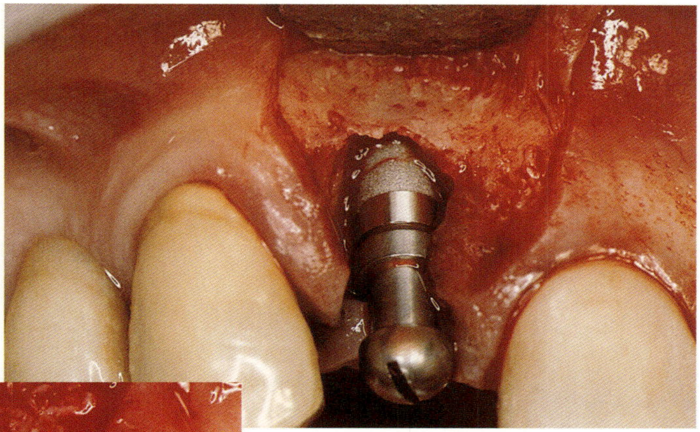

Abb. 4 Nach der sofortigen Insertion des Implantats ist dessen freiliegender Bereich zu erkennen, der nicht wie notwendig von knöchernem Gewebe bedeckt ist

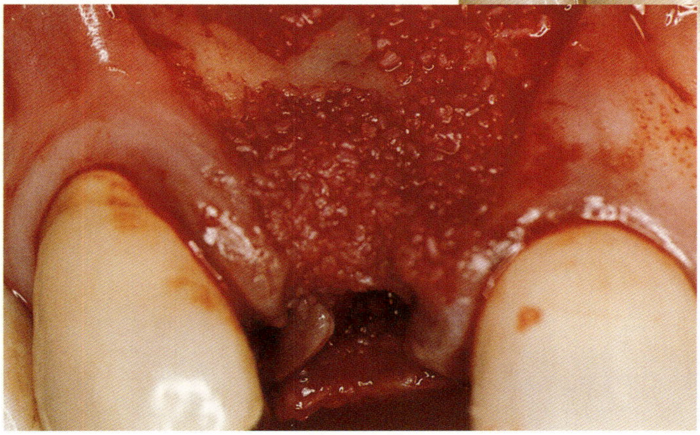

Abb. 5 Zur Rekonstruktion des Defektes wurde am Hals des Implantats dekalzifiziertes und lyophilisiertes Knochenmaterial (DFDBone) aufgetragen

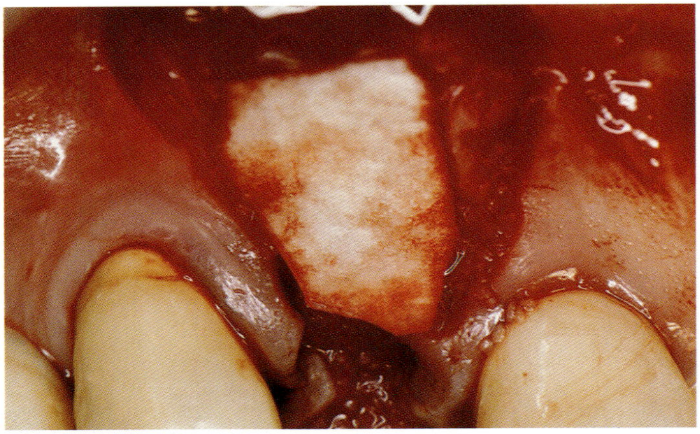

Abb. 6 Das DFDBone-Material wird mit einer Membran aus Kollagen (Paroguide, Coletica) sorgsam abgedeckt

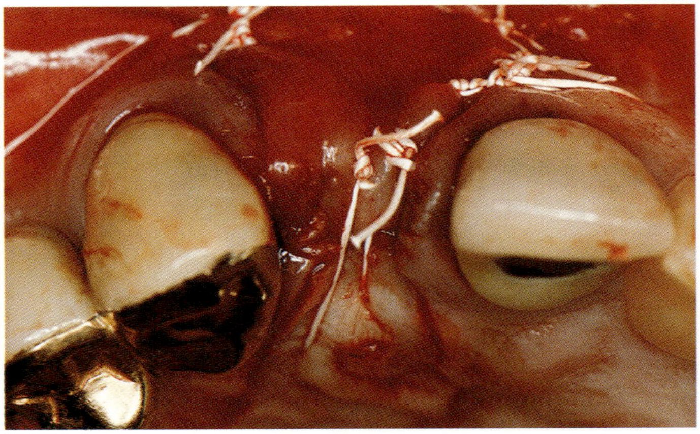

Abb. 7 Der geöffnete Bereich wird mit dem abgeklappten Schleimhautlappen wieder verschlossen und vernäht

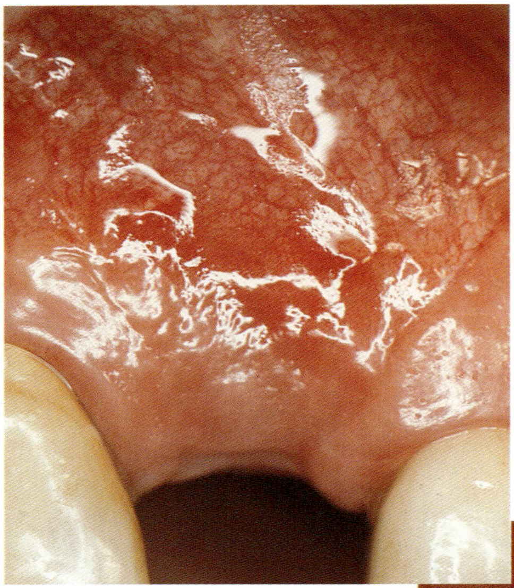

Abb. 8 Einheilung nach neunmonatiger Abheilzeit

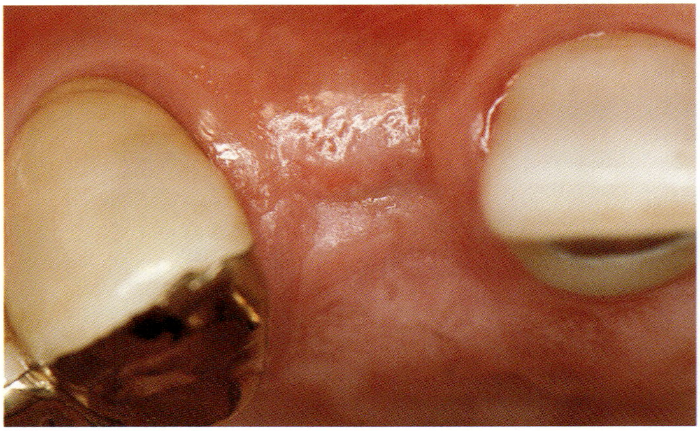

Abb. 9 Während dieser Phase der Heilung trug der Patient eine abnehmbare Prothese, die keinen Kontakt zu dem betroffenen Weichgewebe hatte. Es zeigt sich der deutliche Erfolg dieser Maßnahmen.

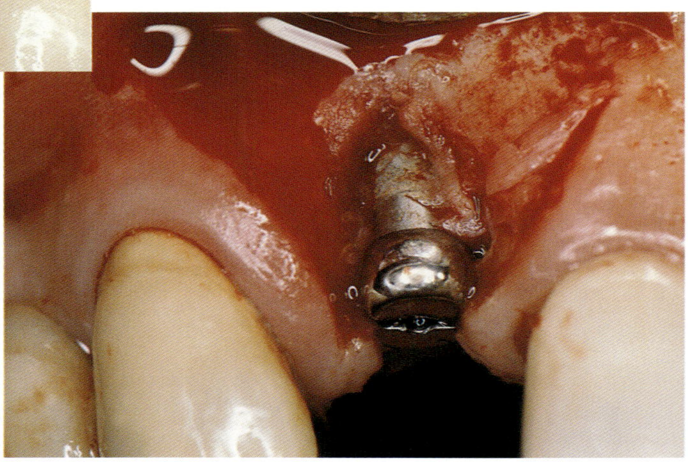

Abb. 10 In einer zweiten chirurgischen Behandlung wurde der hier erkennbare Knochendefekt augmentativ korrigiert, um eine konvex und natürlich wirkende Topografie des Weichgewebes zu erzielen

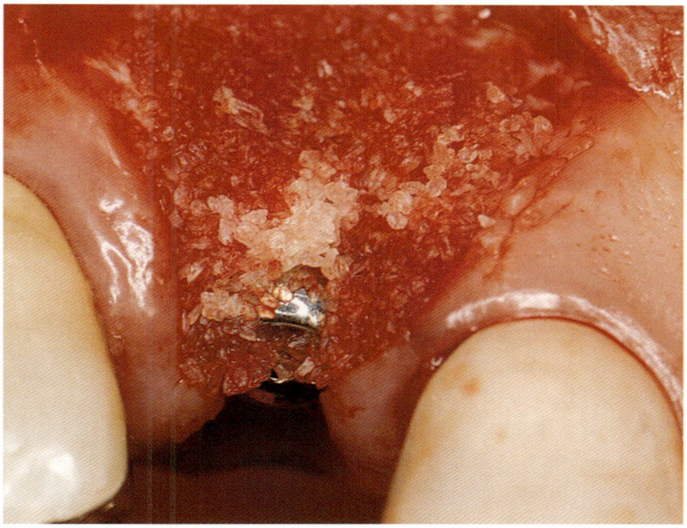

Abb. 11 Es wird DFDBone in den geschädigten konkaven Bereich eingebracht

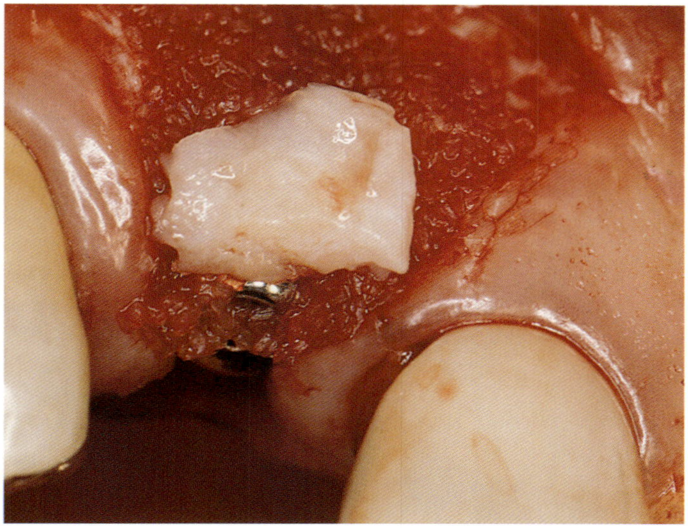

Abb. 12 DFDBone wird mit einem Bindegewebstransplantat abgedeckt

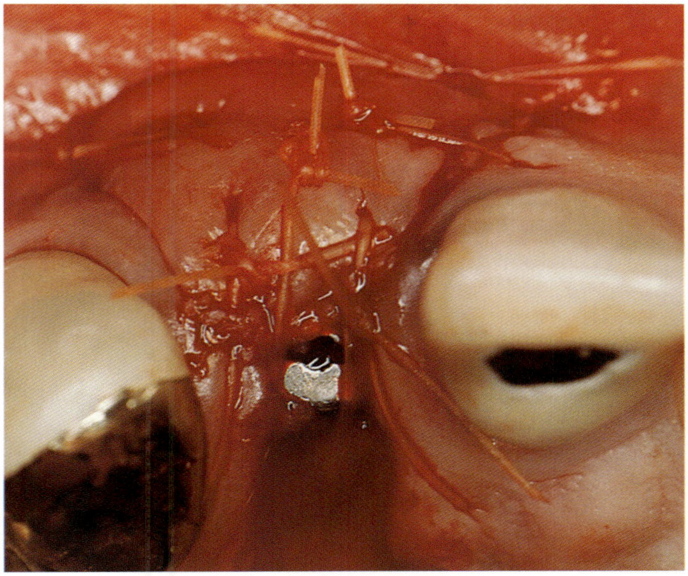

Abb. 13 Zustand nach Nahtverschluß

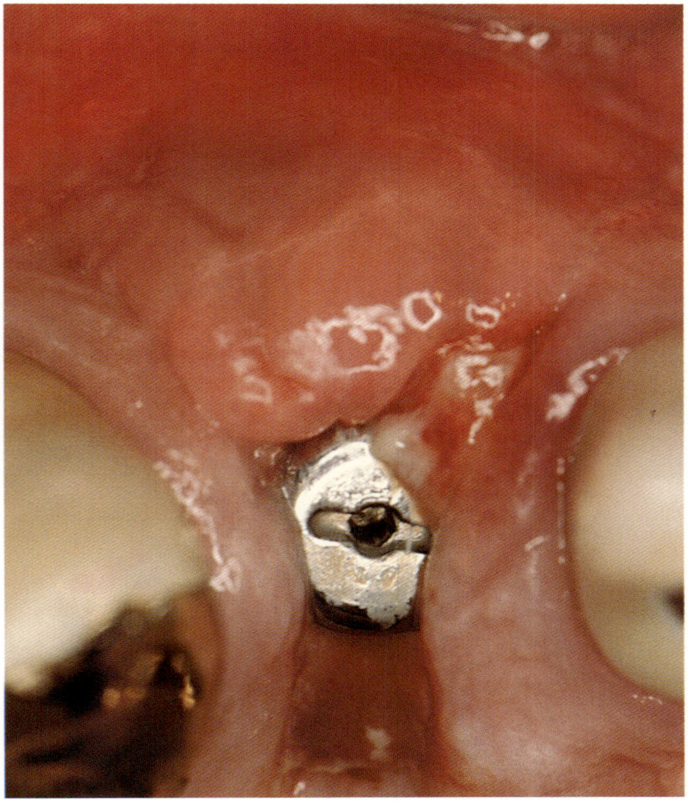

Abb. 14 Eine Woche danach zeigt sich bereits, daß die Kontur des Weichgewebes deutlich physiologischer geworden ist, als sie vor dem Eingriff war

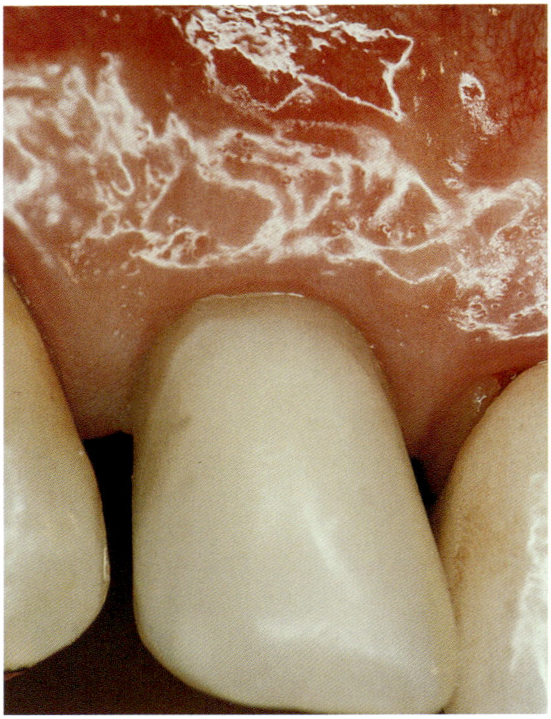

Abb. 15
Das Weichgewebe des Emergenzprofils wird durch eine provisorische Krone erhaltend konditioniert. Mit dieser Krone auf dem Aufbau wird dann später die Abformung vorgenommen, um das vorhandene Emergenzprofil auf das Modell übertragen zu können. Die Konditionierung des Gewebes durch das Provisorium sollte mindestens 3 Monate kontrollierend und korrigierend begleitet werden.

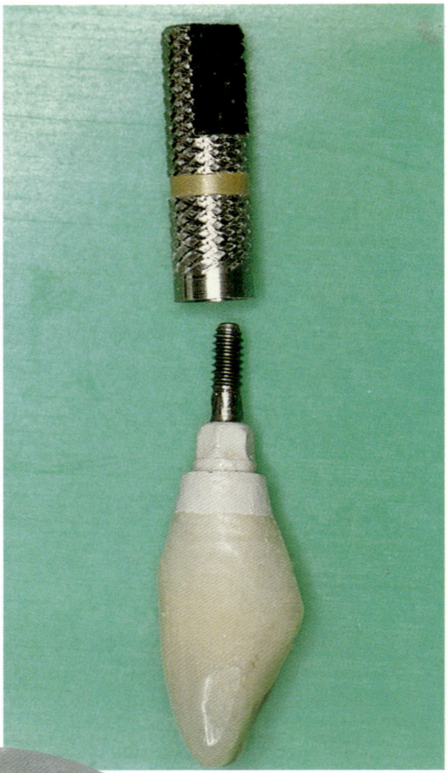

Abb. 16
Das verwendete FRIALIT®-2-Laborimplantat

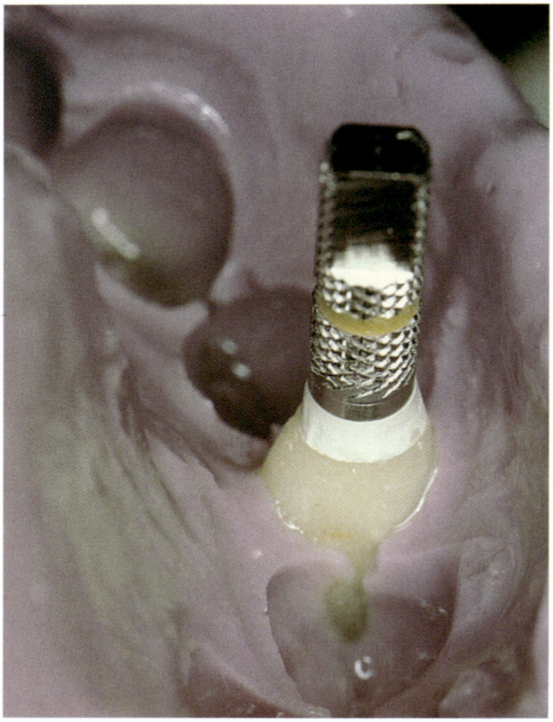

Abb. 17
Die Abformung und die dabei miterfaßte provisorische Krone. In diese Krone wird das Laborimplantat sorgfältig fixiert, bevor das Meistermodell hergestellt wird.

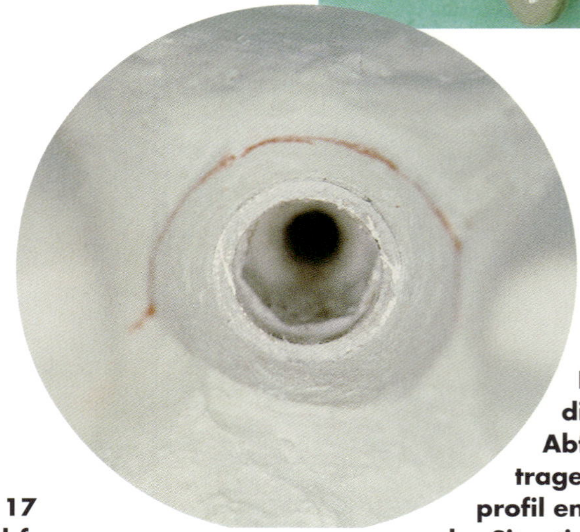

Abb. 18
Das durch die besondere Abformung übertragene Emergenzprofil entspricht genau der Situation des Patienten

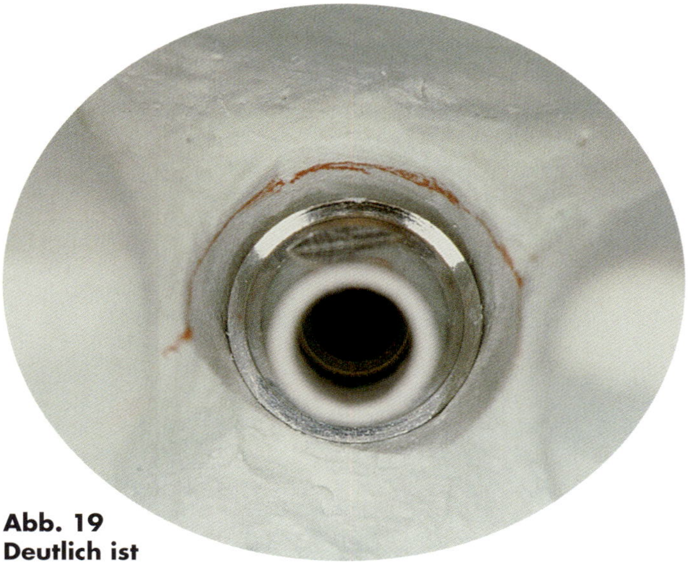

Abb. 19
Deutlich ist eine Diskrepanz zu erkennen: Mit einem konfektionierten Aufbau wären wir der Situation nicht gerecht geworden

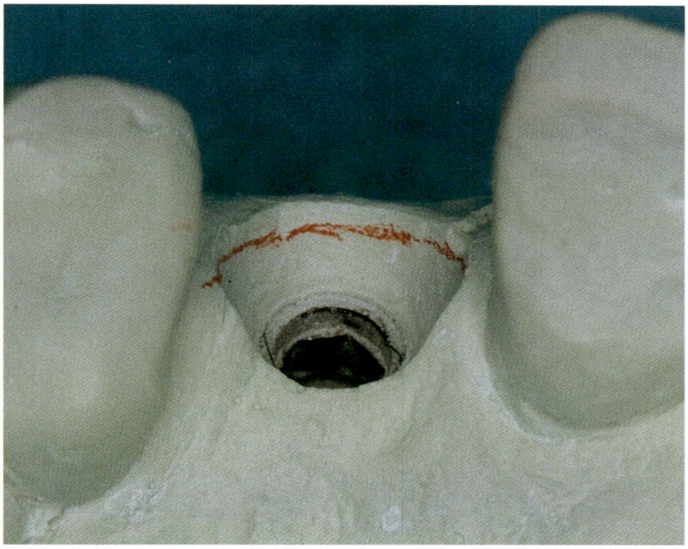

Abb. 20 Die vom Behandler auf dem Abdruck mit einem Stift markierte „Sulkustiefe" wurde auf das Meistermodell übertragen

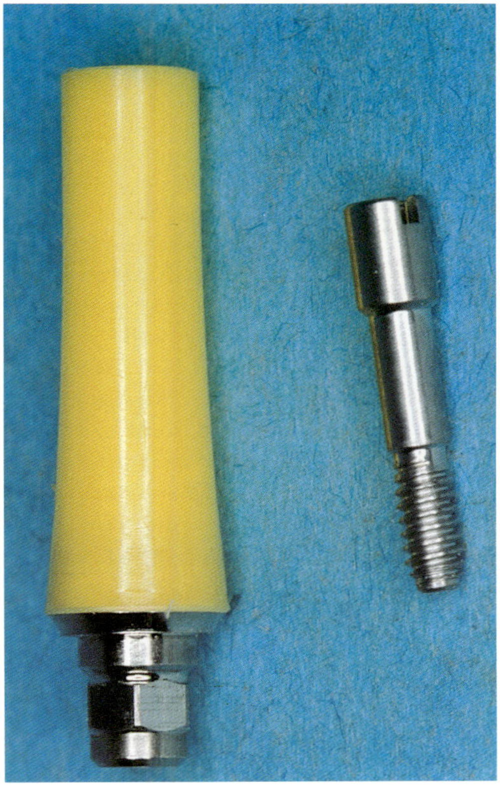

Abb. 21 Der in diesem Fall für optimal erachtete Aufbau FRIALIT®-2 AuroBase. Es besteht aus einem angußfähigen Frästeil zur Implantatverbindung und einem Oberbau aus rückstandslos verbrennbarem Kunststoff (Polyoxymethylen). Damit ist eine umfassende Individualisierung ermöglicht. Die Abmessungen des Aufbaus legt der Techniker aufgrund der anatomischen Gegebenheiten fest.

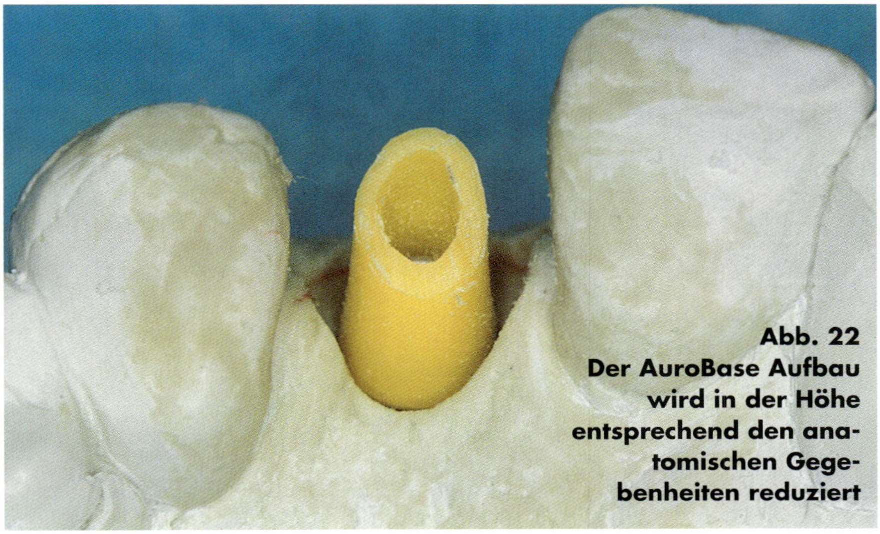

Abb. 22
Der AuroBase Aufbau wird in der Höhe entsprechend den anatomischen Gegebenheiten reduziert

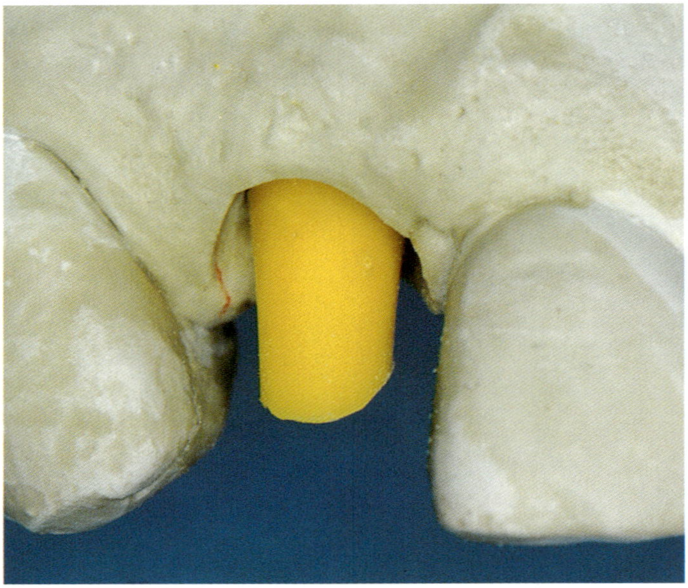

Abb. 23 Der subgingivale Emergenzbereich der Suprastruktur wird mit Modellierwachs individualisiert. Dann wird eine komplette Krone modelliert und davon ein vestibulärer und palatinaler Silikonschlüssel angefertigt.

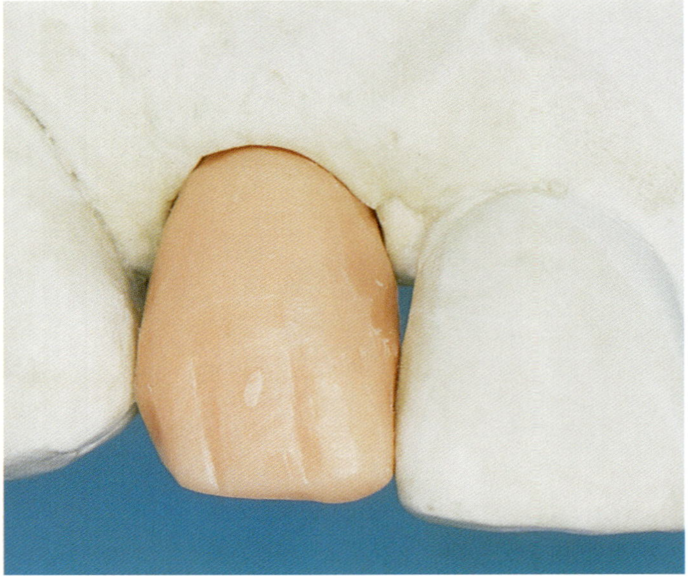

Abb. 24 Die komplett modellierte Krone wird abgenommen und als Stumpfaufbau mittels der davon genommenen Silikonwälle reduziert. Vestibulär und approximal endet der Stumpfaufbau etwa 1mm unter der Zahnfleischgrenze. Palatinal bleibt er aus pflegehygienischen Gründen sowie um den Zement leichter entfernen zu können, supragingival.

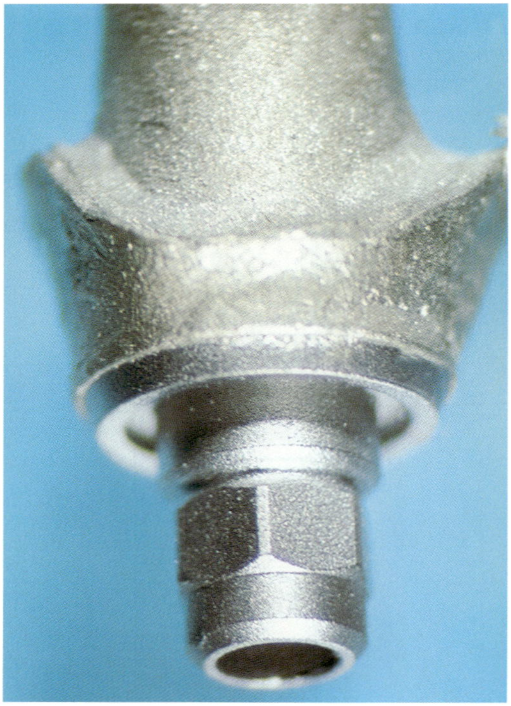

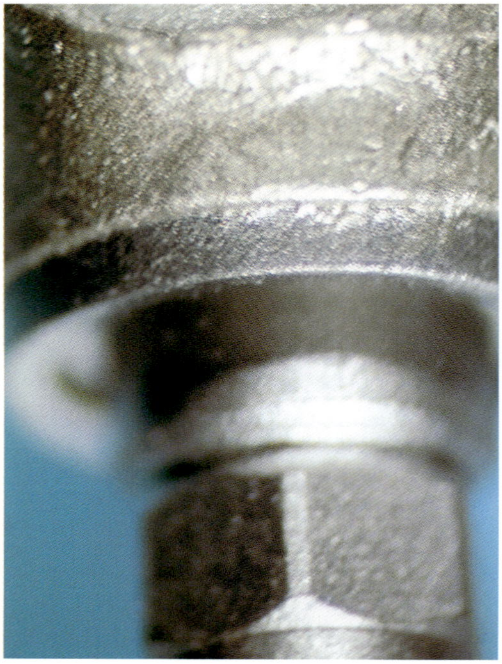

Abb. 25 und 26
Nach dem Gießen mit einer hochschmelzenden Legierung (hier mit einem Schmelzintervall von 1130 bis 1280°C) wird der Aufbau sorgfältig unter dem Mikroskop geprüft und dann ausgearbeitet. Es entspricht jetzt genau dem Emergenzprofil des Patienten, das wir vorher durch das Provisorium am Patienten konditioniert haben.

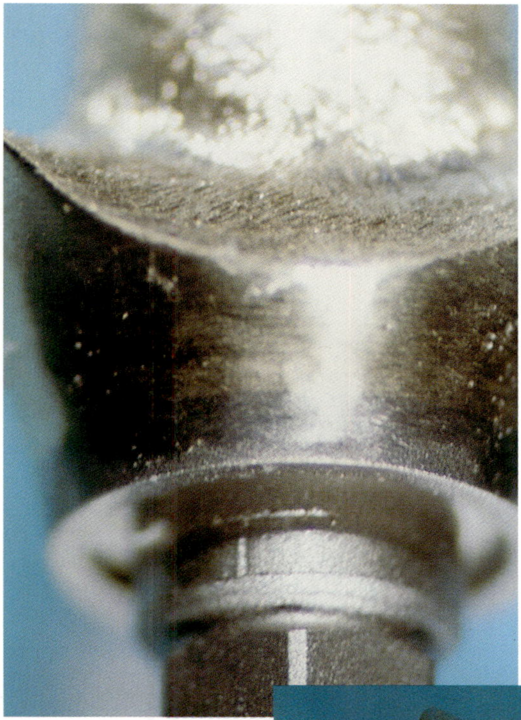

Abb. 27 und 28
Während aller Vorgänge der Bearbeitung muß gewährleistet bleiben, daß die gefräste Passung des Aufbaus zum Implantat in keiner Weise durch Schleifkörper oder Strahlmittel geschädigt wird

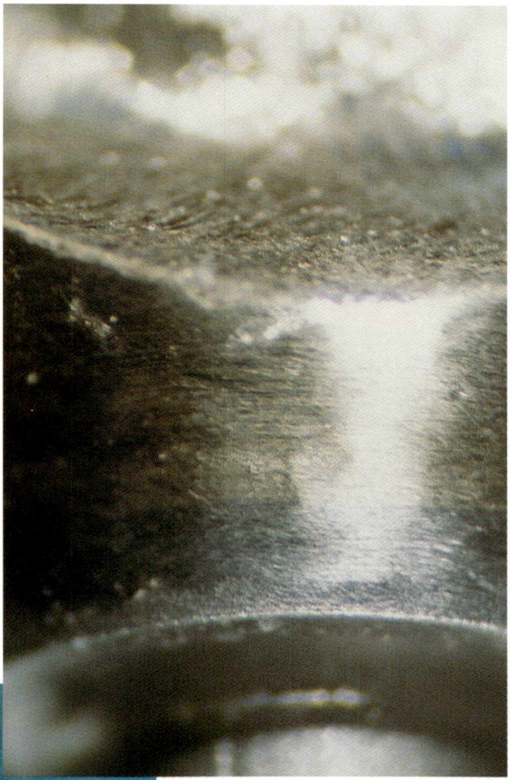

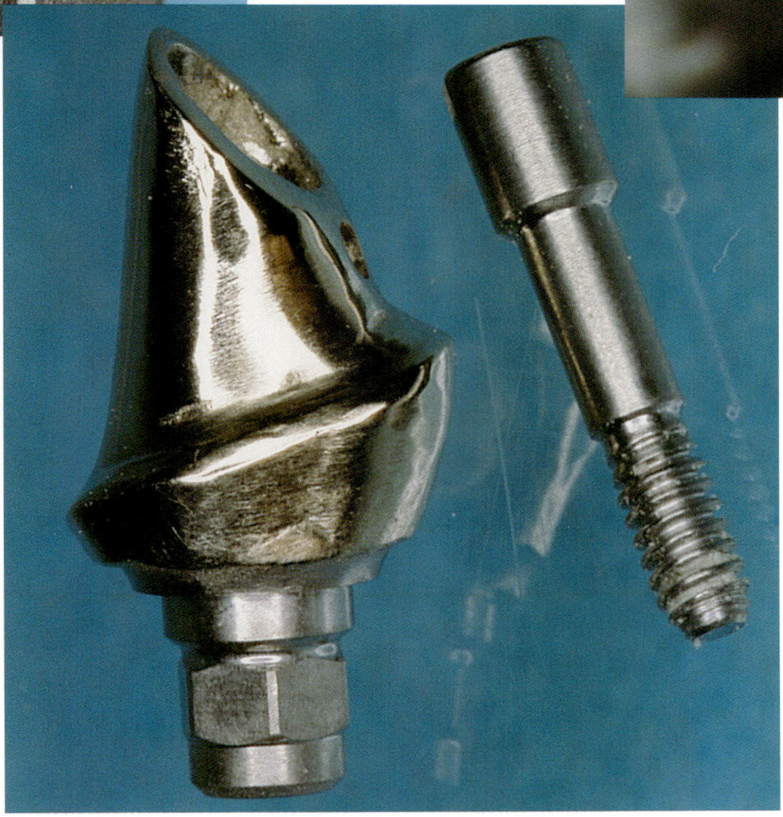

Abb. 29
Der fertiggestellte individualisierte Aufbau ...

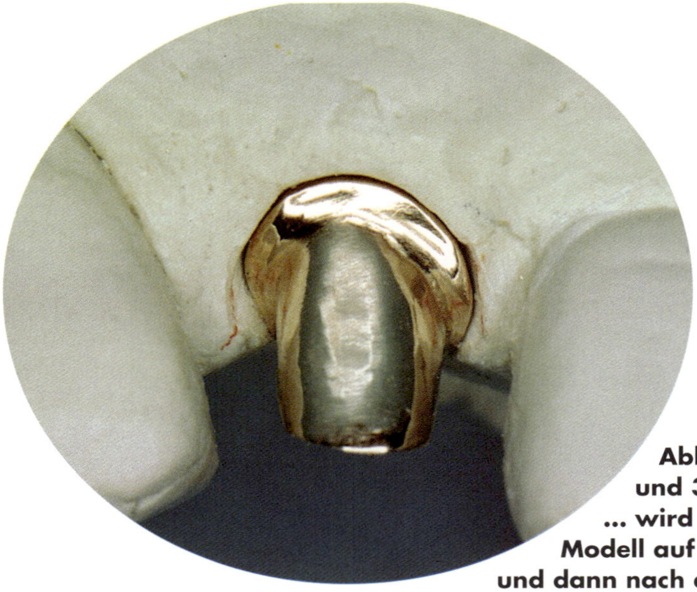

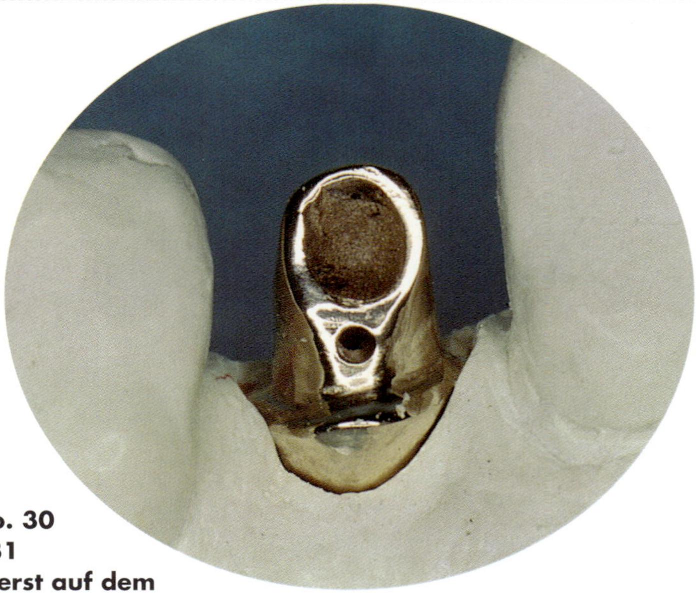

Abb. 30 und 31 ... wird erst auf dem Modell auf perfekten Sitz überprüft und dann nach einer finalen Kontrolle durch Einprobe am Patienten vergoldet, um für die metallkeramische Verblendung eine lichtspezifisch wärmere Umgebung zu schaffen. Dies verbessert auch die gingivale Lichtversorgung und damit die allgemeine ästhetische Wirkung der prothetischen Versorgung.

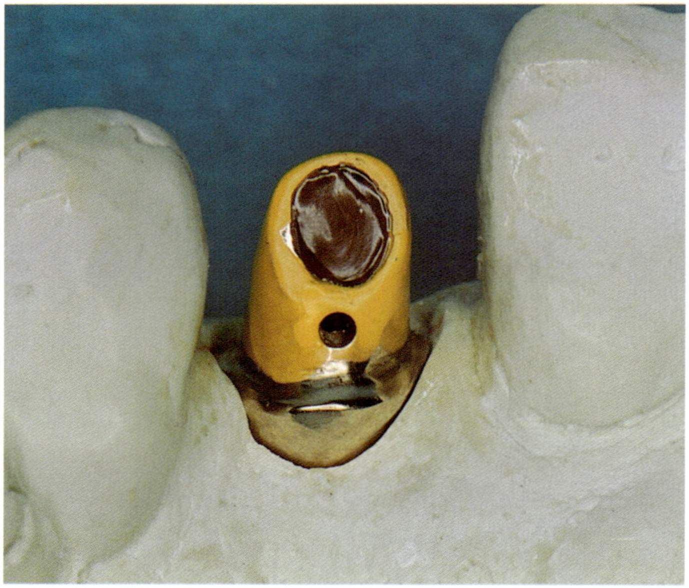

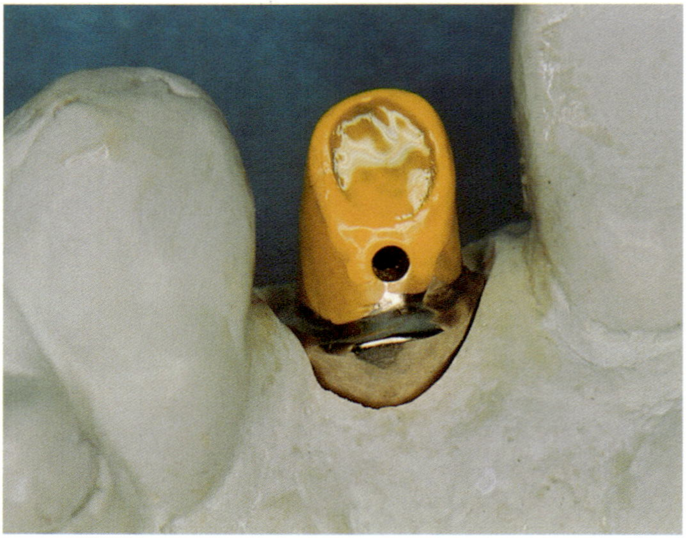

Abb. 32 und 33 Der Aufbau wird auf dem Modell mit einem Distanzlack überzogen, der als Platzhalter für die Zementierung dient. Die letzten 2 mm zum Kronenrand bleiben als Bereiche besonderer Passung zirkulär unbedeckt. Natürlich werden vorher die Löcher des Pfostens mit Klebewachs verschlossen.

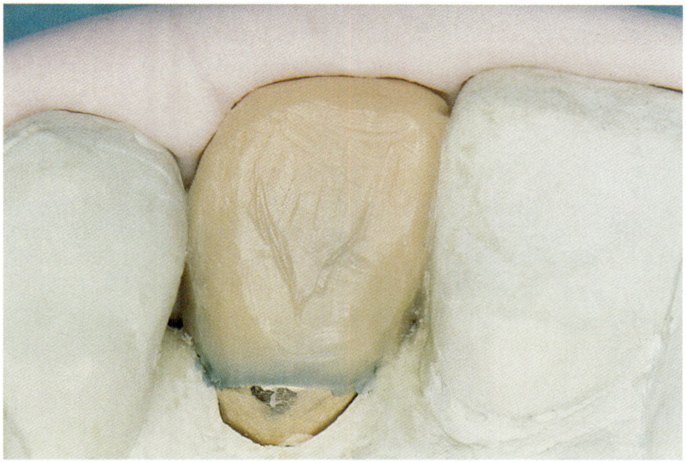

Abb. 34 Auch hier wird wieder die Wachsmodellation erst vollständig durchgeführt, um diese dann auf ein Gerüstkäppchen zu reduzieren und anschließend in einer Aufbrennlegierung zu gießen. Der vorher angefertigte Silikonwall hilft bei der Reduzierung ein ausgewogenes Verhältnis zwischen Metall und Keramik zu schaffen. Eine gute Voraussetzung für eine ästhetisch anspruchsvolle Schichtung.

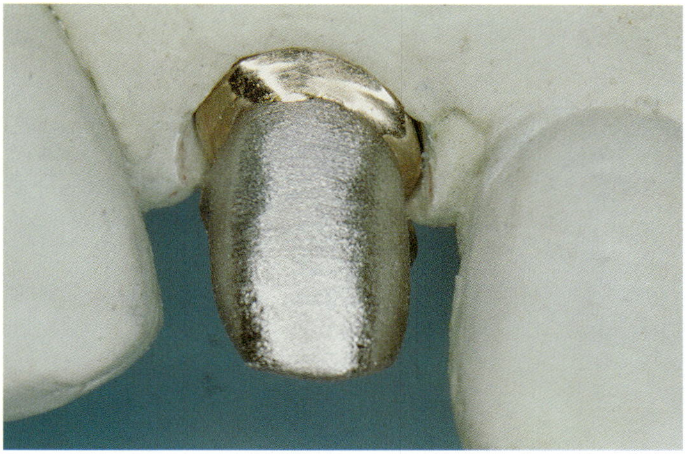

Abb. 35 Das fertige Metallkäppchen ist zur keramischen Verblendung bereit, die in üblicher und gewohnter Weise erfolgen kann. Um die gingival-ästhetische Komponente der Krone zu verbessern, wurde in diesem Fall das Käppchen am Rand um 2 mm reduziert.

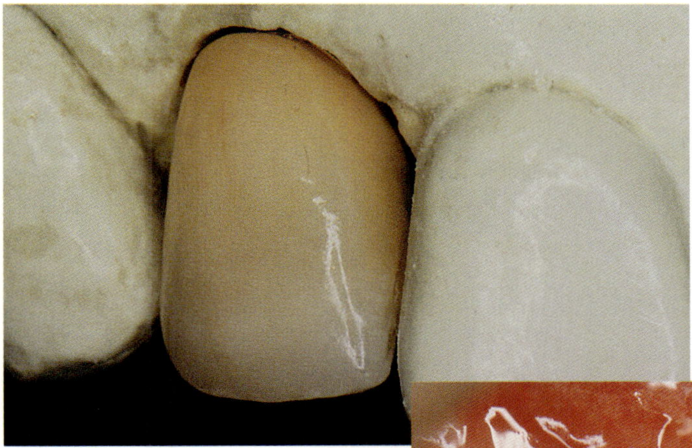

Abb. 36
Die konventionell gebrannte fertige Krone auf dem Meistermodell

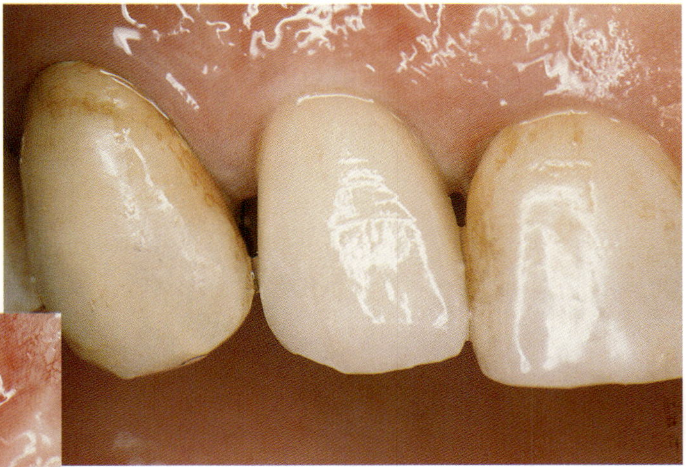

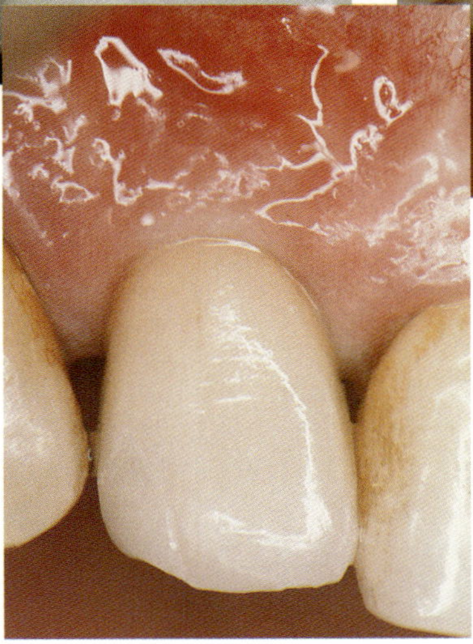

Abb. 37 und 38 Die Krone in situ entspricht leider nicht ganz unseren Vorstellungen: Approximal sind die interdentalen Bereiche unbefriedigend.

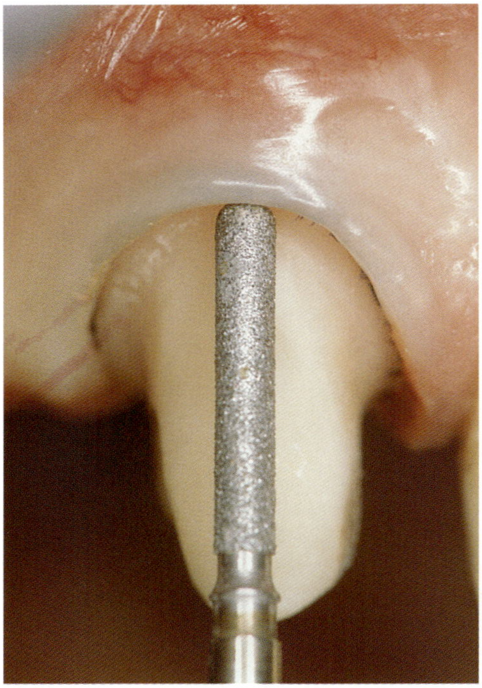

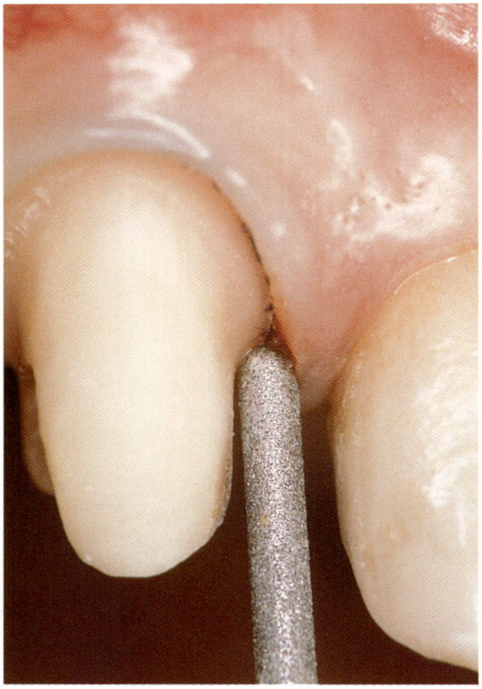

Abb. 39 und 40
Daher wurden die benachbarten Kronen abgenommen und die Zahnstümpfe nachpräpariert. Die Nachpräparation wurde subgingival tiefer angelegt.

Abb. 42
Bewertung der neuen Präparation anhand des Sägemodells ...

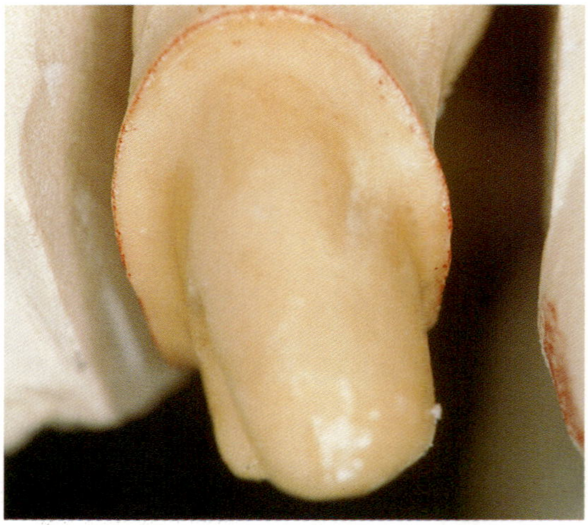

Abb. 41
Auf diese Weise konnten wir ein günstigeres Emergenzprofil realisieren, ohne die Krone faktisch zu verbreitern

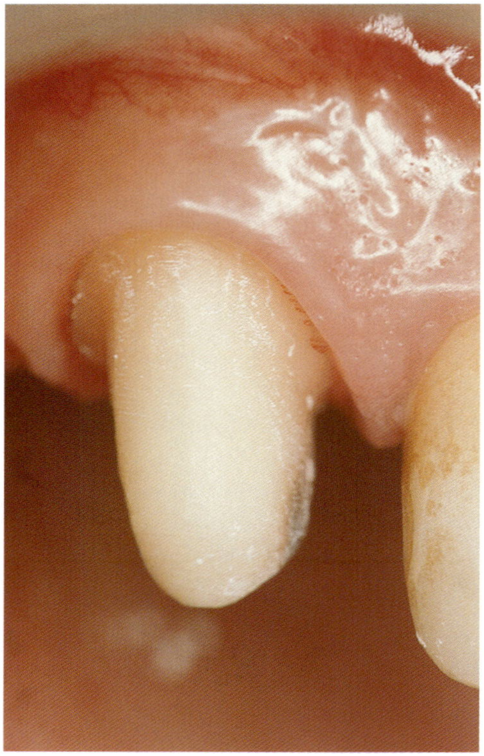

Wie wir gesehen haben, ist die erreichte Situation nicht ganz so befriedigend, wie wir das erwartet haben. Bei aller Mühe und Sorgfalt kommt so etwas dennoch hin und wieder wohl bei jedem von uns einmal vor. Im folgenden Nachspann möchte ich darstellen, wie in diesem Falle vorgegangen wurde, um das Ergebnis zu optimieren.

Die das Implantat umgebenden approximalen Zähne waren hier mit Kronen vorver-

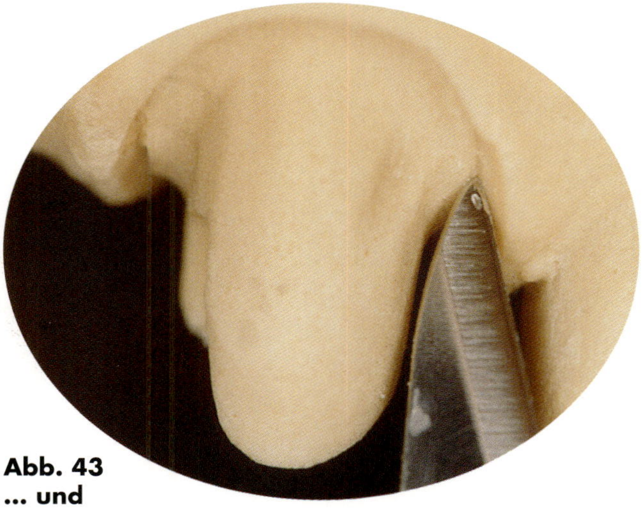

Abb. 43 ... und anhand eines Gingivamodells. Nach geringfügigen Radierungen ...

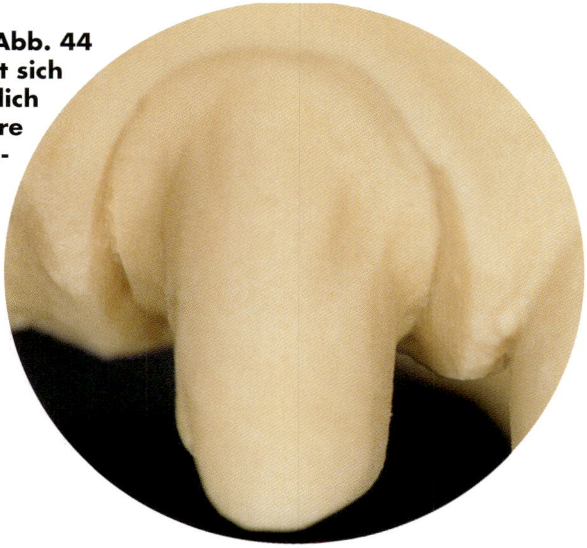

Abb. 44 ... präsentiert sich eine deutlich bessere Ausgangssituation für die prothetische Versorgung.

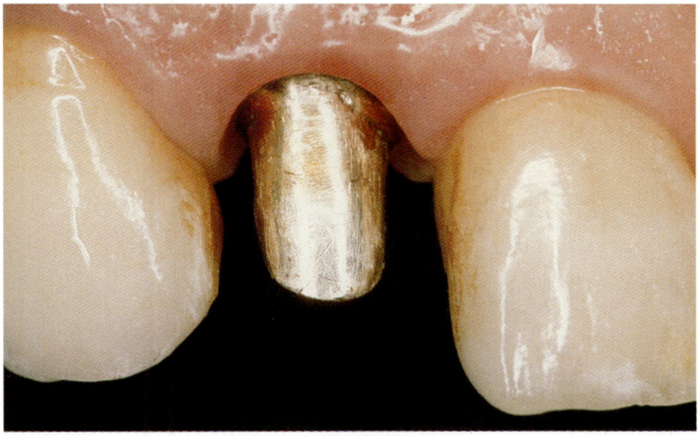

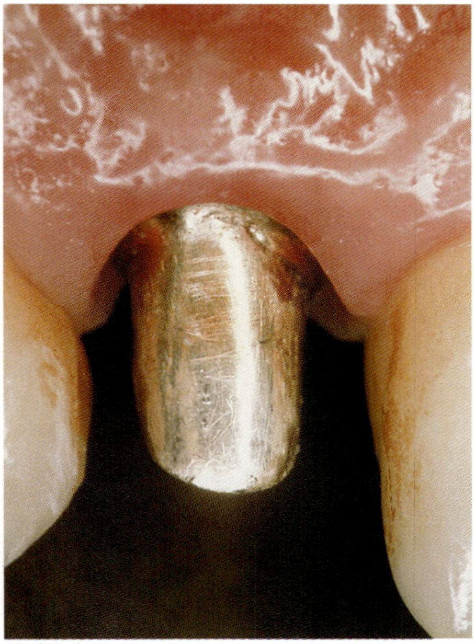

Abb. 45 und 46 Die neu erstellten Kronen konditionierten durch ihr verbessertes Emergenzprofil das interdentale Zahnfleisch so, daß ein natürlicher gingivaler Verlauf erreicht werden konnte

sorgt und so bot sich eine recht elegante Korrektur an, ohne den Implantatzahn ästhetisch verunstalten oder noch weitreichendere Maßnahmen angehen zu müssen.

Die Kronen wurden abgenommen und die Zahnstümpfe nachpräpariert. Diese Nachpräparierung wurde subgingival tiefer angelegt (Abb. 39 und 40), um ein anderes Emergenzprofil realisieren zu können (Abb 41 bis 44), ohne die Krone faktisch zu verbreitern [35–41].

Die dann neu erstellten Kronen konditionierten durch ihr verbessertes Emergenzprofil das interdentale Zahnfleisch so (Abb. 45 und 46), daß ein natürlicher gingivaler Verlauf erreicht werden konnte.

Mit dem Ergebnis waren wir und der Patient zufrieden (Abb. 47 bis 49).

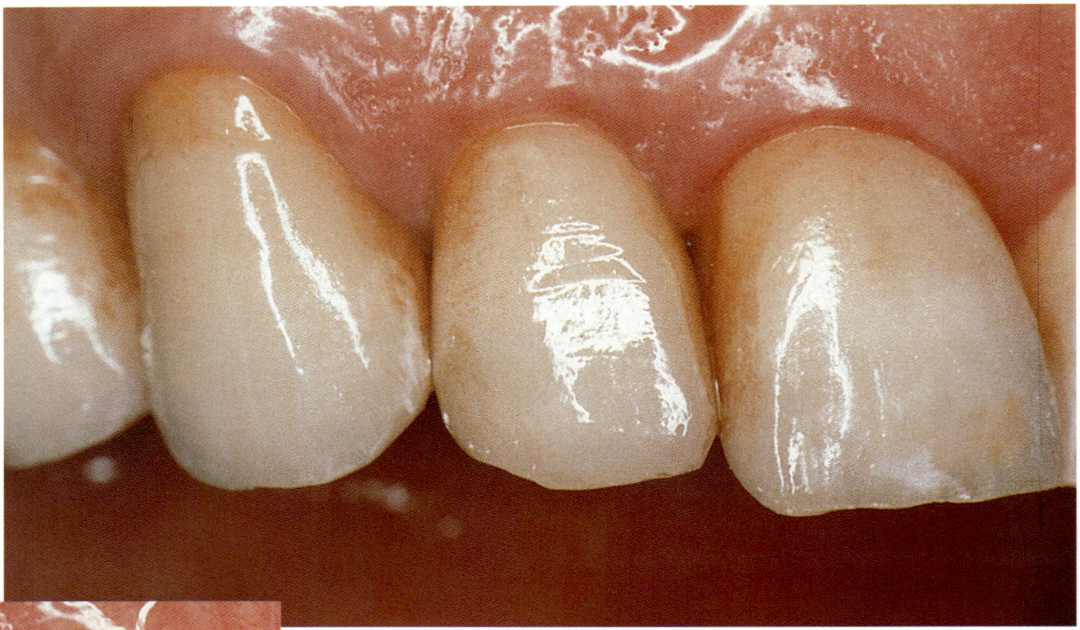

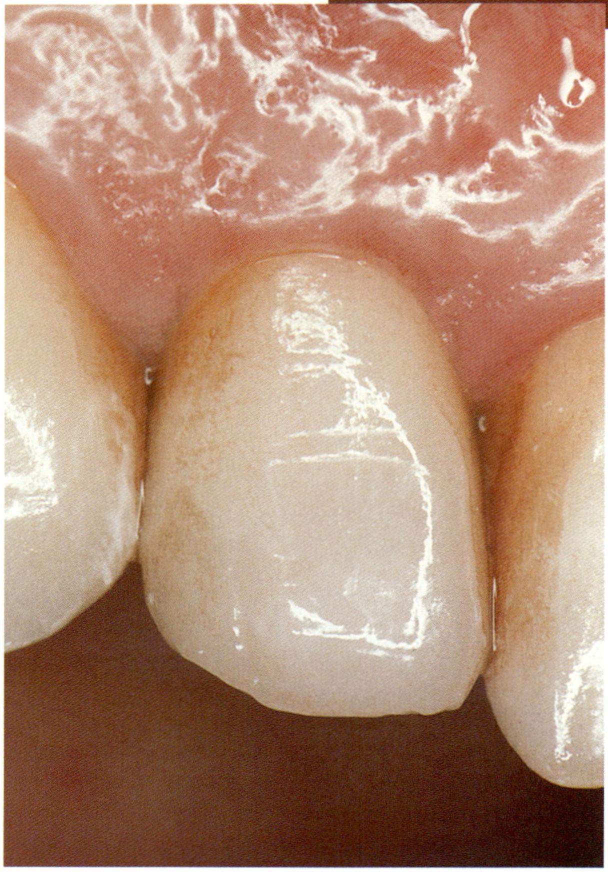

Abb. 47 und 48
Die ehemals „schwarzen Löcher" sind weitgehend geschlossen und die Papillen füllen den Interdentalraum wieder naturkonform aus. So konnte die Situation belassen werden.

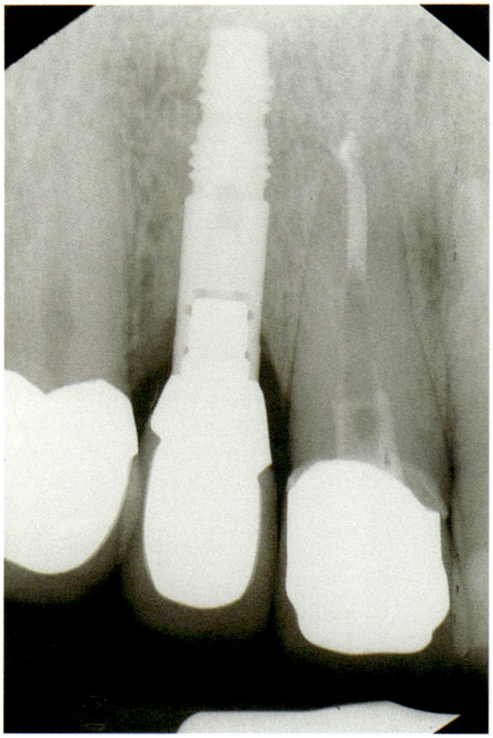

Abb. 49
Der röntgenologische Endbefund

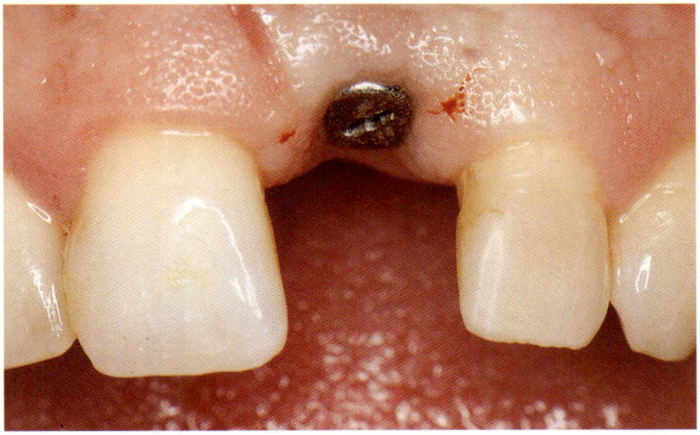

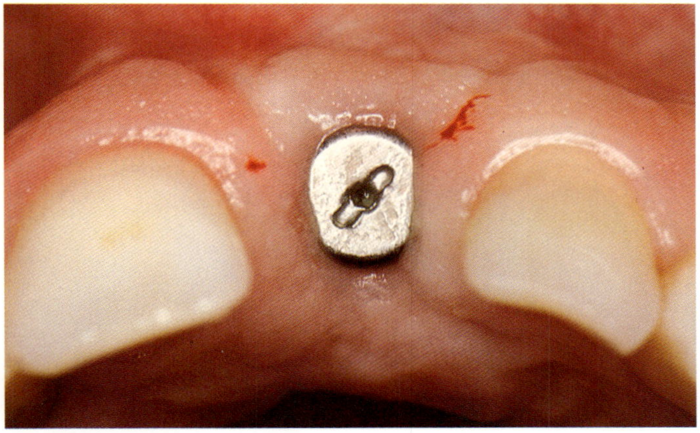

Abb. 50 und 51 Die Ausgangssituation nach erfolgter Implantation

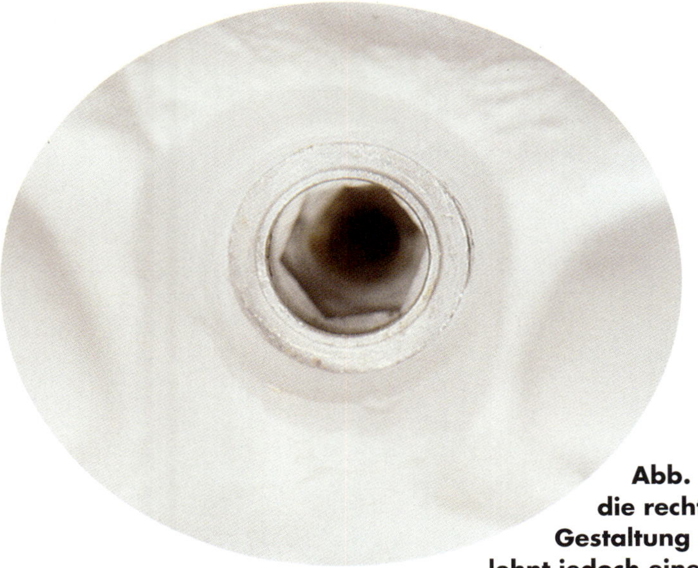

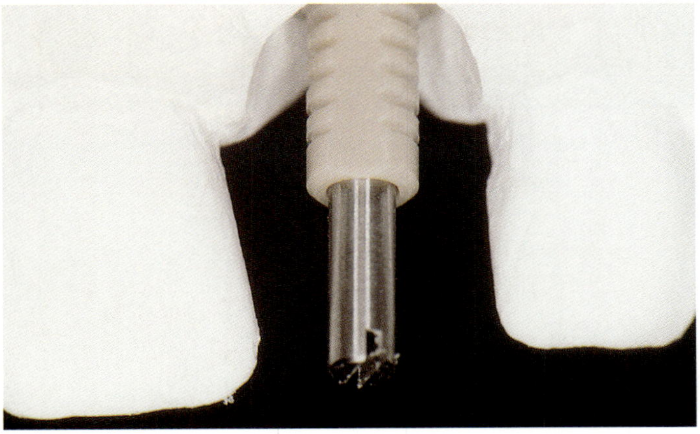

Abb. 52 und 53 Bei der Modellanalyse wird deutlich, daß die recht schmale Frontzahnlücke der korrekten anatomischen Gestaltung der Frontzahnkrone im Weg stehen wird. Der Patient lehnt jedoch eine kieferorthopädische Behandlung zur Verbesserung des Platzangebotes ab. Nachteilhaft ist auch, daß das Implantat weit unterhalb des Gingivalsaumes der natürlichen Zähne austritt.

Fall 2: Implantatgetragene Frontzahnkronen unter schwierigen klinischen Bedingungen

In diesem Patientenfall sind so ziemlich alle Schwierigkeiten enthalten, die einem Zahntechniker schlaflose Nächte bereiten können: Ein im Verhältnis zu den Nachbarzähnen zu tief liegendes Emergenzprofil, stark nach vestibulär angulierte Implantatpfeiler und zu allem Überfluß eine deutlich zu enge Frontzahnlücke. Der 35jährige Patient wollte trotzdem optimal versorgt werden. Er hatte schon frühzeitig seinen linken Frontzahn verloren und kam mit hoher Erwartungshaltung in die Praxis.

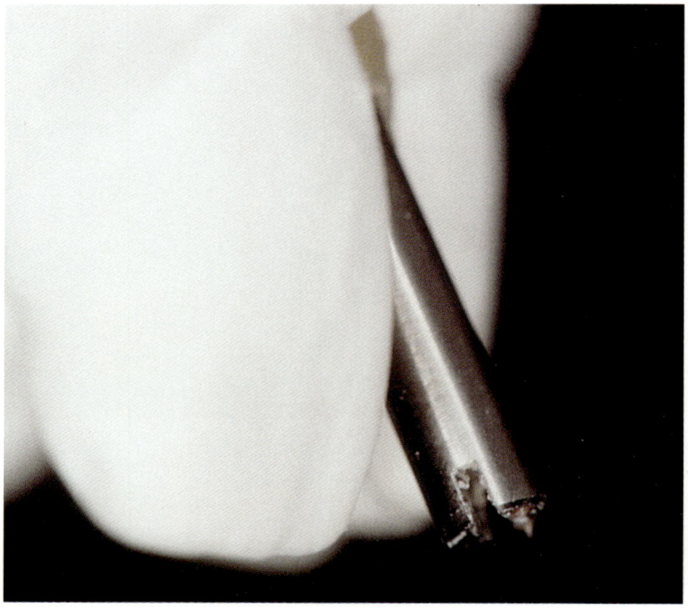

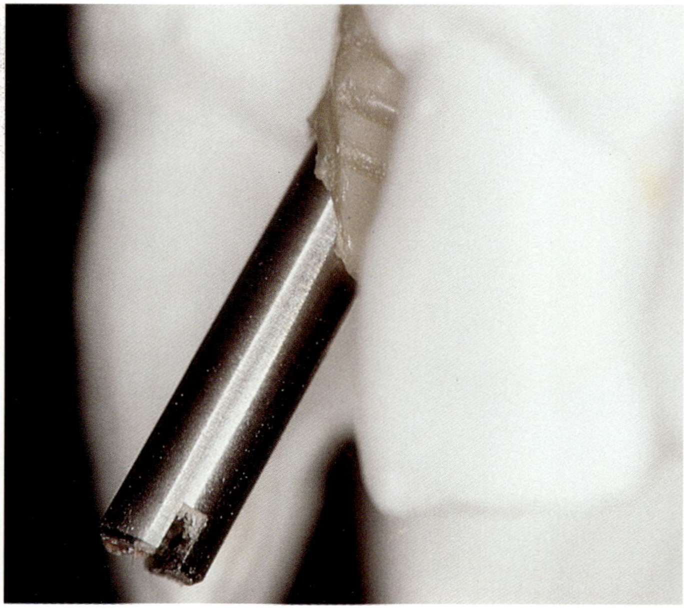

Abb. 54 und 55 Auch die vestibuläre Inklination des Implantates ist extrem ungünstig

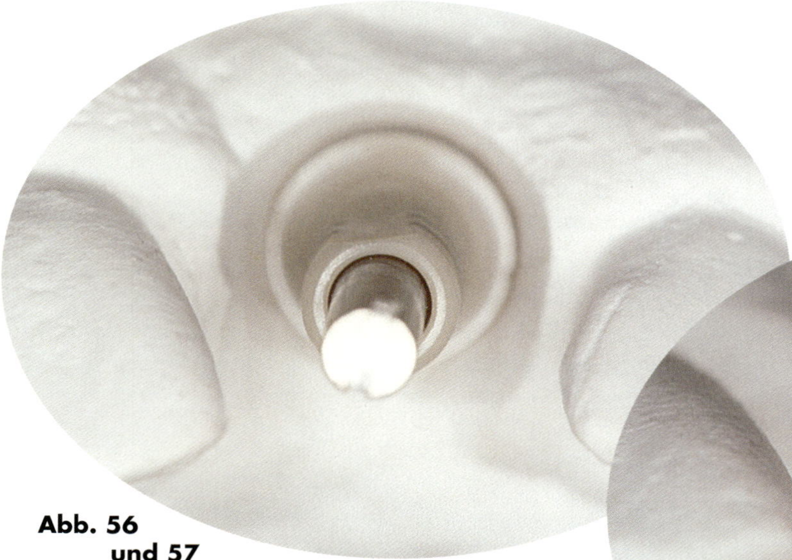

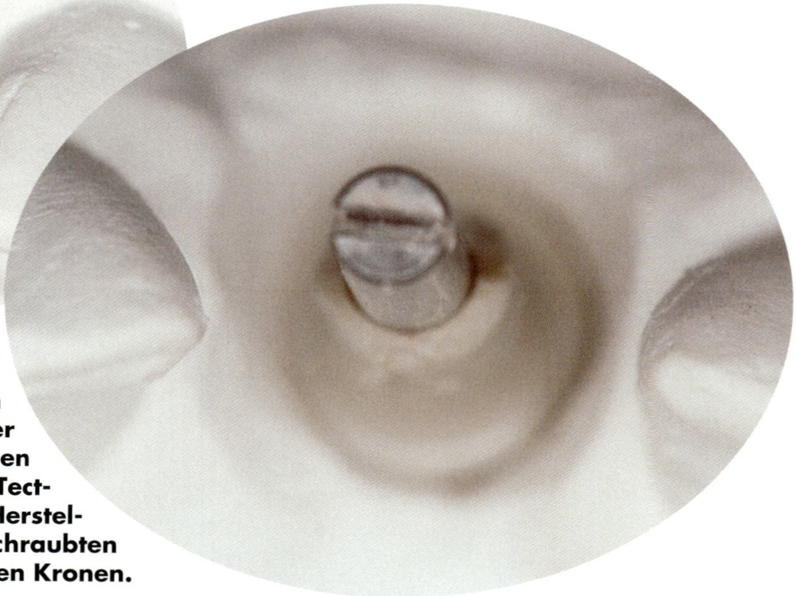

Abb. 56 und 57 Zur Herstellung des Provisoriums und zur anatomiekonformen Konditionierung des Weichgewebes wurde der Bereich um das Implantat im Sinne eines idealen Emergenzprofils radiert. Der FRIALIT®-2 ProTect-Kronenaufbau eignet sich hervorragend zur Herstellung provisorischer Versorgungen mit verschraubten oder zementierten Kronen.

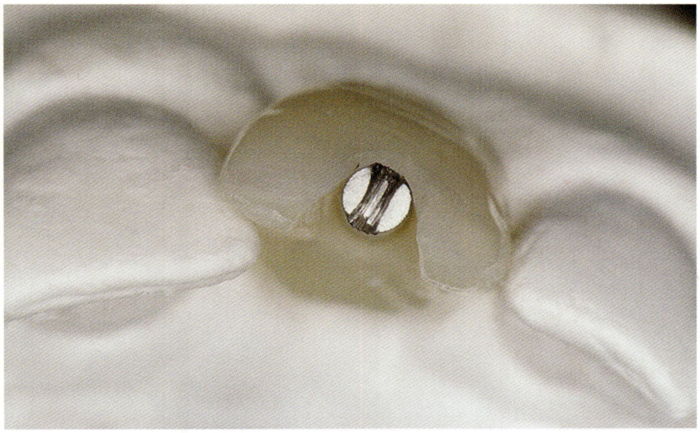

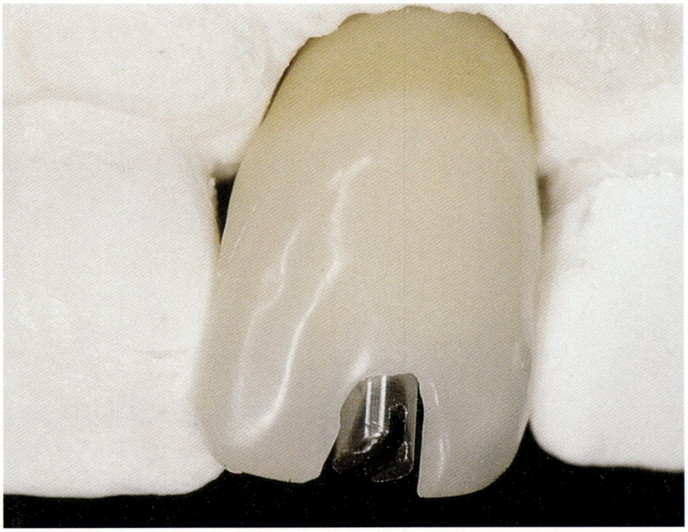

Ab. 58 und 59 Zur Herstellung des Provisoriums modifizierten wir einen Prothesenzahn und paßten ihn mit Composite dem neugeschaffenen Emergenzprofil an. Aufgrund der deutlich vestibulären Kippung des Implantates wurde es nötig beim Provisorium den Schraubkamin durch den Inzisalbereich in die labiale Facette ragen zu lassen.

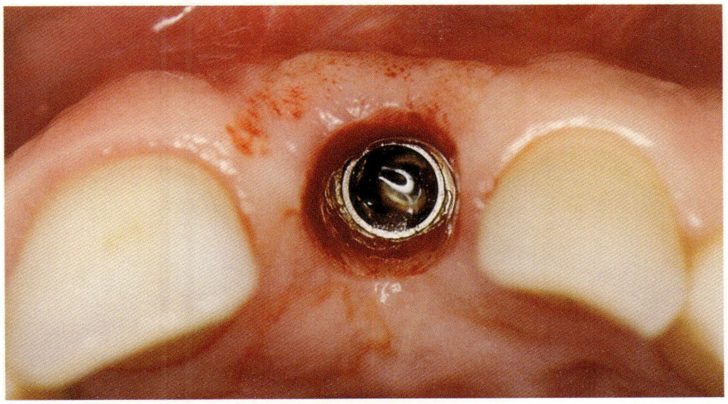

Abb. 60
Die Situation nach Eröffnen des Implantates

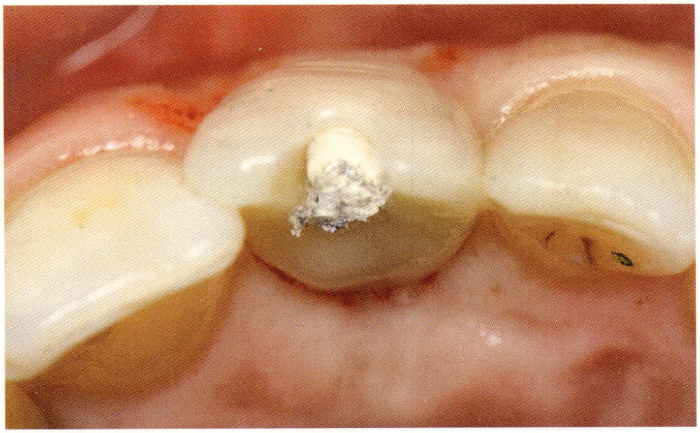

Abb. 61
Das Provisorium in situ aus inzisaler Sicht. Die dezente Verschachtelung hilft, das mangelhafte Platzangebot zu kompensieren.

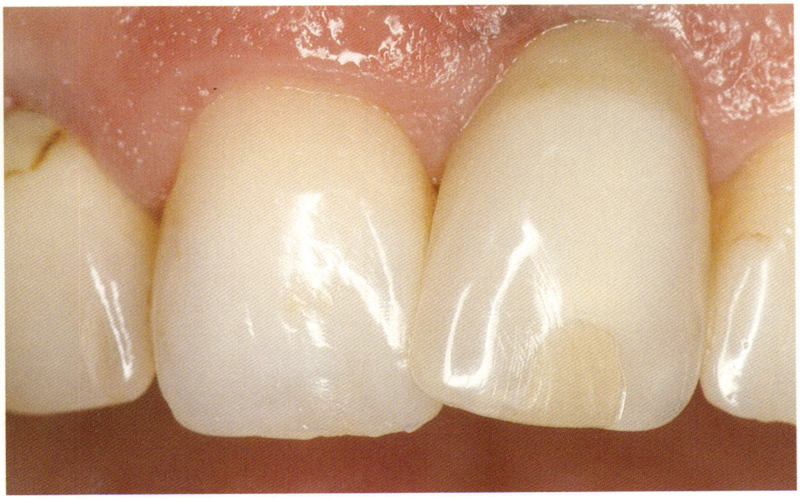

Abb. 62
Durch den provisorischen Verschluß des Schraubzuganges mit Composite hat der Zahnarzt jederzeit die Möglichkeit, das Provisorium zu entfernen, um das Emergenzprofil weiterhin zu optimieren

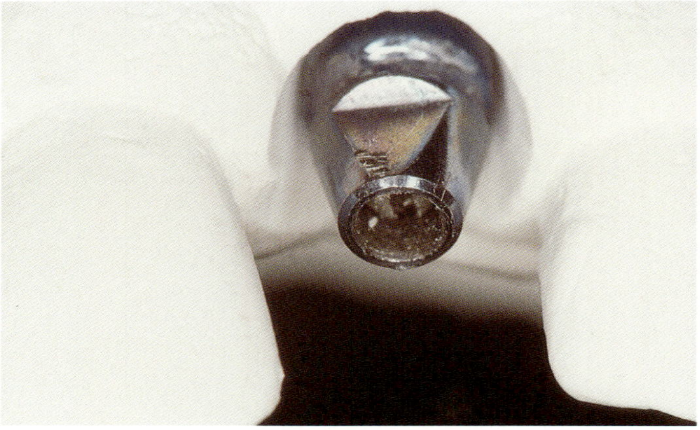

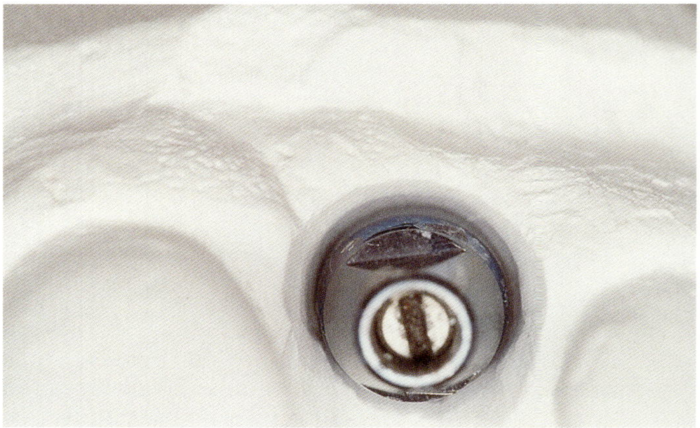

Abb. 63 und 64 Nach Abschluß der Heilungsphase und der definitiven Abformung wird das Emergenzprofil erneut beurteilt. Mit standardisierten Pfosten ist bei diesem Fall keine ästhetisch und funktionell akzeptable Lösung zu erreichen.

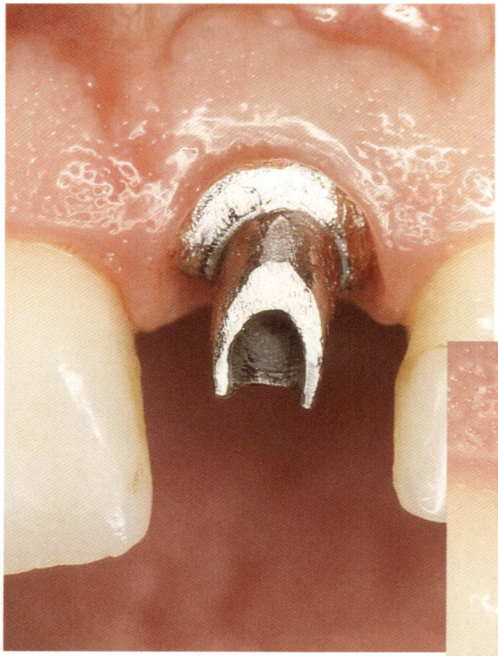

Abb. 65 Wir erarbeiteten mit Hilfe des FRIALIT®-2 AuroBase-Modellationshilfsteils einen individuellen Aufbaupfosten. Die individuelle Modellation ab Implantat-Oberkante ermöglicht, neben dem Ausgleich einer Achsdivergenz, eine Kronengestaltung bei individueller Ausformung der Gingivakontur.

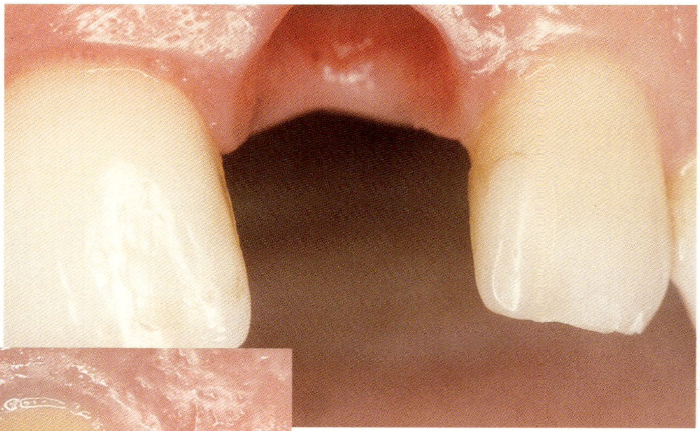

Abb 66
Dank des geschickten Weichgewebsmanagements des behandelnden Zahnarztes ...

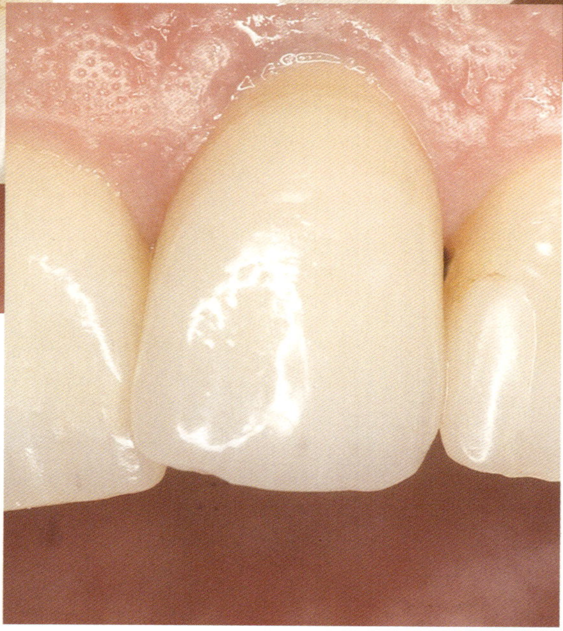

Abb. 67
... und etwas technischer Finesse, konnte auch diese schwierige Frontzahnsituation für den Patienten zufriedenstellend gelöst werden.

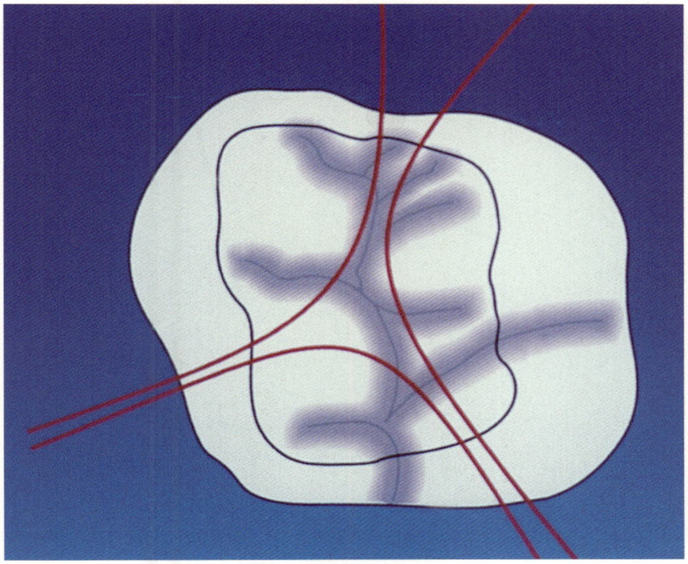

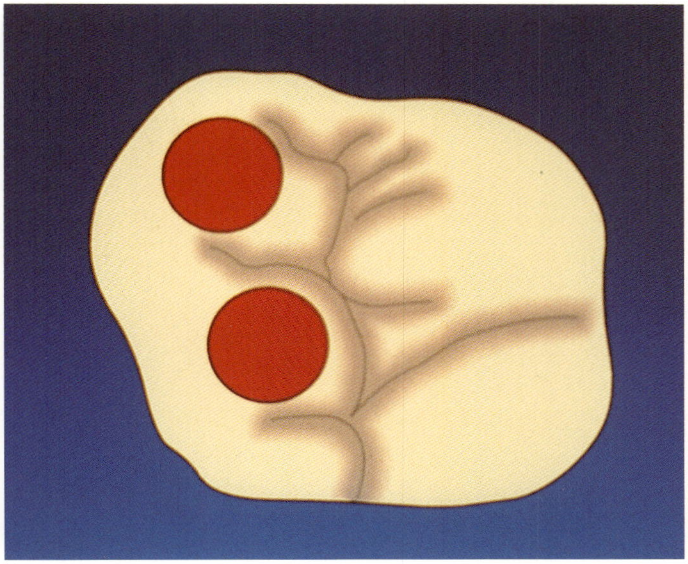

Abb. 68 und 69
Eine Insertionsposition an Stelle der natürlichen mesialen und distalen Wurzel wird als prinzipiell günstig angesehen

Fall 3: Ein Seitenzahn mit zwei Implantaten

Die in Kapitel 3 dargelegten Betrachtungen zu Einzelkronen auf zwei Implantaten im Seitenzahnbereich zeigte das hier vorherrschende Meinungsbild der Vorgehensweisen auf: Es geht um die Frage, ob nun ein oder mehrere Implantate bei Molaren gesetzt werden sollen.

In dieser Darstellung über implantatgetragene Einzelkronen wollen wir uns an der Diskussion nicht beteiligen, sondern wertfrei nur das Prozedere vorstellen, mit dem man beide Varianten anwenden kann, um ein ordentliches und vorhersehbares Ergebnis zu bekommen.

Zuerst soll anhand dieses Patientenfalls die Variante mit mehreren Implantaten am restaurativen Beispiel eines oberen Seitenzahns regio 16 vorgestellt werden, da sie allgemein komplexer ist. Auch hierbei wurden wieder das Frialit®-2-System verwendet.

Bei der Festlegung der Insertionspositionen sollte generell die Statik sorgsam beachtet werden, um Hebelwirkungen möglichst zu minimieren. Eine Position an Stelle der natürlichen mesialen und distalen Wurzel wird von den meisten Fachleuten als prinzipiell günstig angesehen (Abb. 68 und 69).

Der Bereich zwischen den beiden Implantaten sollte aber immer mit einer Kronenstruktur gestaltbar sein, die eine einwandfreie Reinigung ermöglicht (siehe Abb. 80).

Selbst wenn die Insertionsposition der Implantate, wie in diesem Fall, etwas über das Okklusionsfeld des zu ersetzenden Zahnes hinausgeht, muß nicht zwingend die Okklusionsfläche vergrößert werden. Oft genügt es, eine völlig normale anatomisch-funktionelle Kronenmodellation zu erstellen und die Pfeiler darin einzubinden (siehe Abb. 75), ohne dazu aufwendige Mesostrukturen benutzen zu müssen.

Wichtig und unabdingbar bleiben aber hier immer die Ansprüche an die patientenseitige vollständige Reinigungsmöglichkeit.

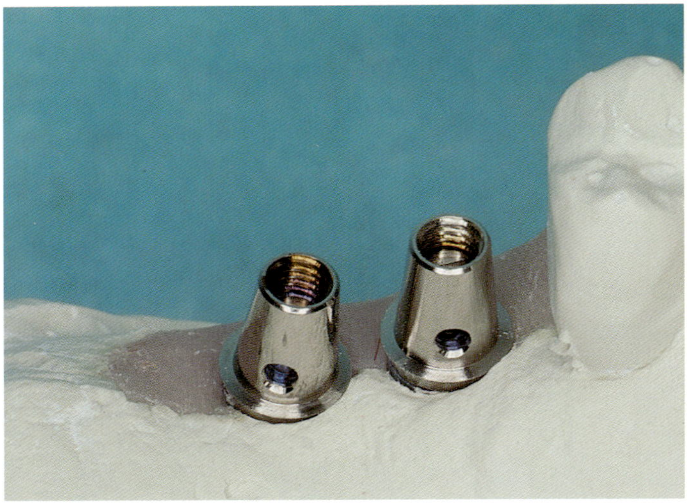

Abb. 70 Die beiden hier verwendeten FRIALIT®-2-Implantate (ø 3,8) wurden so plaziert, daß sie sich in etwa parallel zueinander befinden. Weil der zu reproduzierende Sechser endständig ist, gibt es keinerlei approximale Platzprobleme, zumal distal keine weiteren prothetischen Versorgungen vorgesehen sind.

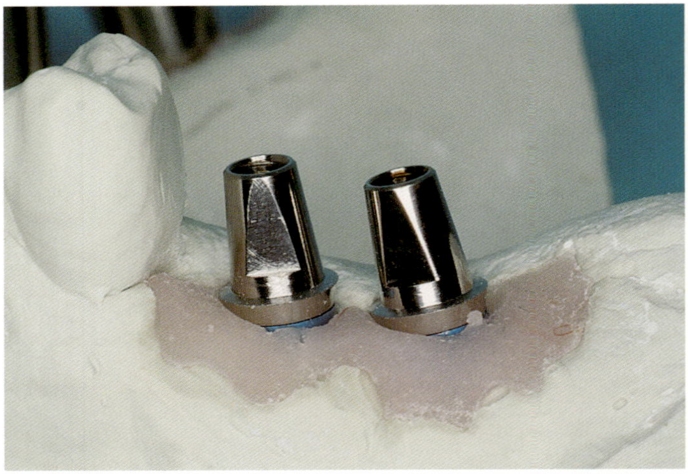

Abb. 71 Das Meistermodell wird aus laborüblichem Hartgips, aber in diesem Fall mit einer abnehmbaren Zahnfleischmaske gefertigt, um die subgingivale Modellation überprüfen zu können. Persönlich benutze ich diese Technik sehr selten und ziehe die bereits vorgestellte Variante aus Gips vor.

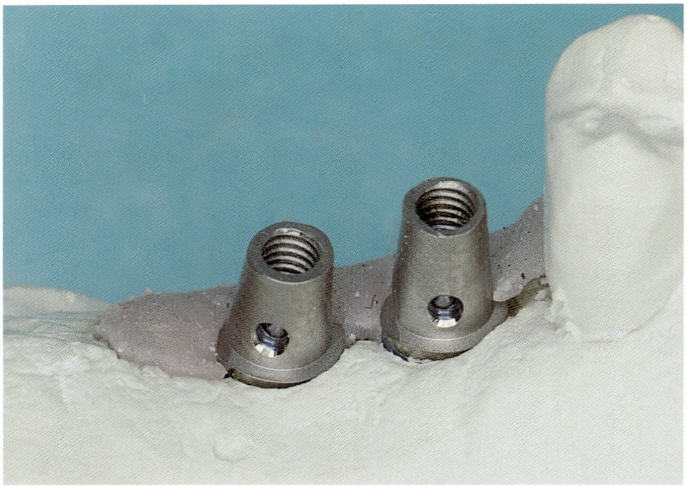

Abb. 72 Wegen der recht guten Parallelität der beiden Implantate können gerade Aufbauten mit einer ermittelten Schulterhöhe von 3 mm verwendet werden

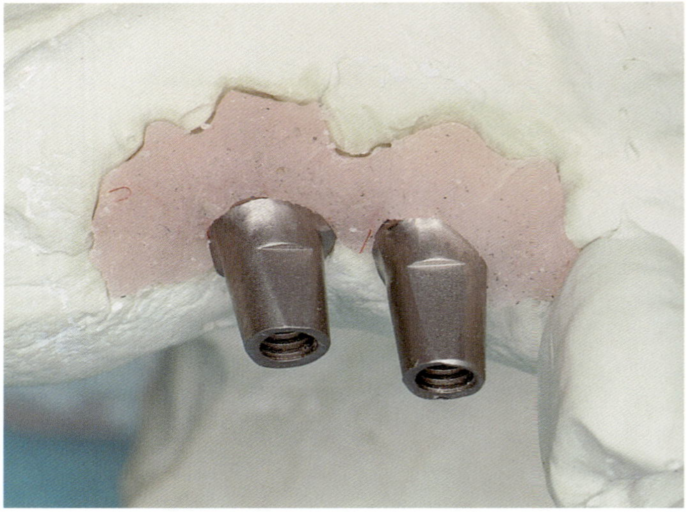

Abb. 73 In diesem Fall werden Titan-Aufbauten mit lingualen Fixierungsschrauben benutzt. Entsprechend einer gemeinsamen Einschubrichtung werden sie parallel gefräst.

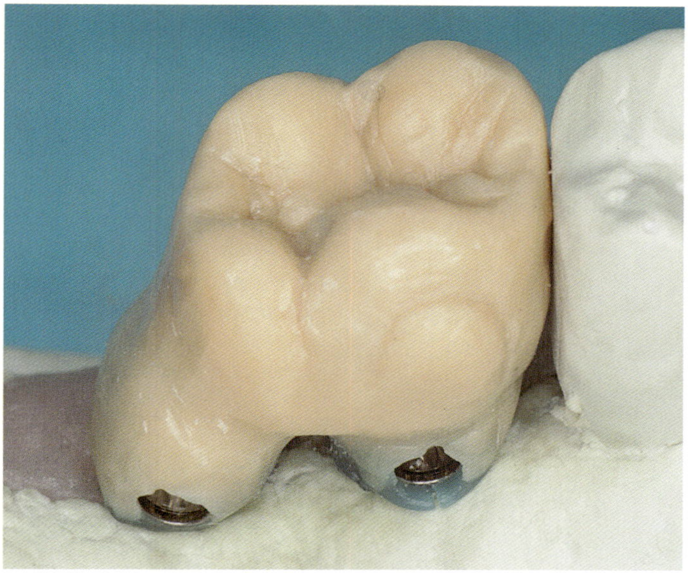

Abb. 74 Nachdem die Aufbauten nach der bereits beschriebenen Technik vorbereitet wurden, werden die Käppchen hergestellt und die Kronen anatomisch modelliert.

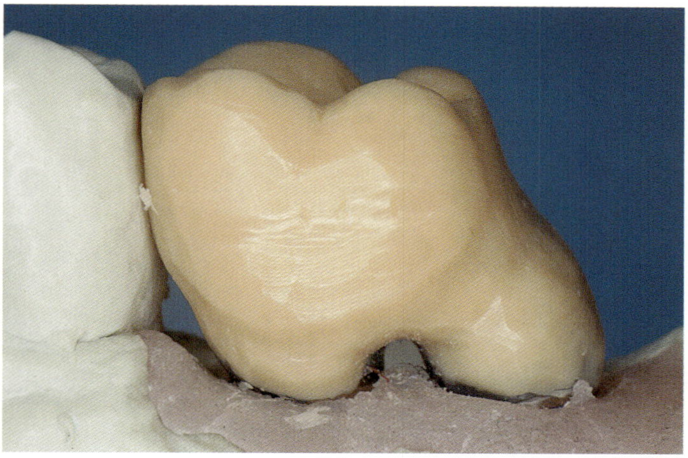

Abb. 75 Der Bereich der supragingivalen „Bifurkation" soll in dieser Phase bereits völlig ausmodelliert werden, um die zur Verfügung stehenden Platzverhältnisse optimal beurteilen und nutzen zu können. Dazu wird die Modellation zwischen den Implantaten getrennt und sauber, gerade im Bereich der Ränder, auf den einzelnen Aufbauten fertigmodelliert. Danach werden beide Teile wieder auf dem Modell mit Kunststoff (Pi-Ku-Plast ppk, Fa. Bredent) verbunden.

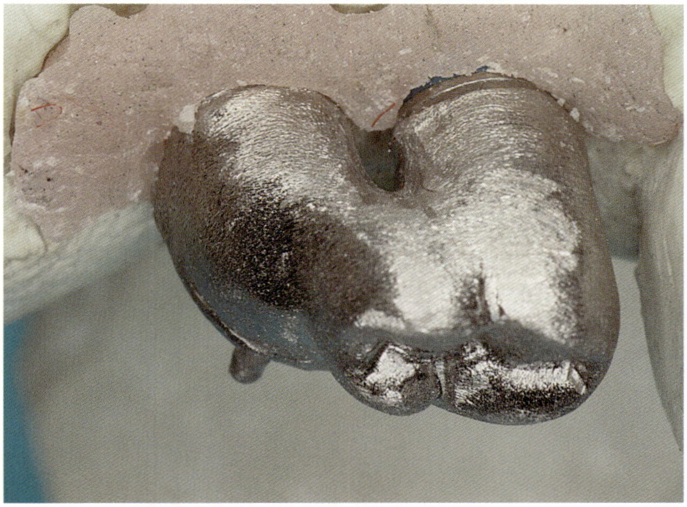

Abb. 76 Die metallische Gerüstkrone wird sorgsam auf die Aufbauten aufgepaßt und auf ihren exakten Sitz hin überprüft. Danach erfolgt die Ausarbeitung.

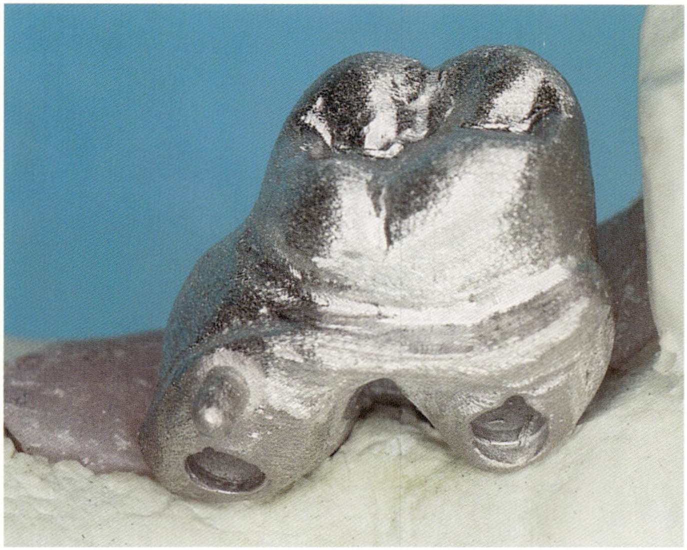

Abb. 77 Durch eine anatomische Modellation haben wir eine Gerüstkrone erstellt, die in ihrer Struktur für die weitere keramische Verblendung eine gute Ausgangslage bietet

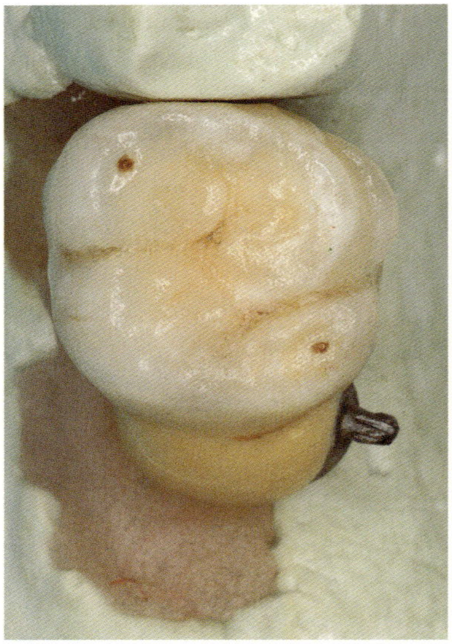

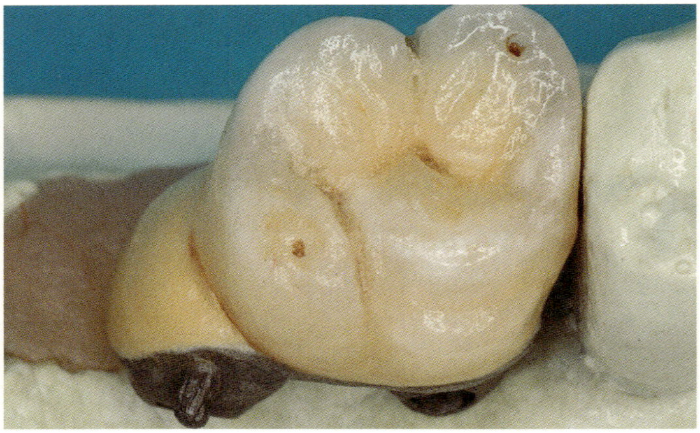

Abb. 79
Deutlich ist zu sehen, daß die Krone in ihrer Kontur der eines anatomisch normalen Sechsers entspricht, wobei die Aufbauten in die Kronenstruktur integriert sind

Abb. 78
Nach der Fertigstellung des Gerüstes und einer Einprobe am Patienten wird die Krone modelliert und gebrannt

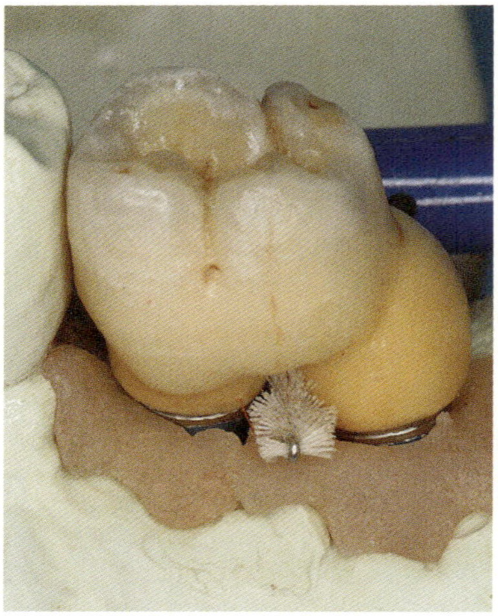

Abb. 80
Mit der aufgesetzten Zahnfleischmaske lassen sich die Reinigungsmöglichkeiten realistisch beurteilen

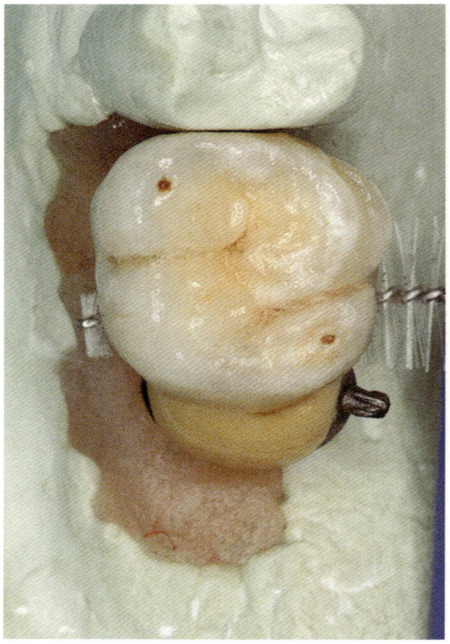

Abb. 81
Der Bereich der „Bifurkation" ist mit einem normalen Interdentalbürstchen problemlos und vollständig zu erreichen

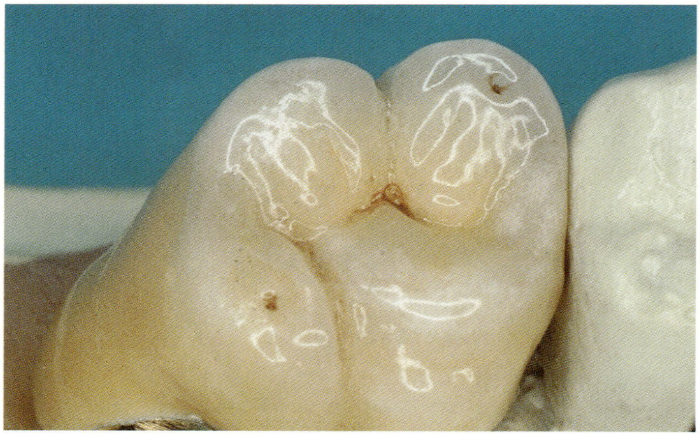

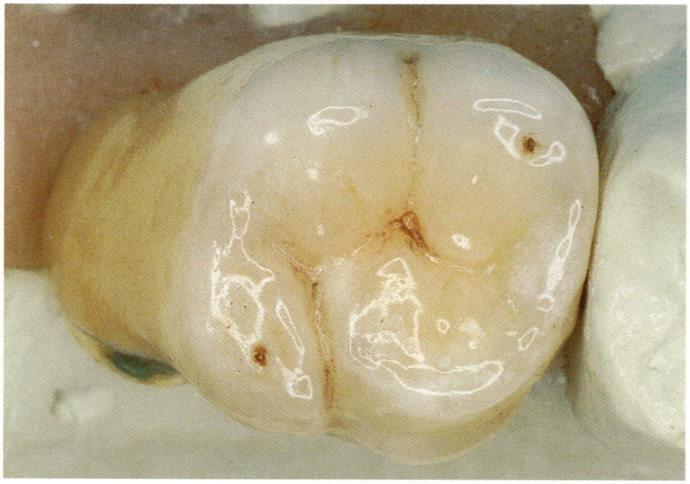

Abb. 82 und 83 Die Krone vermittelt in ihrem Umfeld nicht nur in bezug auf ihr Okklusalrelief einen durchaus harmonischen Eindruck. Die Übergänge zu den Aufbauten stehen im Gegensatz zu dieser Harmonie, sie nehmen aber keinen Einfluß auf das Okklusalrelief.

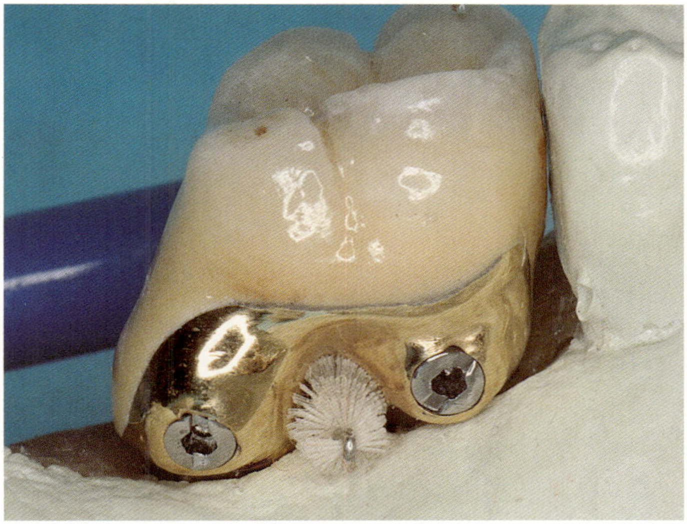

Abb. 84 Eine solche Technik ist aber nur dann anzuwenden, wenn sie einer Reinigungsmöglichkeit in keinem Fall entgegensteht

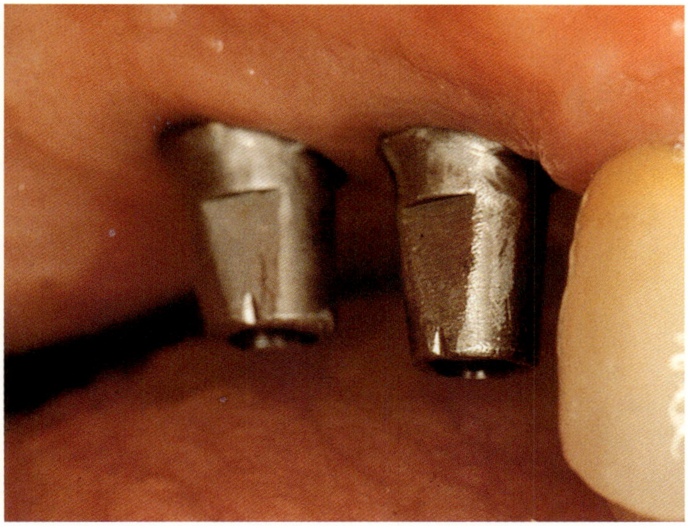

Abb. 85 Die Aufbauten sind mit den Implantaten verschraubt und bereit zur Fixierung der Keramikkrone

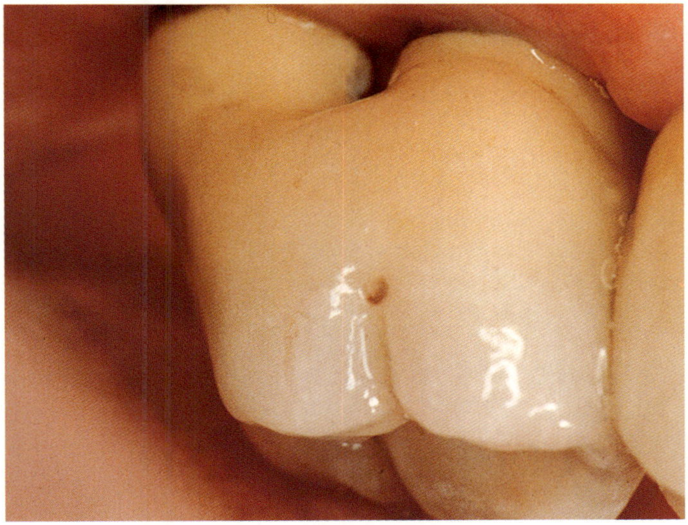

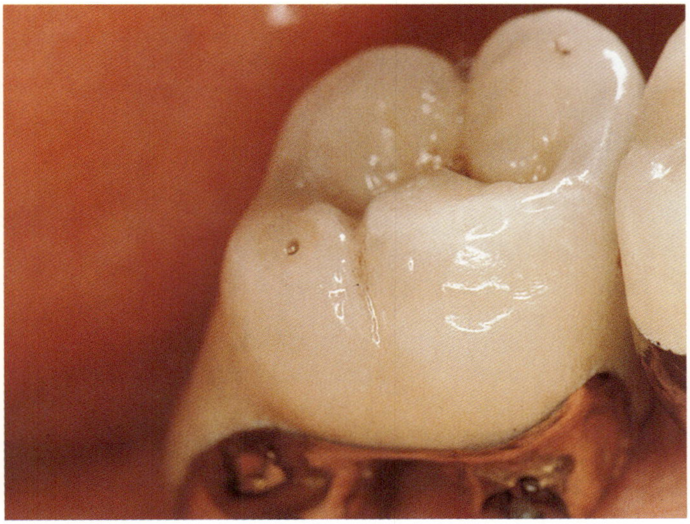

Abb. 86 und 87 Auch in situ ergibt sich ein durchaus harmonischer Eindruck der eingesetzten implantatgetragenen Krone. Unmittelbar nach der lingualen Verschraubung der Krone kann der Patient über das notwendige Handling der Reinigung informiert werden.

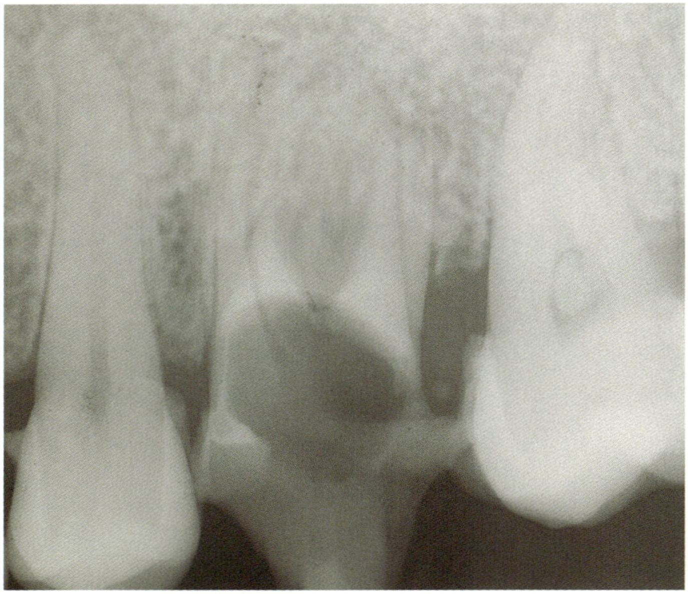

Abb. 88 Die Röntgenaufnahme zeigt eine Situation regio 16 innerhalb der Zahnreihe mit natürlichen Nachbarzähnen. Die sowohl sub- als auch supragingivalen Platzverhältnisse bezüglich Neigungen und die Anatomie der mesialen und distalen Flächen sprechen für die Insertion von nur einem Implantat.

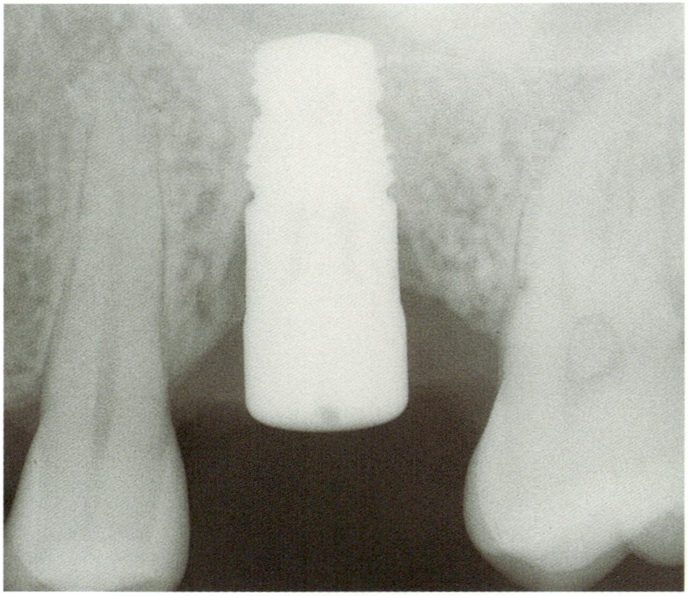

Abb. 89 Ausgewählt wurde mit FRIALIT®-2 5,5 ein Implantat mit naturanalogem Durchmesser, das sich in die knöcherne Situation gut und problemlos inserieren ließ

Fall 4: Ein Seitenzahn mit einem Implantat

Eine implantatgetragene Lösung bei mehrwurzligen Molaren mit nur einem Implantat ist auf jeden Fall dann angebracht, wenn nach Analyse der Situation andere Konzepte nicht oder nur mit großen Schwierigkeiten möglich sind.
Generell ist mit einem Implantat natürlich immer leichter zu arbeiten als gleichzeitig mit zweien. Dies gilt sowohl in klinischer als auch in technischer Hinsicht.

Um den okklusalen Kaudruck aufzunehmen und an die Knochenstruktur weiterzuleiten, sollte enossal eine möglichst große Kontaktfläche zum Implantat bestehen.

Zur Erreichung eines natürlichen Emergenzprofils werden Implantate mit einem der Wurzel entsprechenden Durchmesser gewählt.

Bei diesem Patientenfall soll eine implantatgetragene Krone ebenfalls wie im vorherigen Fall in regio 16 erstellt werden.

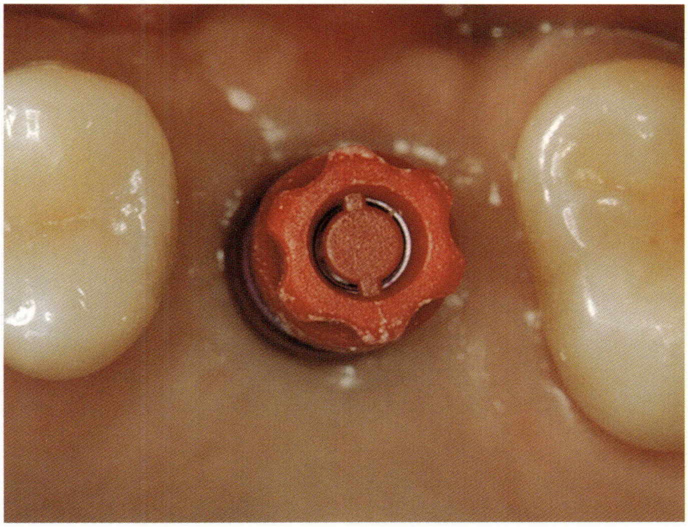

Abb. 90 Unter Zuhilfenahme des FRIALIT®-2 Transfer-Cap wird die Situation nach Einheilung und Wiedereröffnung des Implantats per Abformung erfaßt und damit auf ein Modell übertragen

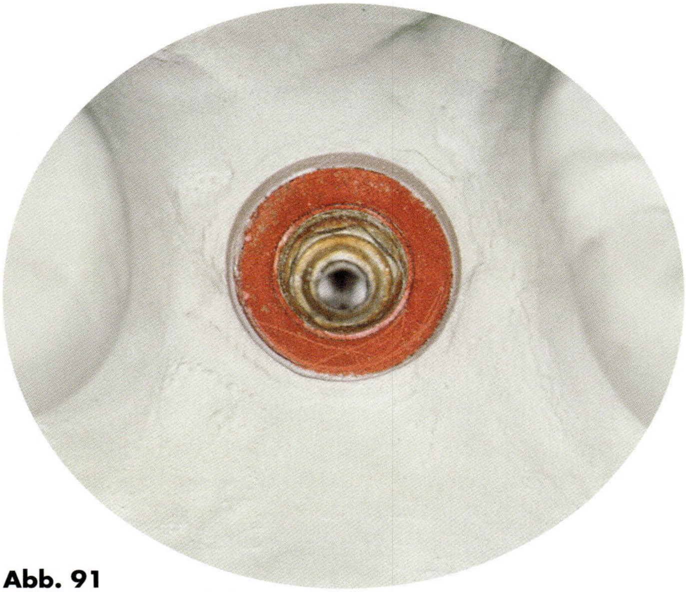

Abb. 91
Die auf das Modell übertragene Situation kann nun analysiert werden

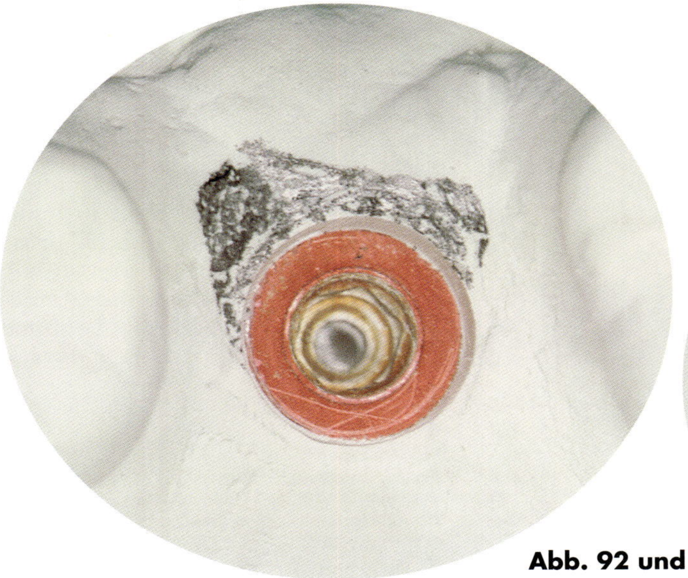

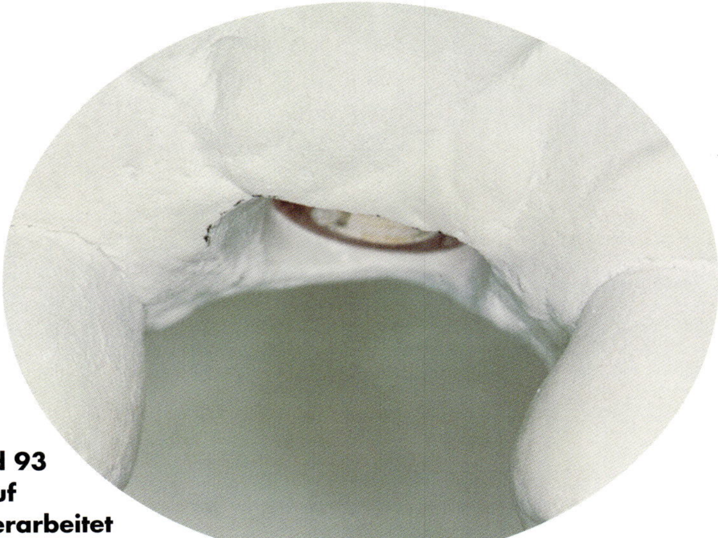

Abb. 92 und 93
Daraufhin wird auf dem Modell ein optimales alveolares Emergenzprofil erarbeitet und in den Gips des Modells radiert. Auf dieser Basis erstellt der Techniker ein Provisorium. Der Behandler reproduziert dann am Patienten das gleiche Profil durch eine chirurgische Konditionierung. Das Provisorium konditioniert dann wiederum allmählich das Weichgewebe in Richtung eines tatsächlichen optimalen Emergenzprofils.

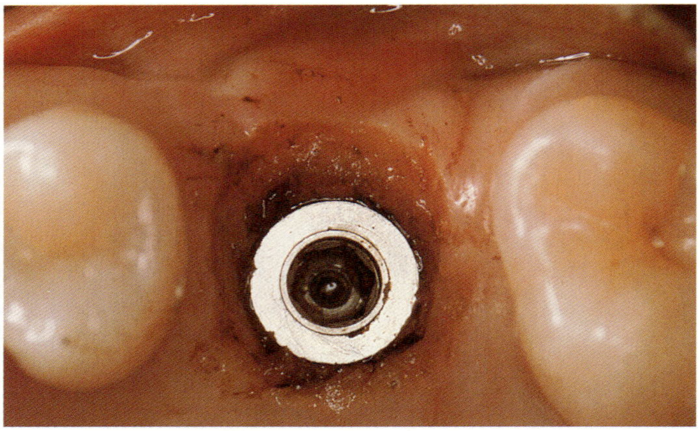

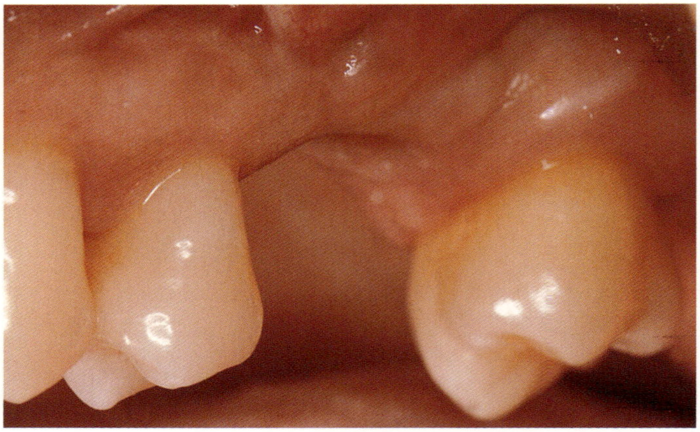

Abb. 94 und 95 Nach Erreichen der gewünschten Weichgewebskonditionierung wird die Abformung für das Meistermodell genommen und ein passender Aufbau ausgewählt. In diesem Fall wurde ein Aufbau ausgesucht, der eine maximale Individualisierung ermöglicht, um das konditionierte Profil voll ausfüllen zu können. Die zirkuläre Schulter muß dabei sehr weit nach vestibulär und approximal reichen.

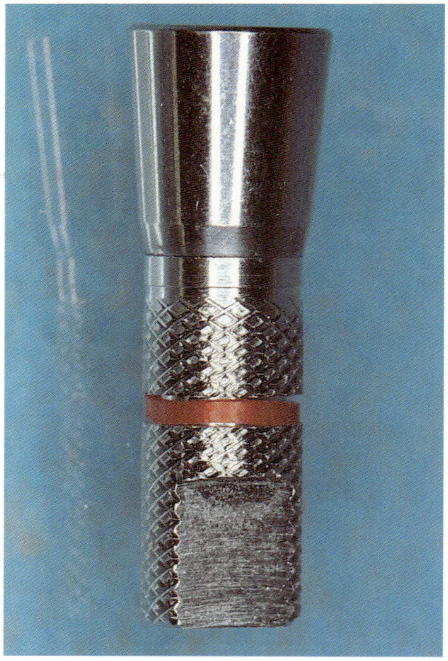

Abb. 96 Wir haben uns in diesem Fall für einen Aufbau aus Volltitan entschieden, der vollständig fräs- und beschleifbar und somit an die individuellen anatomischen Gegebenheiten gut anzupassen ist

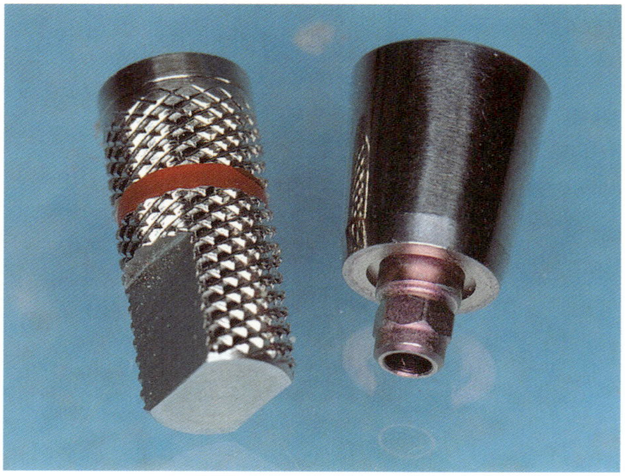

Abb. 97
Das Laborimplantat mit dem individualisierbaren Aufbau aus Volltitan

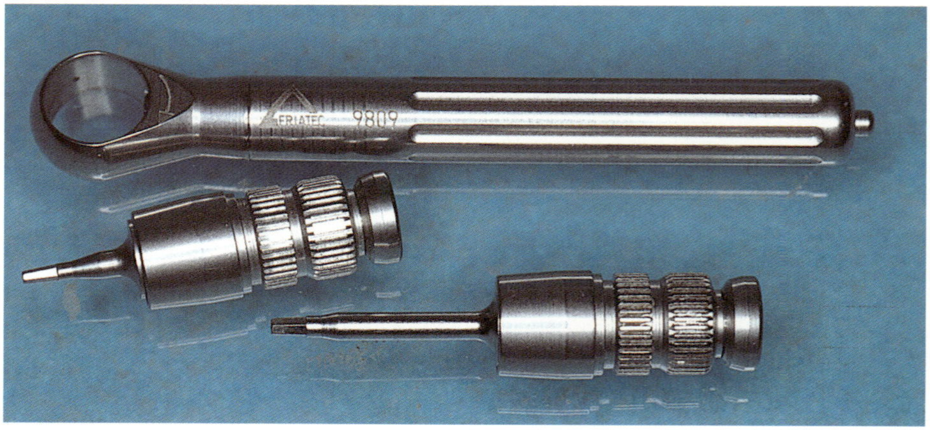

Abb. 98
Die vielfachen Befestigungen des Aufbaus auf dem Arbeitsmodell erfolgen jeweils definiert mittels eines speziellen Drehmomentschlüssels

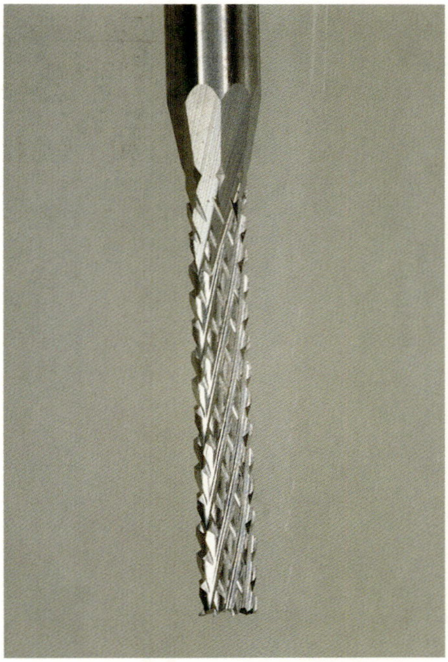

Abb. 99 Fräser zum Grobfräsen

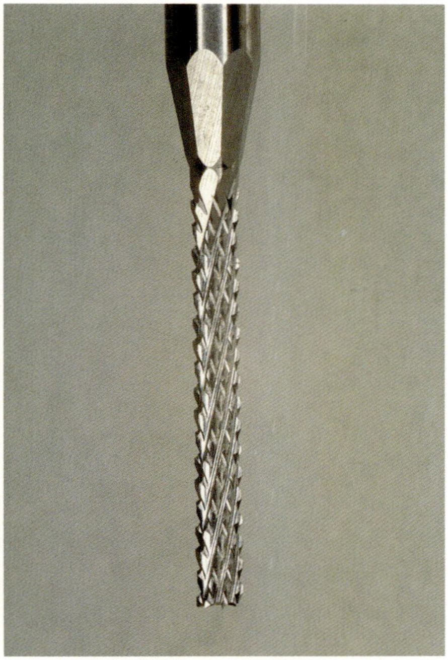

Abb. 99 Fräser zum Feinfräsen im Prämolarenbereich

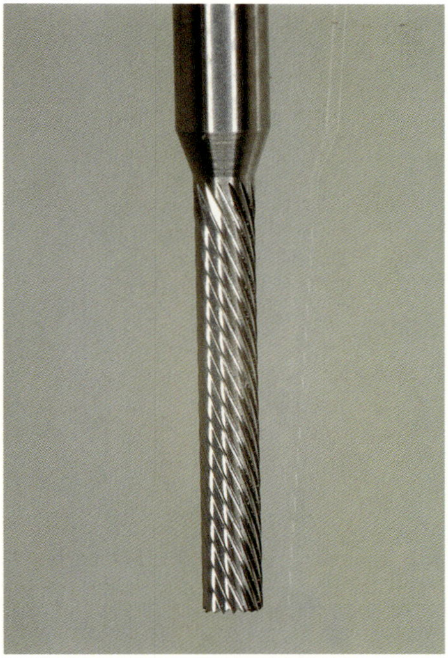

Abb. 99 Fräser zum Glätten

Abb. 99 Parallelfräser zum Anlegen einer Hohlkehle

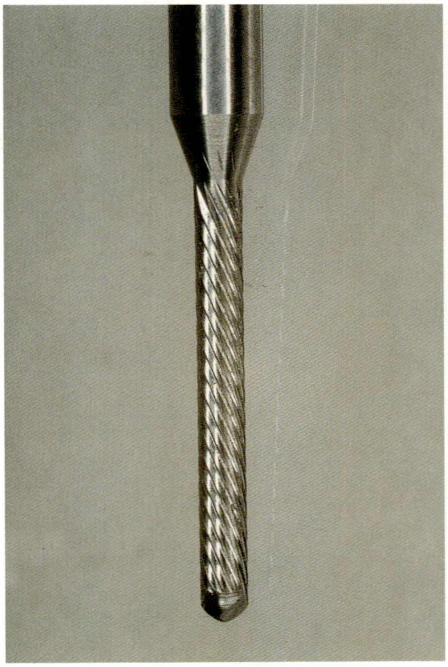

Abb. 99 Die Hohlkehle folgt der anatomischen Vorgabe der Gingiva

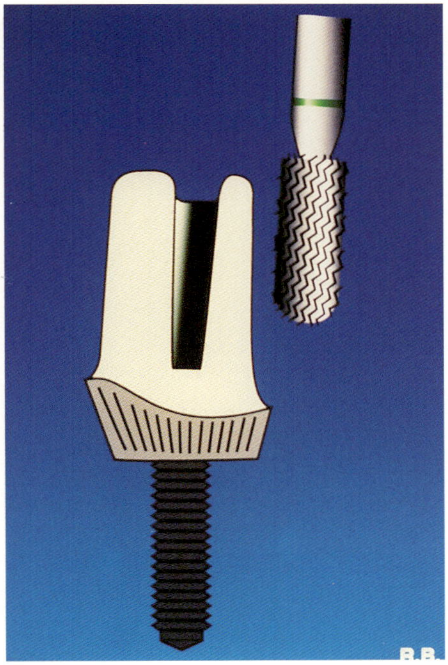

Abb. 99 Fräsvorgang beim Anlegen einer Hohlkehle

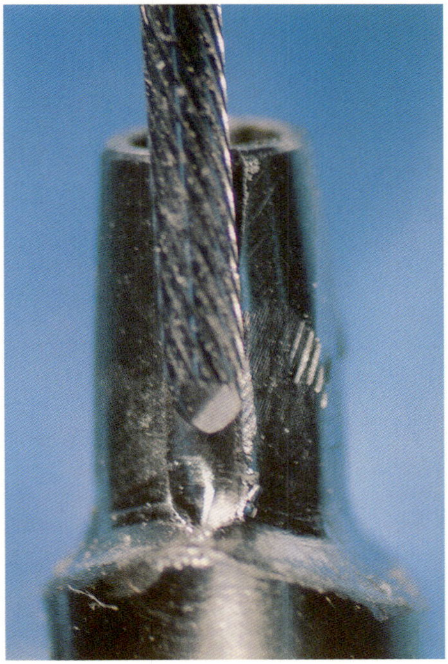

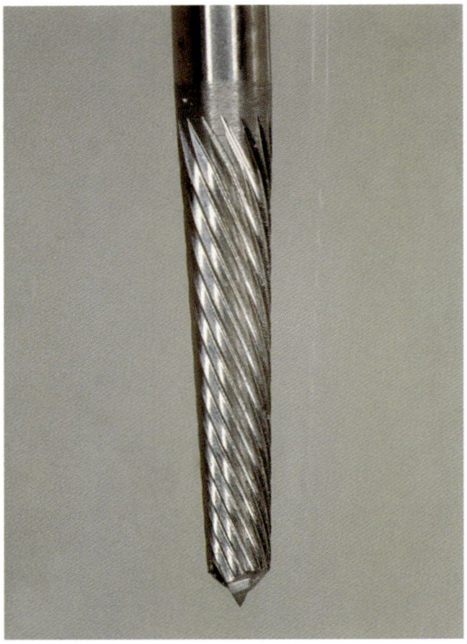

Abb. 105
Zur finalen Bearbeitung benutzen wir eine Titanfräse mit einem 4°-Neigungswinkel.

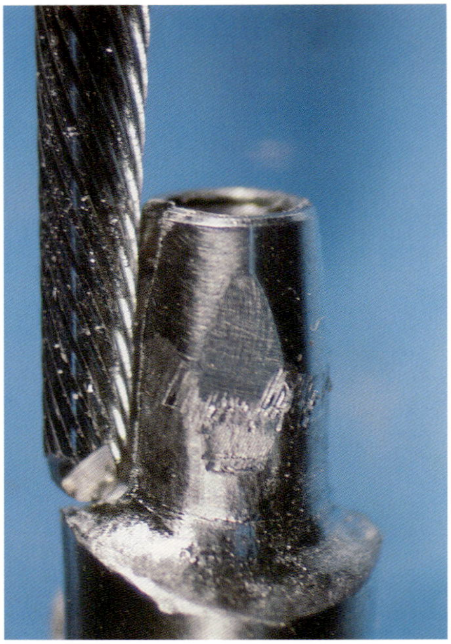

Abb. 106
Mit der 4°-Fräse überarbeiten wir den Aufbau zirkulär, um sicherzustellen, daß der Einschub der Krone problemlos erfolgen kann

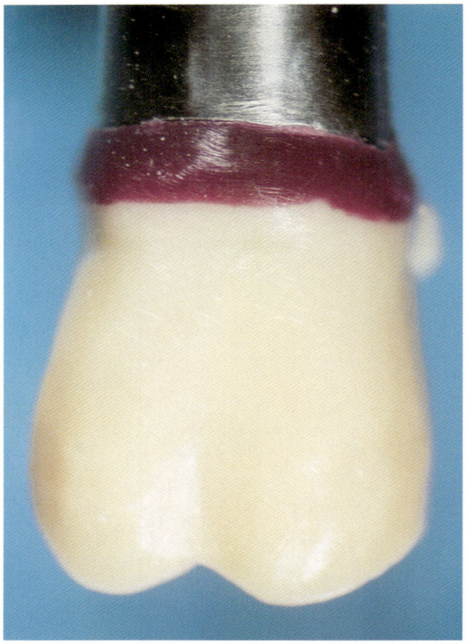

Abb. 107 Auf dem individualisierten Aufbau wird das Kronengerüst, wie vorher schon beschrieben, vorbereitet und in Wachs modelliert. Auch weiterhin wird dann mit schon beschriebener bzw. laborüblicher Technik die keramische Krone hergestellt.

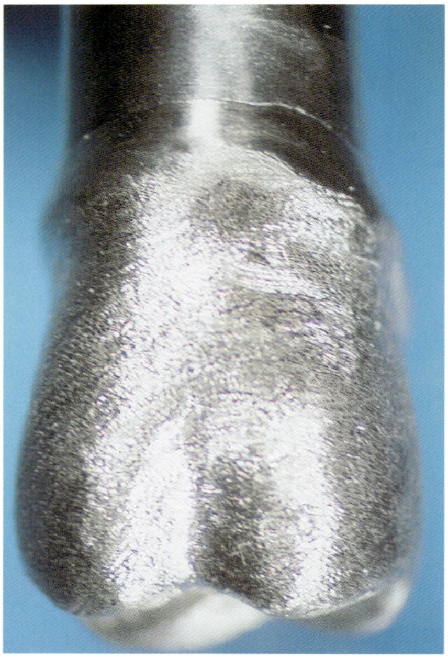

Abb. 108 Das ausgearbeitete Gerüst wird gegossen, aufgepaßt und bearbeitet

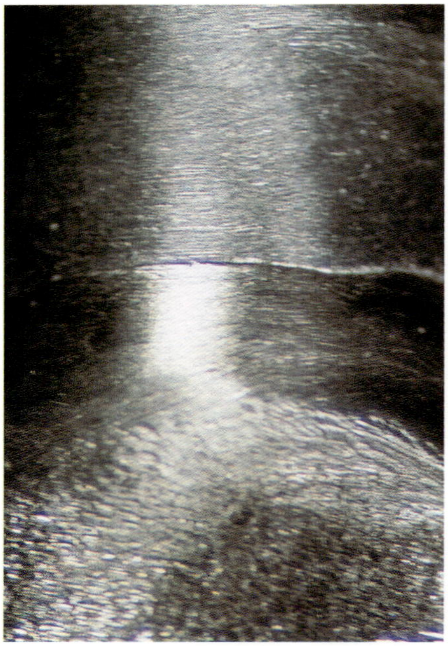

Abb. 109 Die Passung am Übergang zwischen dem individualisierten Titan-Aufbau und dem Kronengerüst ist auch unter dem Mikroskop noch einwandfrei. Es darf verblendet werden.

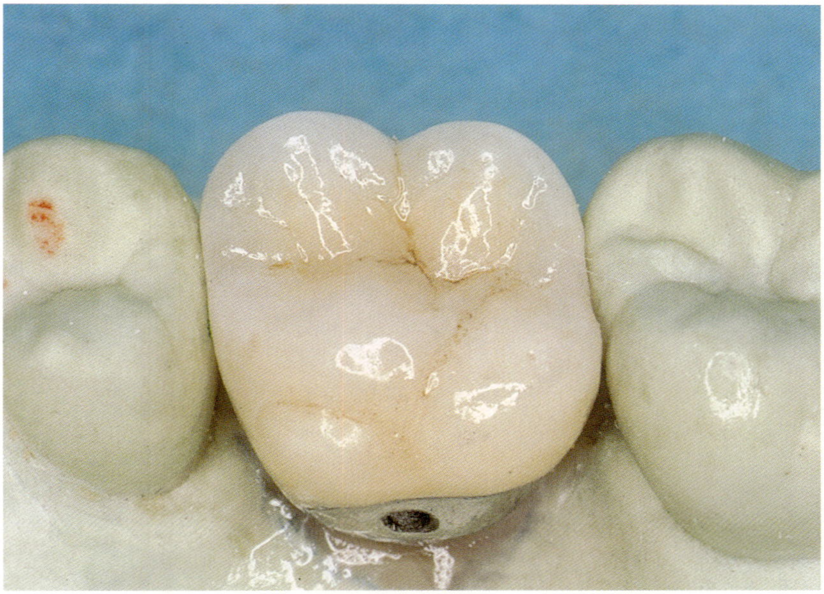

Schlußbemerkung

Bei entsprechenden Individualisierungsmöglichkeiten kann implantatgetragene Prothetik auch im Frontzahnbereich mit hohem ästhetischem Anspruch verwirklicht werden. Dazu sind, wie hier beschrieben, auch konfektionierte Komponenten geeignet, die über ein hohes Individualisierungspotential verfügen und in einer dafür ausreichenden Variationsvielfalt angeboten werden. Jeder Fall ist anders und es gibt hier keine Universallösungen.

Wenn die konfektionierten Systemteile dann nach einem zwischen Behandlern und Zahntechnikern gemeinsam erarbeiteten Konzept ausgewählt und an die anatomi-

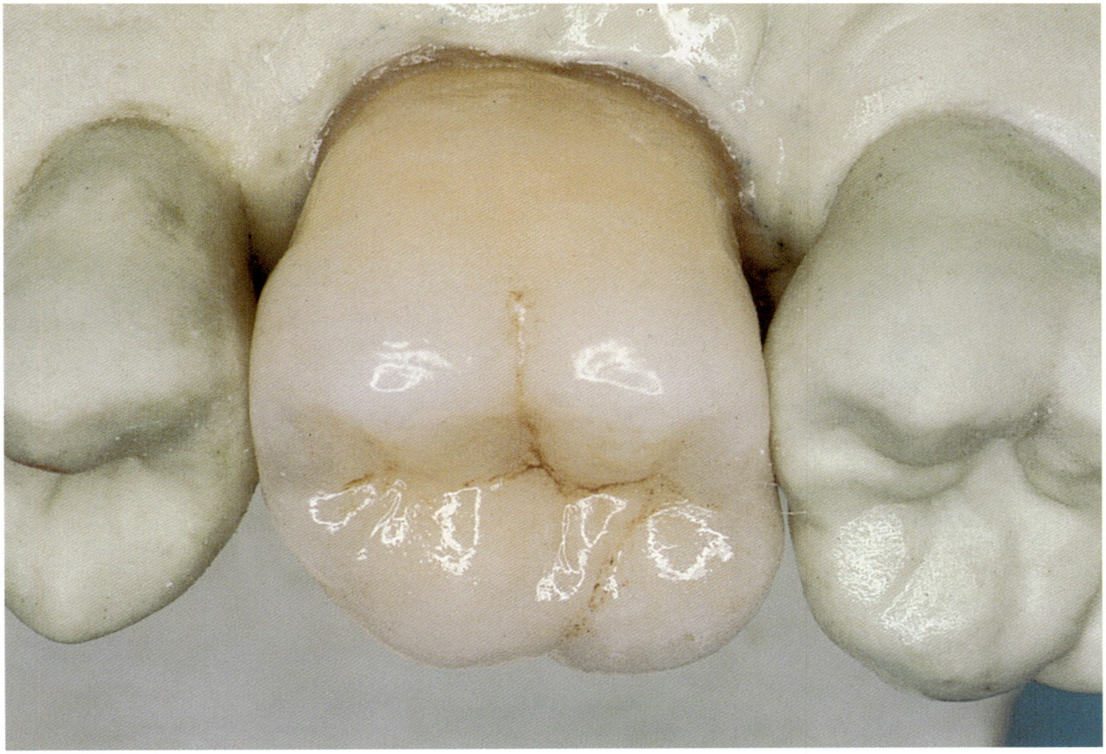

Abb. 110 und 111 Auf dem Modell fügt sich die fertiggestellte implantatgetragene keramische Krone harmonisch in die umgebende Bezahnung ein. Zu sehen ist eine Krone und ihr gingivales Umfeld, ein Ergebnis der chirurgischen Gewebemodellation und dessen Konditionierung.

schen Gegebenheiten individuell angepaßt werden, ist das weitere Prozedere einfache und konventionelle Labortechnik, die jeder Techniker beherrschen sollte.

Die situativen alveolaren Gegebenheiten müssen aber gerade bei dieser Technik nicht einfach als unveränderbar hingenommen werden, sondern können, wie hier gezeigt wurde, meist doch recht einfach in Richtung einer natürlichen Emergenz modifiziert werden.

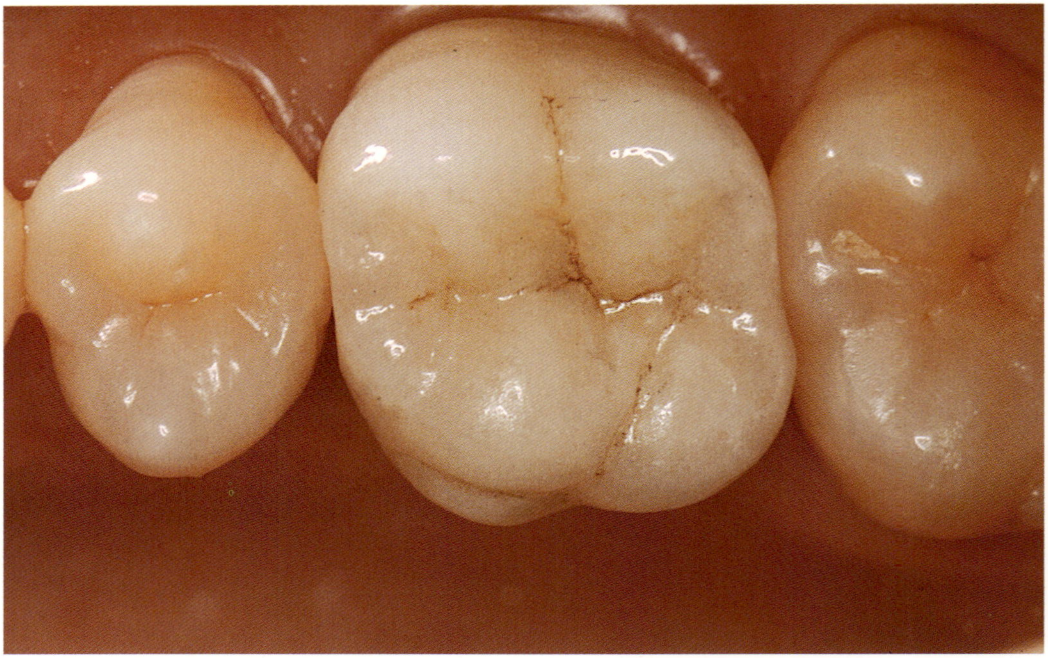

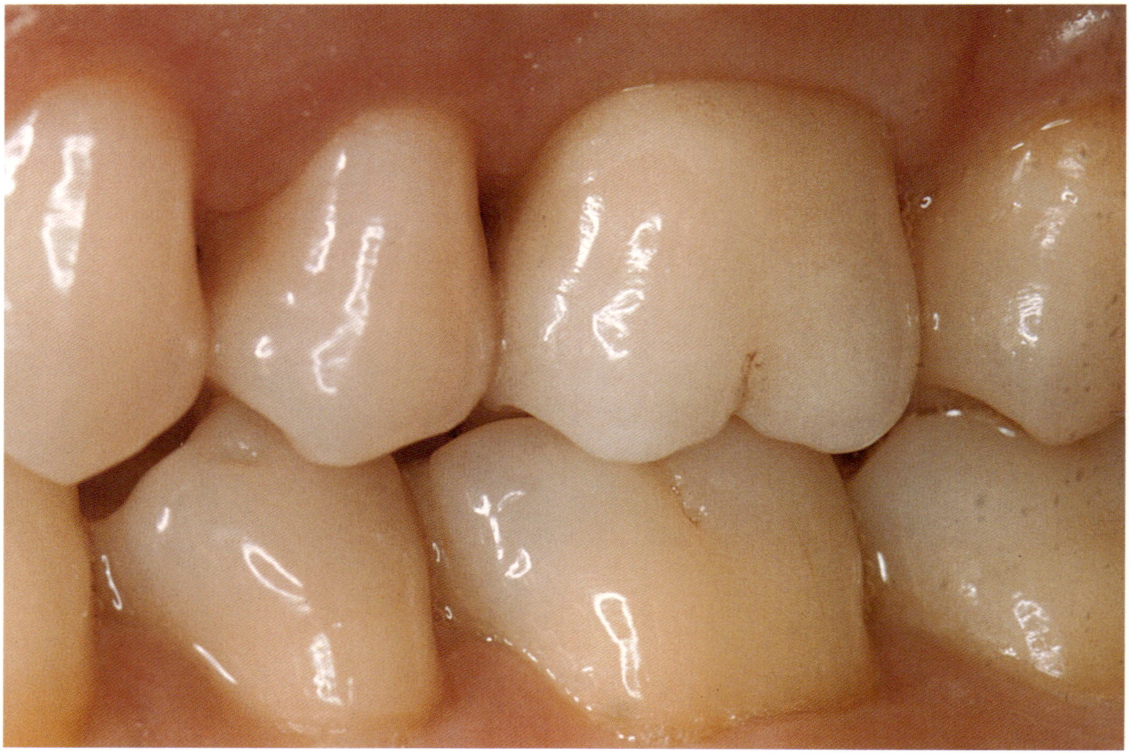

Abb. 112 und 113 Auch nach dem Einsetzen ergibt sich das gleiche harmonische Bild wie auf dem Modell. Obwohl implantatgetragen, ist hier ein prothetisches Resultat entstanden, daß sowohl in funktioneller als auch ästhetischer Hinsicht als ausgezeichnet bezeichnet werden kann.

Abb. 114
Die Krone wirkt natürlich-unauffällig und damit wie ein natürlicher Zahn: wie gewachsen. Mehr können wir eigentlich nicht wollen.

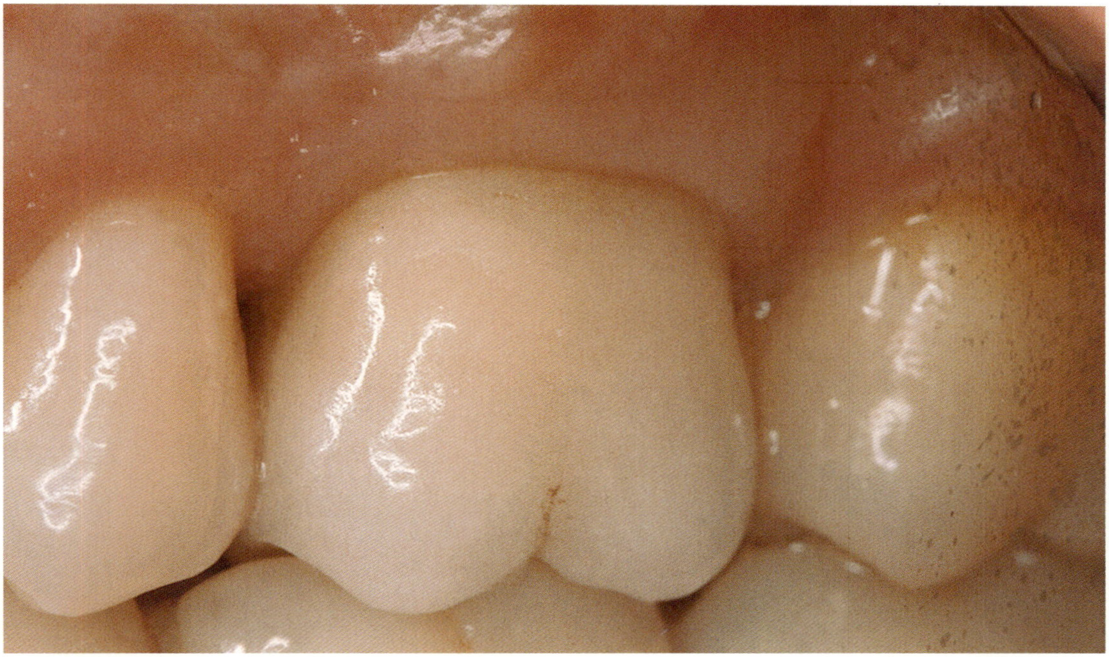

Abb. 115
Röntgenaufnahme des Implantates mit verschraubter Suprastruktur

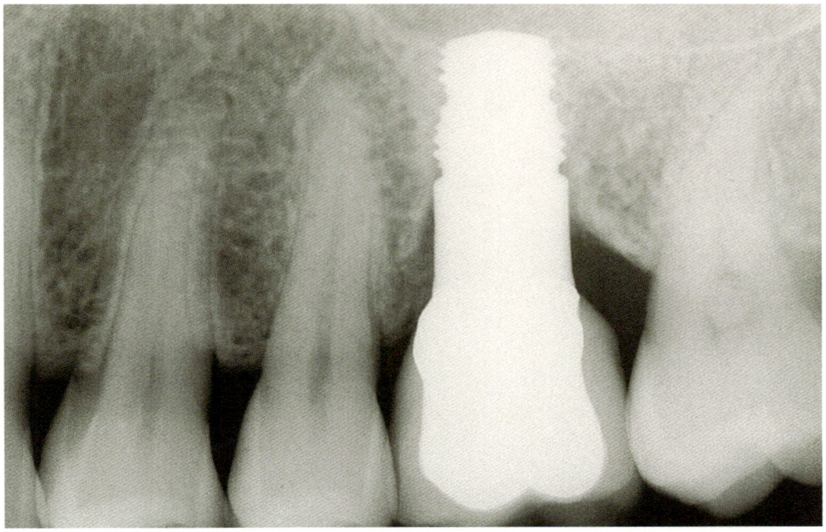

Für den Erfolg der zahntechnischen Restauration kann diese Maßnahme die Ausgangslage für ein natürlich wirkendes und unaufälliges Arbeitsergebnis fundamental verbessern. Das dient dann dem Patienten und unserer zahntechnischen Reputation bei den Behandlern.

Die Voraussetzung dafür ist und bleibt aber der Dialog, ohne den geht es hier absolut nicht. Zahntechniker und Zahnärzte können in wirklicher Teamarbeit synergetisch zusammenarbeiten und dabei enorm viel erreichen. Sogar Freude an der täglichen Arbeit.

Vielen Dank

Die Fertigstellung eines Fachbuches ist zweifelos der richtige Zeitpunkt, um einige Worte des Dankes zu finden. So bedanke ich mich herzlich bei Dr. Giano Ricci, Dr. Alessandro Guasti und Dr. Lorenzo Massai, die mir die klinischen Aufahmen zur Verfügung gestellt haben. Ralf Suckert und Peter Asselmann gebührt mein Dank, denn ohne die beiden Verleger hätte es kein Fachbuch gegeben. Ein besonderes Dankeschön geht an Robert Schoofs, der das Fachlektoriat dieses Buches übernommen hatte. Und auch ohne die Unterstützung der Fa. FRIADENT wäre eine so präzise (und doch wertfreie) Darstellung der Systemkomponenten undenkbar gewesen.

Wer ein Buch schreiben möchte benötigt zwei Dinge: Eine schlüssige Idee und vor allen Dingen viel Zeit. Diese Zeit ist meist dem Familienleben abträglich. Daher ein letztes Dankeschön an Carla, Ilenia und Serena, die meine schriftstellerischen Ambitionen so tapfer mitgetragen haben.

Literatur

[1] Schulte, W.; d' Hoed, B.; Gomez, G.: 15 anni di storia dell'impianto Tübingen e la sua evoluzione con il sistema Frialit 2. Quintessence International n.1-1994

[2] Parel, S.; Sullivan, M.: Esthetics and osseointegration, Seite 14-16. Osseointegration Seminars inc.

[3] Brånemark, P. I.; Zarb, G. A.; Albrelcktsson, T.: Tissue integrated Protheses. Chicago, Quintessence Publ. Co. 1985.

[4] Zimmermann, D.; Schuler, M.: Protesizzazioni estetiche su impianti, finzione e realtà.Quintessenza Odontotecnica 2-1995

[5] Gracis, S.: Rivista Italiana di Stomatologia. Luglio 1995

[6] Israelson, H.; Plemons, J. M.: Dental implants, regenerative techniques and periodontal palstic surgery to restore maxillary anterior esthetic. Int Jour Oral Maxill Impl 8:555-561, 1993

[7] Vizethum, F.; Zimmermann, D.; Schuler, M.: Manuale di Odontotecnica Frialit 2, AFI Apollonia e Fama Implant, Prato (I)

[8] Becker, W.; Becker, B. E.: Guided tissue regeneration for implants place into extraction sockets and for implant dehicenses: surgical tecnicqes and case report. Int. J. Per. Rest.dent. 1990; 10:377-392

[9] Magne, M.: I provvisori sandwich: Elementi chiave di un concetto del trattamento estetico. dental labor 2.2000

[10] Catalogo tecnico Frialit 2, Friatec. AFI Apollonia e Fama Implant, Prato (I)

[11] Waerhaug, J.: Healing of the ephitelial junction following subgengival plaque control, as observed in human biossy material. J. Periodontol 1978, 49:1-8

[12] Yamamoto, M.: Le metallo-ceramiche. Quintessenza Biblioteca 1985

[13] Grajouer, R.; Zuberi, Y.; Lewinstein, I.: Come migliorare l'adattamento delle corone mediante l'applicazione di spaziatore sui modelli. J. Prosthet. Dent, 555-563 1989.

[14] Bellini, R.: Protesi Implantare con il sistema Frialit 2. Dental Labor Marzo Aprile 1997

[15] Martignoni, M.; Schönenberger, A.: Precisione e contorno nella ricostruzione protesica. Quintessenza Biblioteca 1987

[16] Bellini,R.: Esperienze di lavoro sullo stereomicroscopio. Il Nuovo Laboratorio Odontotecnico, Luglio Agosto 1985

[17] Suckert, R.: Lo stato dell'arte della ceramica dentale. Editrice MEA srl. 1998

[18] Hegenbarth, E.A.: Il sistema Procera, per la realizzazione di sovrastrutture senza metallo su impianti di dente singolo. Quintessenza Odontotecnica n.1/1998.

[19] Zitzmann, N. U.; Studer, S. P.; Naef, R.; Wang, J.; Schärer, P.: Ampliamento delle indicazioni in implantologia orale grazie all'impiego di fixture di diametro maggiore: risultati preliminari di uno studio clinico. Quintessence International 7/8-1997.

[20] Hartmann, H. J.; Gehrke, P.; Schnabel, T.: Indication and Esthetic Procedures for Diameter 5.5 and 6.5 mm Implants.7th International Congress on Reconstructive Preprosthetic Surgery Copenhagen, June 5-7 1997

[21] Gehrke, P.; Neugebauer, J.; Vizethum, F.; Hartmann, H. J.: Immediate, Delayed and Late Implant Placement with a Wide Diameter Implant Concept: Anatomical and Prosthetic Considerations. Poster Presentation The 6 th International Symposium on Periodontics e Restorative Dentistry, Boston, June 5-8, 1997.

[22] Atlante Calcitek. Disegno protesico e posizionamento degli impianti. Pag. 4-1 e 4-2
.

[23] Pfannenstiel, H.: Feinwerktechnik in der Zahntechnik, Präzision und Fräsung, dental labor, 1985.

[24] Pfannenstiel, H.: Die Technik des Fräsens, Verlag Neuer GmbH, München 1988.

[25] Bellini, R.: Tecnica di esecuzione di quadranti in oro ceramica. Rassegna Odontotecnica Febbraio Aprile 1983

[26] Bellini, R.: La compatibilità della forma estetica in rapporto all'equilibrio occlusale dei denti posteriori. Rassegna Odontotecnica, Luglio-Agosto 1986

[27] Lazzara, R. J.: Immediate implant placement into extraction sites: Surgical and restorative advantages. Int. J. Period. Rest. Dent. 1989;9:333

[28] Schulte, W.; Heimke, G.; The Tübingen immediate Implant. Quintessenz 1976;6:17-23

[29] Quayle, A. A.; Cawood, J. I.; Howell, R.A.; Eldridge, D.J.; Smith, G.A.: The immediate or delayed replacement of teeth by permucosal intraosseus implants: The Tübingen implant system. Part 1 Implant design, rationale for use and preoperative assessment. Br.Dent.J 1989; 166:365-370

[30] Quayle, A.A.; Cawood, J.I.; Smith, G.A.; Howell, RA, Eldridge DJ. The immediate or delayed replacement of teeth by permucosal intraosseus implants: The Tubingen implant system. Part 2 Surgical and restorative techniques Br. Dent.J 1989;365-370

[31] Schulte, W.: The intraosseus AlO (Frialit) Tubingen implant. Development status after eight years. Quintessence International 1984:15(2):297-300

[32] Nyman, S.; Lang, N. P.; Buser, D.; Bragger, U.: Bone regeneration adjacent to titanium dental implants using guided tissue regeneration: a report of two cases. Int.J.O.M.I 1990;5-9

[33] Becker, W.; Becker B. E.: Guided tissue regeneration for implants place into extraction sokets and for implant dehiscences: surgical tecniques and case report. Int.J.Per.Rest.Dent. 1990;10:377-392

[34] Israelson, H.; Plemons, J. M.: Dental implants, regenerative techniques and periodontal plastic surgery to restore maxillary anterior esthetic. Int.Jour Oral Maxill Impl 8:555-561, 1993

[35] Gargiulo, A.W.: Dimensions and relations of the dentogengival Junction im Humans Periodontal 1961;32:261-267

[36] Indberg J. S., Rose, L.: The „Biologic Width" A concept in Periodontics and Restorative Dentistry. Alpha Omegan, December 1977

[37] Kois, J. C.: Altering Gingival Levels. The Restorative Connection Part I: Biologic Variables Est Dent 1994; 6(1):3-9

[38] Tarnow, D. P.: The effect of the distance from the contact point to the crest of bone on the presence or absence of the interdental papilla. Journal Periodontology 63:995, 1992

[39] Salama, H.; Salama, M.; Garber, D.; Adar, P.: Developing optimal Periimplant Papillae within the Esthetic zone: Guided soft tissue Augmentation. Journal of Esthetic Dentistry 7,3,1995

[40] Garber, D. A.: The esthetic dental implant: letting restoration be the guide. I am Dent Assoc 126:319-325, 1995

[41] Sullivan, D.; Kay, H.; Schwarz, M.; Geld, D.: Esthetic problems in the anterior maxilla. Int Jour Oral Maxill Impl 9:64-74, 1994.